PROFESSIONAL EYE プロフェッショナルEYE

専門薬剤師からみた薬物治療の勘所

編著

望月敬浩　橋本保彦
川上和宜　中島　研
門村将太　三星　知

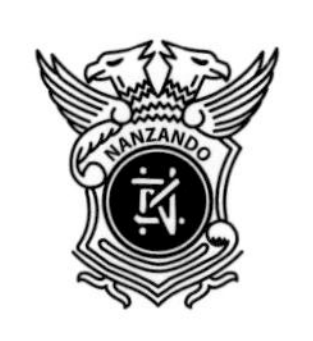

南山堂

編　者

望月 敬浩	静岡県立静岡がんセンター薬剤部　【感染制御専門薬剤師】
橋本 保彦	神戸学院大学薬学部　【精神科専門薬剤師】
川上 和宜	がん研究会有明病院薬剤部　【がん専門薬剤師】
中島　研	国立病院機構相模原病院薬剤部　【妊婦・授乳婦専門薬剤師】
門村 将太	JCHO札幌北辰病院薬剤部　【薬物療法専門薬剤師】
三星　知	下越病院薬剤課　【腎臓病薬物療法専門薬剤師】

執 筆 者（執筆順）

望月 敬浩	静岡県立静岡がんセンター薬剤部
倉井 華子	静岡県立静岡がんセンター感染症内科
橋本 保彦	神戸学院大学薬学部
川上 和宜	がん研究会有明病院薬剤部
中島　研	国立病院機構相模原病院薬剤部
門村 将太	JCHO札幌北辰病院薬剤部
三星　知	下越病院薬剤課
稲月 幸範	下越病院薬剤課

序

本書を手に取られたみなさまは，臨床の現場で出会った疑問にどう対処されていますか？

薬剤師として働いていると多くの疑問に巡り合います．目の前の処方箋，目の前の患者，目の前の検査値，同僚のなにげない一言……など，疑問のきっかけはきりがありません．

そのような疑問の解決方法は多岐にわたります．添付文書など身近な資料で解決できるものであれば，1人でこそこそ解決してもいいかもしれません．緊急を要する場合や，調べてもわからない場合は誰かに聞くことになります．明確な答えはなくても，目の前の患者のために何らかの決断をしなければいけない(または落としどころを見つけなければいけない)状況もあります．そんなとき，「これを聞くならこの人」という信頼のおける存在が身近にいればよいのですが，自分の身近に必ずしもすべての領域の専門家がいるとは限りません．

本書は月刊誌『薬局』で連載されている「プロフェッショナルEYE －専門薬剤師からみた勘所－」の内容を一部抜粋・加筆修正した「専門薬剤師の勘所」に加えて，6領域(感染制御，精神科，がん，妊婦・授乳婦，薬物療法，腎臓病薬物療法)の専門薬剤師から別の専門薬剤師への質問とその回答・解説をまとめた「プロ→プロQ&A」を新たに追加した構成となっています．

上記のような疑問に対応する際に，本書の「専門薬剤師の勘所」の項目を読むことで，文献やガイドラインなどを掘り返しながら，じっくり解決策を考えることは非常に重要です．さらに，そこで見つけた回答を誰かにわかりやすく伝えることは，知識・経験を深めることにつながります．また，「プロ→プロQ&A」に示されるような，臨床で出会うさまざまな状況を想定した“プロ”同士の質問と回答のやり取りを読むことで，「疑問⇔回答」の好循環による個々のスキルアップを促し，より良いチーム医療への貢献につながっていくはずです．

本書の内容が，読者の皆さまが現場で同じような疑問に出会った時に「信頼のおける存在」としてお役に立てると共に，本書を通じて少しでも“薬物治療のプロフェッショナル”に近づくための一助となることを切に願っています．

2020年1月

編者を代表して
望月　敬浩

目　次

1章　感染制御

専門薬剤師の勘所

プロ → プロ Q&A

2章　精神科

専門薬剤師の勘所

プロ → プロ Q&A

3章　がん

専門薬剤師の勘所

プロ → プロ Q&A

4章　妊婦・授乳婦

専門薬剤師の勘所

プロ → プロ Q&A

5章　薬物療法

専門薬剤師の勘所

プロ → プロ Q&A

6章　腎臓病薬物療法

専門薬剤師の勘所

プロ → プロ Q&A

1章
感染制御

MSSA菌血症での最適な抗菌薬は，本当にセファゾリンか？

ステップアップのための注目ポイント

グラム陽性球菌であるブドウ球菌属は，コアグラーゼ産生の有無で，コアグラーゼ陽性の黄色ブドウ球菌とコアグラーゼ陰性ブドウ球菌に分類される．コアグラーゼは血漿中のプロトロンビンに結合し，トロンビンになることで血漿凝固作用に関連している．さらにコアグラーゼは病原性に関係するとされており，コアグラーゼ陽性の黄色ブドウ球菌はコアグラーゼ陰性ブドウ球菌より高い病原性をもつ．黄色ブドウ球菌は一般的にはメチシリン感性のMethicillin-susceptible *Staphylococcus aureus*（MSSA）とメチシリン耐性のMethicillin-resistant *S. aureus*（MRSA）に分類され，薬剤感受性の違いから使用する抗菌薬は異なってくるものの，共にコアグラーゼ陽性であり，MSSAもMRSA同様，病原性は高い．

MRSAに対しては，バンコマイシンやダプトマイシンなどの有効な抗MRSA薬が使用可能である．一方，MSSAについては，わが国では黄色ブドウ球菌用のペニシリンが存在しないため，セファゾリンを第一選択薬とせざるを得ない，という現実問題が存在している．本節ではMSSA菌血症を中心に，セファゾリンの有効性や投与量，治療期間などについて考えたい．

1 MSSAの“M”は“メチシリン”だが，これはなぜ？

MSSAやMRSAの“M”はメチシリンのことである．なぜ，ペニシリンやβ-ラクタムでもなく，メチシリンなのであろうか．

黄色ブドウ球菌はもともと，ペニシリンGなどの天然のペニシリンが有効であったが，臨床現場での使用に伴い，徐々にペニシリンGやアンピシリンなどを分解するペニシリナーゼ産生株が増え，現状では多くの黄色ブドウ球菌はペニシリナーゼ産生株となっている（表1）[1]．メチシリンはこのペニシリナーゼに安定なペニシリンであり，後述するoxacillin，nafcillin，クロキサシリンなどの黄色ブドウ球菌用のペニシリンが世界的な標準薬となっていることから，メチシリンに感性かどうかが治療薬を決定する上で重要なポイントとなる．MRSAに比べれば，MSSAは感受性のよい黄色ブドウ球菌ではあるが，一般的なMSSAは“ペニシリナーゼ産生株＝ペニシリン耐性”であることを理解しておきたい．このため，基本的にはわが国で入手可能なペニシリンは無効（※クロキサシリンを含む合剤は除く）であり，セファゾリンを第一選択とせざるを得ないという問題に直結している．

実際の感受性試験において，日本で汎用される米国臨床検査標準委員会（Clinical and Laboratory Standards Institute：CLSI）の基準では，メチシリン自体ではなく，oxacillinまたはセフォキシチンを用いて，MSSAかどうか判定されている[2]．また，感受性試験の結果でペニシリンGが“S”（感性）となった場合には，ペニシリンディスクゾーンエッジテストなどの誘導β-ラクタマーゼ試験を追加で行い，ペニシリンGが本当に使用可能か確認する必要がある．

2 MSSAはどのくらい問題となるのか？

黄色ブドウ球菌の血液検体での検出率は，厚生労働省院内感染対策サーベイランス事業（JANIS）の2018年報では13.5％で，大腸菌（17.6％）に次いで国内第2

表1 黄色ブドウ球菌の感受性

	ペニシリンG	メチシリン	バンコマイシン
最も古くて感受性がよい	S	S	S
メチシリン感性（一般的なMSSA）	R	S	S
メチシリン耐性（MRSA）	R	R	S

S：感性，R：耐性　（文献1より引用，一部改変）

位となっている[3]．また，黄色ブドウ球菌におけるMSSAの割合は全国的には50%前後のようであるが，施設間の格差が存在する．

予後に関しては，黄色ブドウ球菌による菌血症患者の死亡割合は20%程度とされている．397例のMSSA菌血症患者を対象とした研究では，入院30日時点での死亡割合は19%（76/397），生存期間の中央値は54ヵ月[四分位範囲：3 to 105]と報告されている[4]．MSSA菌血症に比較して，MRSA菌血症の短期的な予後（30日程度）は悪いとする報告[5]も存在するが，年齢や合併症などで調整した場合の長期的な予後（年単位）についてはMSSAとMRSAで有意差はなかったとする報告もある[4]．

また，カナダの4施設での研究では，死亡割合・入院期間に差はなかったものの，入院中の費用はMSSA菌血症で11,558ドル/例[四分位範囲：6,744 to 27,763]，MRSA菌血症で12,078ドル/例 [6,805 to 29,900]とMSSA菌血症ではMRSA菌血症に比較して必要なコストは低いことが報告されている（p=0.0294）[6]．

3 MSSA菌血症治療でセファゾリンを支持するエビデンスは？

MSSAに対する抗菌活性スペクトラムを表2にまとめた[7]．また，わが国におけるガイドラインである『JAID/JSC感染症治療ガイド2019』における菌血症関連の感染症で推奨されている抗菌薬を表3にまとめた[8]．このように，わが国ではセファゾリンベースの推奨とされているが，ここからはセファゾリンと他の抗菌薬について比較したい．

まずは，ディフィニティブセラピー[※1]におけるセファゾリンとoxacillin，nafcillin，クロキサシリンの比較試験を整理してみたい（表4）．評価項目の違いはあるものの，基本的には世界的な標準治療薬とされているoxacillinなどとセファゾリンは同等の有効性を期待できる[9-11]．また，セファゾリン以外のセフロキシムやセファレキシンを含めたセファロスポリンとoxacillinなどのブドウ球

※1：ディフィニティブセラピー：同定された微生物に有効で，可能な限り狭域な抗菌薬を選択する最適治療

表2 MSSAに対する主な抗菌薬の活性

第一選択薬として推奨される	抗菌活性あり	推奨されない
セファゾリン （未承認薬） oxacillin nafcillin クロキサシリン	β-ラクタマーゼ阻害薬配合剤 セファレキシン セフォタキシム セフトリアキソン セフェピム カルバペネム クリンダマイシン レボフロキサシン テトラサイクリン グリコペプチド ダプトマイシン リネゾリド ST合剤	アズトレオナム シプロフロキサシン メトロニダゾール コリスチン

（文献7より引用，一部改変）

表3 MSSAの血液培養陽性時に推奨される抗菌薬

感染症	抗菌薬・投与量	
血管内留置カテーテル関連血流感染症（成人）	第一選択	セファゾリン　2g　8時間ごと
	第二選択	アンピシリン/スルバクタム　3g　6時間ごと
血管内留置カテーテル関連血流感染症（小児）	第一選択	セファゾリン　33mg/kg　8時間ごと（5g/日まで） アンピシリン　50mg/kg　6時間ごと（12g/日まで）
	第二選択，β-ラクタムアレルギー	バンコマイシン　15mg/kg　6時間ごと（2g/日まで）
自己弁の感染性心内膜炎（成人）	セファゾリン　2g　8時間ごと ±ゲンタマイシン　1mg/kg　8時間ごと　最初の3～5日間	
	β-ラクタムアレルギー	バンコマイシン　1g（15mg/kg）　12時間ごと ダプトマイシン　6～10mg/kg　24時間ごと
自己弁の感染性心内膜炎（小児）	セファゾリン　25mg/kg　6時間ごと または 33mg/kg　8時間ごと ±ゲンタマイシン　1mg/kg　8時間ごと　最初の3～5日間	
	β-ラクタムアレルギー	バンコマイシン　15mg/kg　6時間ごと ダプトマイシン　6～10mg/kg　24時間ごと

（文献8より引用，一部改変）

菌用のペニシリンを比較したメタ分析では，propensity scoreで調整した場合の30日時点の死亡割合は両群間で同等であったとされている[12]．一方，安全性については，oxacillin，nafcillin，クロキサシリンに比較して，セファゾリンの腎

表4 MSSA菌血症に対するセファゾリンとの比較

対照薬（投与量）	セファゾリン投与量(g/日)	n数 セファゾリン群/対照薬	主要評価項目 セファゾリン群 *vs* 対照薬	備　考	引用文献
Oxacillin（10～12g/日）	4～8g/日 93%は6g/日	59/34	治療終了時点での臨床的な治癒 95% *vs* 88% (p＝0.25)	・複雑性感染症が対象 ・Oxacillin群で90日時点の治療失敗・有害事象発現割合は有意に高い	9)
Nafcillin（投与量記載なし）	記載なし	41/41	4週時点での治療失敗 10% *vs* 10% (p＞0.99) 12週時点での治療失敗 15% *vs* 15% (p＞0.99)	・Propensity scoreで調整された症例のデータ ・Nafcillin群で有害事象による抗菌薬の中止は有意に高い	10)
クロキサシリン（8～12g/日）	3～6g/日 97%は3g/日	105/249	90日時点での死亡割合 20% *vs* 30%	・多変量解析では，セファゾリンの使用は90日時点での死亡におけるリスクファクターではないとしている (p＝0.0557)	11)

いずれも後ろ向きの試験

毒性は低いことが知られている[13]．バンコマイシンについては有効性が劣る[14]ため，アレルギーなど特別な事情がなければ，ディフィニティブセラピーでの使用は避けたい．

次に，エンピリックセラピー※2に関しては，セファゾリンと他剤を比較した報告はあまりなく，セファゾリンまたは黄色ブドウ球菌用のペニシリン(下記に紹介する多くはクロキサシリン)と他系統の抗菌薬を比較したものが多い．

30日時点での死亡割合を比較したとき，セファゾリンまたはクロキサシリン群は，セフトリアキソン，セフォタキシム，β-ラクタマーゼ阻害薬配合剤に比較して，死亡割合は低かったことが報告されている[15]．一方，セファゾリンまた

※2：エンピリックセラピー：推定した微生物に有効な抗菌薬を選択する経験的治療

はクロキサシリンとバンコマイシンの比較については，死亡割合などの明確な差異はないことが報告されている[16]．ただし，セファゾリンまたはクロキサシリン群ではバンコマイシン群に比較して血液培養の陽性期間を1日程度短縮する可能性が示唆されている[17]．これらのことから，セファゾリンはエンピリックセラピーで推奨される抗菌薬の一つと考えられるが，ディフィニティブセラピーに比較して，明確なデータは限られている．

このように，セファゾリンはMSSA菌血症のディフィニティブセラピーを中心に自信をもって使用していいと考えたくなってしまうが，中枢神経への移行が低いため，髄膜炎などの中枢神経感染症には使用できないことや緑膿菌もカバーしたい発熱性好中球減少症に単剤では使用しにくいなどの点は押さえておく必要がある．さらに，Inoculum effect※3やβ-ラクタマーゼの過剰産生によるセファゾリンでの治療失敗例の報告が散見される点にも注意する必要がある[7, 18]．

なお，真のpenicillin-susceptible *Staphylococcus aureus*（PSSA）であれば，ペニシリンGまたはアンピシリンは，セファゾリンと有効性は同等であったことが示されている[19]．

4 MSSA菌血症でのセファゾリン投与開始のタイミング

約45時間の治療の遅れにより死亡割合は4倍増加するといわれている[20]．この報告において，治療の遅れた症例の大部分はMRSA菌血症患者（48例中42例）とされている．今回のテーマであるMSSAについては明確ではないが，やはり適切な抗菌薬を早期に投与できることが理想と考えておきたい．

治療開始のタイミングとして，『MRSA感染症の治療ガイドライン2014年改訂版』[21]の菌血症の項目では，「血液培養からグラム陽性球菌が分離され，ブドウ球菌が疑われる際は，感受性結果が判明するまで，MRSA菌血症として治療する」と記載されていることから，黄色ブドウ球菌の菌血症が疑われる状況でのエンピリックセラピーでは，バンコマイシンなどの抗MRSA薬が使用され

※3：inoculum effect：菌量が多いと，最小発育阻止濃度（minimum inhibitory concentration：MIC）が高くなる現象

る．ただし，MSSAに対するバンコマイシンの有効性は低いため，初期からセファゾリンを併用するかどうかも論点の一つになっている[22]．

また，上述のように，MSSAと判明する前のエンピリックセラピーにおけるセファゾリンを含めたβ-ラクタム系抗菌薬の有効性は限定的であり，3日以内にクロキサシリンまたはセファゾリンによるディフィニティブセラピーを開始できれば，エンピリックセラピーはバンコマイシン単剤でも許容可能とする報告もみられる[16]．

現時点でのエビデンスは限られるが，培養結果が確認できるまでのエンピリックセラピーでは，最低限抗MRSA薬を使用しておくことが望ましく，あくまでセファゾリンなどのβ-ラクタムを併用しておくかどうかは症例ごとに検討していく，という議論であることは認識しておきたい．

5 セファゾリンの用法と用量の考え方

現状では，セファゾリンの投与量と有効性・安全性の差異に関する報告は限られている．表4に示すように，3～6g/日での使用が多く[9-11]，1～2g，8時間ごと（または1g，6時間ごと）が現実的な投与方法と考えられる．海外では12g/日までの使用が承認されている場合もあるが，多くの成書では3～6g/日の範囲内の投与量が推奨されている[7, 8]．ただし，わが国の添付文書では，最大5g/日と記載されているため，実際に投与量を決定する際に考慮すべき点となる．

なお，セファゾリンのPharmacokinetics/Parmacodynamics（PK/PD）特性は時間依存性の抗菌薬である．点滴時間の延長や持続投与が臨床上議論になることはあまりない抗菌薬ではあるが，室温での安定性は24時間で95%以上（濃度：2.5mg/mL）と高いことから[23]，必要に応じて，点滴時間の延長や持続投与を選択肢とすることは可能と考えられる．

6 菌血症の治療期間は非複雑性か複雑性かを区別して考える

抗菌薬の選択とは異なり，MSSA菌血症の治療期間については，MRSAと同様に考える．

まずは，非複雑性菌血症と複雑性菌血症の区別をする．非複雑性菌血症は下記のすべてを満たす場合と定義されている[21, 24]．逆に1つでもあてはまらない場合は複雑性菌血症となる．

非複雑性菌血症の基準

- 感染性心内膜炎がない
- 埋め込み型の人工物がない
- 最初の血液培養陽性から治療開始後2～4日以降に施行された血液培養でMRSAが分離されない
- 適正な治療開始後72時間以内に解熱
- 遠隔感染巣がない

次に，非複雑性菌血症と複雑性菌血症それぞれの治療期間であるが，非複雑性菌血症については2週間（14日）以上，複雑性菌血症では感染部位などの状況にもよるが，4～6週以上とされている．非複雑性菌血症については14日未満の治療期間では有意に再発割合が高い（14日未満：7.9%，14日以上：0%，p＝0.04）ことから[25]，2週間（14日）以上の治療期間が推奨されている．

ちなみに，黄色ブドウ球菌菌血症の経過観察は血液培養の陰性化確認が重要であり，血液培養の陰性化を確認できた日から治療期間をカウントする[24]．

7 抗菌薬以外の要因も重要！

黄色ブドウ球菌菌血症の予後を改善する手段は抗菌薬だけではない．抗菌薬以外の要因としては専門医によるフォロー[26, 27]やバンドル[28]が重要である．

バンドルの主な内容

- 血液培養のフォロー：経過に関係なく，抗菌薬開始48～96時間で，血液培養を採取する
- 早期のソース（感染源）コントロール：黄色ブドウ球菌菌血症疑いであれば，カテーテルの抜去，72時間以内に膿瘍のドレナージ
- 心エコー：複雑性菌血症患者や心内膜炎のリスクのある患者で実施する

- MSSAに対するクロキサシリンの早期の使用：感受性結果判明後，24時間以内に開始
- トラフ値に基づくバンコマイシンの用量調整
- 感染症に応じた治療期間の設定

ここが勘所！ しっかり押さえておこう！

- MSSAの感受性はかよわくても，病原性はかよわくない！
- わが国では，ワールドスタンダードの抗菌薬（oxacillin，nafcillin，クロキサシリンなど）が使用できない！
- MSSA治療において，セファゾリンは孤独な治療薬と認識されているかもしれないが，中枢移行性やinoculum effectによる治療失敗のリスクから，決して孤高ではないことに注意する！
- セファゾリンの投与量は幅広く，添付文書の制限を加味して個別に検討する！
- 抗菌薬の選択や投与量以外の要素（血液培養のフォロー，ソースコントロール，心エコーなど）も重要である！

さらなる視点・論点

MSSAによる髄膜炎の場合ではどうするのか？

前述のとおり，セファゾリンの中枢移行性は低く，中枢神経の感染症にセファゾリンを使用してはいけない．国際的には，ここでもoxacillinなどの黄色ブドウ球菌用のペニシリンが第一選択薬となっている[29]．わが国の『細菌性髄膜炎診療ガイドライン2014』[30]では，成人におけるMSSA髄膜炎の第一選択薬の記載はなく，第二選択薬としてセフェピム，メロペネム，バンコマイシ

ン，セフトリアキソンといった選択肢が提示されている．裏ワザとして，アンピシリン/クロキサシリンの合剤の使用も考慮可能かもしれない[30)]．

いずれにしても，oxacillinなどの黄色ブドウ球菌用のペニシリン以外の選択肢に関するエビデンスはなく，未解決課題である．

▶引用文献

1）青木 眞：レジデントのための感染症診療マニュアル，第3版，pp 109-111，医学書院，2015.

2）Clinical and Laboratory Standards Institute : Performance Standards for Antimicrobial Susceptibility Testing, 30th Edition. M100 ED30, 2020. Available at :〈 http://em100.edaptivedocs.net/GetDoc.aspx?doc=CLSI%20M100%20ED30:2020&scope=user 〉

3）厚生労働省：院内感染対策サーベイランス事業（JANIS），2018年1～12月分年報.

4）Yaw LK, et al : A comparison of long-term outcomes after meticillin-resistant and meticillin-sensitive *Staphylococcus aureus* bacteraemia : an observational cohort study. Lancet Infect Dis, 14 : 967-975, 2014.

5）Khatib R, et al : Impact of initial antibiotic choice and delayed appropriate treatment on the outcome of *Staphylococcus aureus* bacteremia. Eur J Clin Microbiol Infect Dis, 25 : 181-185, 2006.

6）Thampi N, et al : Multicenter study of health care cost of patients admitted to hospital with *Staphylococcus aureus* bacteremia : impact of length of stay and intensity of care. Am J Infect Control, 43 : 739-744, 2015.

7）菊池 賢ほか監訳：日本語版サンフォード感染症治療ガイド2018，第48版，ライフサイエンス出版，2018.

8）JAID/JSC感染症治療ガイド・ガイドライン作成委員会：JAID/JSC感染症治療ガイド2019，ライフサイエンス出版，2019.

9）Li J, et al : Comparison of cefazolin versus oxacillin for treatment of complicated bacteremia caused by methicillin-susceptible *Staphylococcus aureus*. Antimicrob Agents Chemother, 58 : 5117-5124, 2014.

10）Lee S, et al : Is cefazolin inferior to nafcillin for treatment of methicillin-susceptible *Staphylococcus aureus* bacteremia? Antimicrob Agents Chemother, 55 : 5122-5126, 2011.

11）Bai AD, et al : Comparative effectiveness of cefazolin versus cloxacillin as definitive antibiotic therapy for MSSA bacteraemia : results from a large multicentre cohort study. J Antimicrob Chemother, 70 : 1539-1546, 2015.

12）Vardakas KZ, et al : Antistaphylococcal penicillins versus cephalosporins for definitive treatment of meticillin-susceptible *Staphylococcus aureus* bacteraemia : a systematic review and meta-analysis. Int J Antimicrob Agents, 44 : 486-492, 2014.

13）Weis S, et al : Cefazolin versus anti-staphylococcal penicillins for the treatment of patients with Staphylococcus aureus bacteraemia. Clin Microbiol Infect, 25 : 818-827, 2019.

14）McDanel JS, et al : Comparative effectiveness of beta-lactams versus vancomycin for treatment of methicillin-susceptible *Staphylococcus aureus* bloodstream infections among 122 hospitals. Clin Infect Dis, 61 : 361-367, 2015.

15) Paul M, et al : Are all beta-lactams similarly effective in the treatment of methicillin-sensitive *Staphylococcus aureus* bacteraemia? Clin Microbiol Infect, 17 : 1581-1586, 2011.
16) Wong D, et al : Comparison of outcomes in patients with methicillin-susceptible *Staphylococcus aureus*（MSSA）bacteremia who are treated with β-lactam vs vancomycin empiric therapy : a retrospective cohort study. BMC Infect Dis, 16 : 224, 2016.
17) Wong D, et al : Comparative effectiveness of β-lactam versus vancomycin empiric therapy in patients with methicillin-susceptible *Staphylococcus aureus*（MSSA）bacteremia. Ann Clin Microbiol Antimicrob, 15 : 27, 2016.
18) Nannini EC, et al : Inoculum effect with cefazolin among clinical isolates of methicillin-susceptible *Staphylococcus aureus* : frequency and possible cause of cefazolin treatment failure. Antimicrob Agents Chemother, 53 : 3437-3441, 2009.
19) Moriyama Y, et al : Comparison of penicillins (penicillin G and ampicillin) and cefazolin as a definitive therapy against penicillin-susceptible Staphylococcus aureus (PSSA) bacteremia in Japan: a retrospective cohort study. J Infect Chemother, 2019. [Epub ahead of print]
20) Lodise TP, et al : Outcomes analysis of delayed antibiotic treatment for hospital-acquired *Staphylococcus aureus* bacteremia. Clin Infect Dis, 36 : 1418-1423, 2003.
21) 日本化学療法学会・日本感染症学会 MRSA 感染症の治療ガイドライン作成委員会：MRSA 感染症の治療ガイドライン 2019 年改訂版，2019.
22) McConeghy KW, et al : The empirical combination of vancomycin and a β-lactam for Staphylococcal bacteremia. Clin Infect Dis, 57 : 1760-1765, 2013.
23) アステラス製薬株式会社：セファメジン®αインタビューフォーム，2016 年 5 月.
24) Holland TL, et al : Clinical management of *Staphylococcus aureus* bacteremia : a review. JAMA, 312 : 1330-1341, 2014.
25) Chong YP, et al : Treatment duration for uncomplicated *Staphylococcus aureus* bacteremia to prevent relapse : analysis of a prospective observational cohort study. Antimicrob Agents Chemother, 57 : 1150-1156, 2013.
26) Forsblom E, et al : Telephone consultation cannot replace bedside infectious disease consultation in the management of *Staphylococcus aureus* bacteremia. Clin Infect Dis, 56 : 527-535, 2013.
27) Vogel M, et al : Infectious disease consultation for *Staphylococcus aureus* bacteremia-a systematic review and meta-analysis. J Infect, 72 : 19-28, 2016.
28) Lopez-Cortes LE, et al ; REIPI/SAB group : Impact of an evidence-based bundle intervention in the quality-of-care management and outcome of *Staphylococcus aureus* bacteremia. Clin Infect Dis, 57 : 1225-1233, 2013.
29) Tunkel AR, et al : Practice guidelines for the management of bacterial meningitis. Clin Infect Dis, 39 : 1267-1284, 2004.
30) 「細菌性髄膜炎診療ガイドライン」作成委員会 編：細菌性髄膜炎診療ガイドライン 2014，南江堂，2014.

（望月 敬浩，倉井 華子）

大腸菌菌血症の治療を検討せよ！

ステップアップのための注目ポイント

大腸菌(*Escherichia coli*)は臨床現場で比較的出会うことの多い微生物の一つである．厚生労働省院内感染対策サーベイランス事業(Japan Nosocomial Infections Surveillance：JANIS)のデータでは，血液検体からの分離頻度はナンバー1とされている[1]．なお，前節に整理したMethicillin-susceptible *Staphylococcus aureus* (MSSA)を含めた黄色ブドウ球菌の血液検体からの分離頻度は第2位である．

黄色ブドウ球菌の場合，Methicillin-resistant *S. aureus* (MRSA)→バンコマイシン，MSSA→セファゾリンという比較的覚えやすい関係が存在するが，大腸菌に対しては，ペニシリン，セファロスポリン，カルバペネム，キノロンなどと，比較的多種多様な抗菌薬が使用されるため，黄色ブドウ球菌のようなシンプルな関係は存在しない．今回はそのような大腸菌菌血症の治療について考えたい．

1 大腸菌の感受性の判定基準

主な抗菌薬について，わが国で汎用されているCLSIの基準[2]を表1にまとめた．一部の抗菌薬では，表1に記載したような感受性の判定にあたって大前提となる投与方法が存在するため，「S (SusceptibleのSで感性のこと)」と判定された抗菌薬を選択する際には，その用法・用量も適正化する必要がある(表1, 2)．

また，2010年から2011年にかけて，セファゾリンのブレイクポイントが改訂されている[3]．この際の変更の概要を表3にまとめた．まず，2010年の変更は，*in vitro*での試験データ・Pharmacokinetics/Pharmacodynamics (PK/PD)理論・臨床データに基づいて，ブレイクポイントの見直しが行われた．ただし，この基準の決定の際に前提とされたセファゾリンの投与法は1g，8時間ごとであったことから，2011年(実際は2010年6月に再設定されている)に“2g，8時間ごと”でのモンテカルロシミュレーションの結果に基づき，ブレイクポイントがさらに見直され，現在に至っている．

表1 大腸菌を含む腸内細菌科の感受性判定基準

抗菌薬	MIC(μg/mL)			備　考
	S(感性)	I(中間)	R(耐性)	
アンピシリン	≦8	16	≧32	
セファゾリン	≦2	4	≧8	2g，8時間ごと
セフトリアキソン	≦1	2	≧4	1g，24時間ごと
セフェピム	≦2	4～8 (SDD)	≧16	表2参照
アズトレオナム	≦4	8	≧16	1g，8時間ごと
メロペネム	≦1	2	≧4	1g，8時間ごと
ゲンタマイシン	≦4	8	≧16	
レボフロキサシン	≦0.5	1	≧2	750mg，24時間ごと
ST合剤	≦2/38	—	≧4/76	

備考に記載した投与量が判定基準の前提となる
SDD：susceptible-dose dependent(用量依存的感性)

(文献2より引用，一部改変)

表2 腸内細菌科の判定基準におけるセフェピムの投与方法

MIC	判定基準	投与方法
≦2	S(感性)	1g，12時間ごと
4	SDD	1g，8時間ごと または 2g，12時間ごと
8	SDD	2g，8時間ごと

SDD：susceptible-dose dependent
(用量依存的感性)

表3 腸内細菌科に対するセファゾリンのブレイクポイントの変更

	MIC(μg/mL)		
	S(感性)	I(中間)	R(耐性)
2009年まで	≦8	16	≧32
2010年1月	≦1	2	≧4
2010年6月	≦2	4	≧8

2 大腸菌のアンチバイオグラム(感性の割合)と自然耐性

大腸菌のアンチバイオグラムに関するわが国の傾向として，JANISのデータを表4に整理した[1]．セファゾリンの感受性がかなり低下していることやキノロン耐性株が多いことには注目しておきたい．特に尿路感染症で使用するキノロン系抗菌薬については，キノロン耐性大腸菌の可能性も考慮し，定期的に患者の状態や感受性を確認することを心がけたい．ただし，感受性の割合については，施設や地域ごとに異なる場合があるため，自施設などのデータを確認していただきたい．大腸菌の場合，β-ラクタム系抗菌薬に対する自然耐性(微生物がもともともっている能力による耐性)は知られていない[2]．

後述する基質特異性拡張型β-ラクタマーゼ(extended-spectrum β-lactamase：ESBL)産生菌などの耐性菌を考慮する場合もあるが，アンチバイオグラムを参考にエンピリックセラピーとして使用する抗菌薬を選択していくこととなる．

3 大腸菌が問題を起こしやすい主な感染症

微生物と臓器には一定の相性があり，大腸菌菌血症患者の主な感染臓器を表5にまとめた[4]．これは英国からのデータであるが，一般的に泌尿器系，肝胆道系，腸管感染症の頻度が高いと考えられている[5]．なお，表5のデータは，市中発症と院内発症が混在したデータである．参考情報として，入院翌日までに採取された血液培養が陽性化した患者は68.3%，血液培養陽性化から1週間以内の医療曝露のない患者は56.2%，1ヵ月以内の医療曝露のない患者は27.1%となっている．

また，血液培養陽性時には，コンタミネーション(採血時の汚染菌など)かどうかを判断する必要がある．大腸菌のコンタミネーションの割合はほぼ0%(判定不能が0.7%で真の原因微生物と判定された割合は99.3%)とする報告[6]があり，血液培養陽性時には真の原因菌であることを念頭に置きながら，感染臓器や抗菌薬の選択を詰めていく必要がある．

ここからは実際の治療薬について考えていきたいが，今回のテーマである大腸菌に特化した報告は限られており，これから引用する報告の多くは大腸菌を含め

表4 大腸菌に対する主な抗菌薬の感性の割合

抗菌薬	感性(%)
アンピシリン	46.7
ピペラシリン/タゾバクタム	96.7
セファゾリン	17.8*
セフメタゾール	97.9
セフォタキシム	71.2
セフタジジム	82.3
セフェピム	81.2
アズトレオナム	76.4
メロペネム	99.5
アミカシン	99.6
レボフロキサシン	57.1

*：セファゾリンは「感性または中間」と判定されたものを含めると，56.1%

表5 大腸菌菌血症患者の感染臓器（n=1,688）

感染臓器	例数(%)
泌尿器	865(51.2)
肝胆道系	264(15.6)
消化器	118(7.0)
呼吸器	54(3.2)
発熱性好中球減少症	54(3.2)
血管カテーテル関連	19(1.1)
皮膚軟部組織	18(1.1)
骨・関節	7(0.4)
中枢神経系	1(0.1)
その他/不明	288(17.1)

た腸内細菌関連の感染症に関する報告である点をご理解いただきたい.

4 エンピリックセラピー

基本的には自施設におけるアンチバイオグラムを参考にしながら，推定した微生物をカバーしていくことになる．また，患者が重症であればあるほど，広域の抗菌薬や併用療法が選択される可能性は高くなる.

市中発症の大腸菌，クレブシエラ属，プロテウスによる菌血症患者のエンピリックセラピーにおいて，セファゾリンと第三世代セファロスポリン(セフォタキシム，セフトリアキソン，セフタジジムのいずれか)を比較した結果，propensity scoreで調整した場合の28日時点の死亡割合は両群間で同等であったとされている(セファゾリン群：0.8%，第三世代セファロスポリン群：3.3%，p=0.10)[7].これは台湾からの報告であり，大腸菌は全体の75%程度含まれている.

一般に，不適切な抗菌薬使用が予後に影響することが知られているが，大腸菌やクレブシエラ属などの腸内細菌科のグラム陰性桿菌菌血症では，エンピリックセラピーにおける不適切な抗菌薬(培養結果で判明した原因微生物をカバーできていない抗菌薬）は死亡割合などの予後に影響しないとする報告も散見される[8,9]．

5 ディフィニティブセラピー＋De-escalation

原因微生物およびその感受性が判明すれば，エンピリックセラピーからディフィニティブセラピーの段階に移行し，感受性次第ではde-escalationが可能となる．

大腸菌菌血症のde-escalationに関する報告も限られている．血液培養陽性の尿路感染症患者に対して，第三世代セファロスポリン，ピペラシリン/タゾバクタム，カルバペネムのいずれかから第一または第二世代セファロスポリン，アンピシリン/スルバクタム，アモキシシリン/クラブラン酸，ST合剤，キノロンのいずれかにde-escalationされた群とde-escalationされなかった群の比較に関する報告がある[10]．この報告ではde-escalationの有無で入院期間・死亡割合は同等であったとされている．微生物の感受性の動向については記載されていないが，有効性の面では，de-escalationをして問題ないことが示唆されている．

また，実際にde-escalationがなされている状況は多くないことも指摘されている[11]．

6 治療期間

カテーテル関連血流感染症のガイドラインでは，大腸菌を含めたグラム陰性桿菌に対しては，カテーテルを抜去した場合，7～14日間の抗菌薬治療が推奨されている．カテーテルを抜去しない場合には10～14日間の抗菌薬治療が推奨されており，大腸菌が血液培養で陽性となった場合の投与期間の目安となる[12,13]．また，非複雑性のグラム陰性桿菌菌血症（うち70%程度の原因微生物が大腸菌）に対して，10日以内（7～10日間）と11日以上（12～15日間）の治療期間を比較した場合，10日以内の群で治療失敗が多かったことが報告されている[14]．

一方，非複雑性のグラム陰性桿菌菌血症（うち60％程度の原因微生物が大腸菌）について7日間の治療と14日間の治療を比較した場合，90日時点の死亡率や再発率などに有意差はなかったことが報告されている[15]．これらの情報から7～14日間が治療期間の目安と考えられるが，薬剤耐性菌対策の一環として，治療期間の短縮に向けた検討が今後，進んでいくものと期待される．

7 ESBLについて

ここまでは，耐性菌には特段触れずに記載してきたが，近年ESBL産生菌が増加傾向にあり，ESBLを考慮した抗菌薬選択をせざるを得ないことが多い．培養結果判明前のエンピリックセラピーでは，過去の抗菌薬使用状況や全身状態などからESBLカバーの必要性を検討することになる．ESBL産生菌に対しては基本的にカルバペネム系抗菌薬が第一選択薬である[16]．ピペラシリン/タゾバクタムやセフメタゾールなどの選択肢も存在[17, 18]し，ESBLのカバーが必要な場合にはこれらの抗菌薬を使用していく必要がある．

また，カルバペネム耐性腸内細菌科細菌（carbapenem-resistant *Enterobacteriaceae*：CRE）については，今回は対象外とさせていただく．

ここが勘所！ しっかり押さえておこう！

- **大腸菌は入院患者の血液検体からの分離頻度ナンバー１！**
- **尿路感染症，肝胆道系感染症などで問題となることが多い！**
- **CLSIの感受性判定基準を利用する場合は，前提となる投与方法を把握しておくことが望ましい！**
- **感受性が良ければ，大腸菌はアンピシリンで治療できるため，培養結果などを参考にしながら抗菌薬を適正化する！**

▶引用文献

1）厚生労働省：院内感染対策サーベイランス事業（JANIS），2018年1～12月分年報.

2）Clinical and Laboratory Standards Institute：Performance Standards for Antimicrobial Susceptibility Testing, 30th Edition. M100 ED30, 2020. Available at：〈 http://em100.edaptivedocs.net/GetDoc.aspx?doc=CLSI%20M100%20ED30:2020&scope=user 〉

3）Turnidge JD；Subcommittee on Antimicrobial Susceptibility Testing of the Clinical and Laboratory Standards Institute : Cefazolin and Enterobacteriaceae : rationale for revised susceptibility testing breakpoints. Clin Infect Dis, 52 : 917-924, 2011.

4) Abernethy J, et al : Epidemiology of *Escherichia coli* bacteraemia in England : results of an enhanced sentinel surveillance programme. J Hosp Infect, 95 : 365-375, 2017.

5) 吉藤 歩：大腸菌菌血症でも比較的狭域なアンピシリンで治療できる場合があるってホント？ medicina, 52 : 932-935, 2015.

6) Weinstein MP, et al : The clinical significance of positive blood cultures in the 1990s : a prospective comprehensive evaluation of the microbiology, epidemiology, and outcome of bacteremia and fungemia in adults. Clin Infect Dis, 24 : 584-602, 1997.

7) Hsieh CC, et al : Propensity score-matched analysis comparing the therapeutic efficacies of cefazolin and extended-spectrum cephalosporins as appropriate empirical therapy in adults with community-onset *Escherichia coli, Klebsiella* spp. and *Proteus mirabilis* bacteraemia. Int J Antimicrob Agents, 48 : 712-718, 2016.

8) Thom KA, et al : Impact of empiric antimicrobial therapy on outcomes in patients with *Escherichia coli* and *Klebsiella pneumoniae* bacteremia : a cohort study. BMC Infect Dis, 8 : 116, 2008.

9) Fitzpatrick JM, et al : Gram-negative bacteraemia ; a multi-centre prospective evaluation of empiric antibiotic therapy and outcome in English acute hospitals. Clin Microbiol Infect, 22 : 244-251, 2016.

10) Khasawneh FA, et al : Antibiotic de-escalation in bacteremic urinary tract infections : potential opportunities and effect on outcome. Infection, 42 : 829-834, 2014.

11) Donaldson AD, et al : De-escalation for amoxicillin-susceptible *Escherichia coli* : easier said than done. J Hosp Infect, 74 : 304-305, 2010.

12) Mermel LA, et al : Clinical practice guidelines for the diagnosis and management of intravascular catheter-related infection : 2009 update by the Infectious Diseases Society of America. Clin Infect Dis, 49 : 1-45, 2009.

13) JAID/JSC 感染症治療ガイド・ガイドライン作成委員会編：JAID/JSC 感染症治療ガイド 2019，ライフサイエンス出版，2019.

14) Nelson AN, et al : Optimal duration of antimicrobial therapy for uncomplicated Gram-negative bloodstream infections. Infection, 45 : 613-620, 2017.

15) Yahav D, et al ; Bacteremia Duration Study Group : Seven versus 14 days of antibiotic therapy for uncomplicated gram-negative bacteremia : A noninferiority randomized controlled trial. Clin Infect Dis, 69 : 1091-1098, 2019.

16) Tamma PD, et al : Carbapenem therapy is associated with improved survival compared with piperacillin-tazobactam for patients with extended-spectrum β-lactamase bacteremia. Clin Infect Dis, 60 : 1319-1325, 2015.

17) Harris PN, et al : β-lactam and β-lactamase inhibitor combinations in the treatment of extended-spectrum β-lactamase producing Enterobacteriaceae : time for a reappraisal in the era of few antibiotic options? Lancet Infect Dis, 15 : 475-485, 2015.

18) Fukuchi T, et al : Cefmetazole for bacteremia caused by ESBL-producing enterobacteriaceae comparing with carbapenems. BMC Infect Dis, 16 : 427, 2016.

（望月 敬浩，倉井 華子）

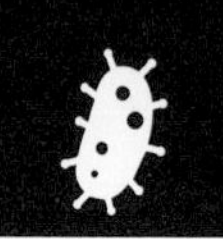

セファロスポリン系抗菌薬に自然耐性である腸球菌菌血症の治療を研究せよ！

ステップアップのための注目ポイント

腸球菌（*Enterococcus* spp.）はレンサ状のグラム陽性球菌であり，グラム染色で形態的にブドウ球菌と区別できることが多い．レンサ球菌は溶血性の程度で，α溶血（不完全溶血，血液寒天培地で緑色の溶血環ができるため緑色レンサ球菌とも呼ばれる），β溶血（完全溶血），γ溶血（溶血なし）に区別される．溶血性の程度がおおむね病原性にも関連しており，β溶血＞α溶血＞γ溶血の順に病原性が強い．かつての腸球菌はγ溶血性のレンサ球菌に分類されていたように，基本的には病原性は高くないとされている[1]．

比較的低い病原性と反比例するように，耐性傾向は強い．最終的な培養結果を確認する必要があるが，腸球菌を疑い，治療対象と判断した場合，セファロスポリン系抗菌薬を選択してはいけない[2]．自然耐性のため，セファロスポリン系抗菌薬は効かないためである（後述）．代わりにペニシリン系抗菌薬やグリコペプチド系抗菌薬が腸球菌治療の中心となる．

今回は腸球菌について考えたい．

1 腸球菌の自然耐性について

菌血症に限らず，腸球菌感染症を治療する場合，腸球菌にセファロスポリン系抗菌薬が無効であることは，大きな制約となる[2]．これは自然耐性(intrinsic resistance，内因性耐性と訳されることもある)によるもので，腸球菌がもともともっている能力による耐性であり，抗菌薬の曝露などによって耐性化した獲得耐性とは異なる．

ここまではひとくくりに腸球菌と記載してきたが，腸球菌にも複数の菌種が存在し，主な腸球菌についての自然耐性を表1にまとめた[2]．ここでは，セファロスポリン系抗菌薬とアミノグリコシド系抗菌薬について触れておきたい．

a セファロスポリン系抗菌薬

セファロスポリン系抗菌薬の作用点である，ペニシリン結合タンパク(penicillin-binding protein：PBP)への親和性を低くすることが原因の一つと考えられている．具体的には，*E. faecium*はPBP5，*E. faecalis*ではPBP4を産生し，抗菌薬との結合を減弱させていることが示唆されている[3]．これらのPBP4または5はペニシリン系抗菌薬の感受性も低下させると考えられているが，その程度はセファロスポリン系抗菌薬に比較して弱く，感受性試験で感受性が保たれていれば，

表1 腸球菌の自然耐性

	セファロスポリン	バンコマイシン	アミノグリコシド*	クリンダマイシン	ダルホプリスチン/キヌプリスチン	ST合剤
E. faecalis	×	○	×	×	×	×
E. faecium	×	○	×	×	○	×
E. gallinarum/*E. casseliflavus*	×	×	×	×	×	×

○：自然耐性なし，×：自然耐性あり

*：高度耐性スクリーニング検査で感性の場合，ペニシリンやバンコマイシンとの併用療法は可能

(文献2より引用，一部改変)

ペニシリン系抗菌薬を使用可能である．

PBP以外でも，ペプチドグリカンの合成にかかわるMurAA（UDP-*N*-アセチルグルコサミン 1-カルボキシビニルトランスフェラーゼ）[4]，SalB（細胞外のペプチドグリカンの加水分解酵素）[5]などの関与も示唆されている．

CLSIの基準や各種文献などの記載では，セフェム系抗菌薬でなく，セファロスポリン系抗菌薬と記載されている．セファロスポリン系抗菌薬以外のセフェム系抗菌薬とされるセファマイシン系抗菌薬，オキサセフェム系抗菌薬については，腸球菌の自然耐性に関する情報はほとんどない．セファロスポリン系抗菌薬に準じて，使用しないのが無難と考えられる．

いずれにしても，獲得耐性の場合には，感受性試験の結果次第で同じ抗菌薬でも使用できる場合と使用できない場合に分かれてくる一方で，自然耐性の場合には感受性試験の結果に関係なく，その抗菌薬を選択することはできないため，腸球菌にセファロスポリン系抗菌薬が使用できないことは事前に把握しておきたい情報となる．

b アミノグリコシド系抗菌薬

細胞壁の透過性低下により耐性を示すと考えられている[3]．このため，単独使用することはあり得ないが，相乗効果を期待して，ペニシリン系抗菌薬またはグリコペプチド系抗菌薬と併用されることがある．高濃度アミノグリコシドのスクリーニング検査（ゲンタマイシン，ストレプトマイシンが対象）を行い，感性である場合に，ペニシリン系抗菌薬またはグリコペプチド系抗菌薬との相乗効果が期待できる[2, 6]．アミノグリコシドを併用する前には必ずこのスクリーニング検査を行い，高濃度のアミノグリコシドに耐性の場合は，ゲンタマイシンまたはストレプトマイシンを併用しない．

併用による相乗効果の機序として考えられているモデルを図1に示した．腸球菌の場合，細胞壁合成阻害薬であるペニシリン系抗菌薬またはグリコペプチド系抗菌薬の存在下でアミノグリコシドの細胞内への取り込みが起こり，殺菌的な作用が期待できると考えられている[7]．

2 腸球菌菌血症の疫学

表1に一部を示したように腸球菌には多くの菌種が存在する．臨床で問題となることが多いのは，*E. faecalis*，*E. faecium*の2菌種とされている．国や地域により，原因微生物となる頻度は異なるが，*E. faecalis*，*E. faecium*が2トップという状況自体は共通となっている（表2）[8, 9]．厚生労働省院内感染対策サーベイランス事業（Japan Nosocomial Infections Surveillance：JANIS）の2018年報では，血液検体での検出は*E. faecalis*：3.1％（6位），*E. faecium*：2.4％（8位）と，比較的上位にランクしている[10]．菌血症を伴う場合の主な感染臓器としては，尿路感染症と腹腔内感染症が多い（表3）[8]．

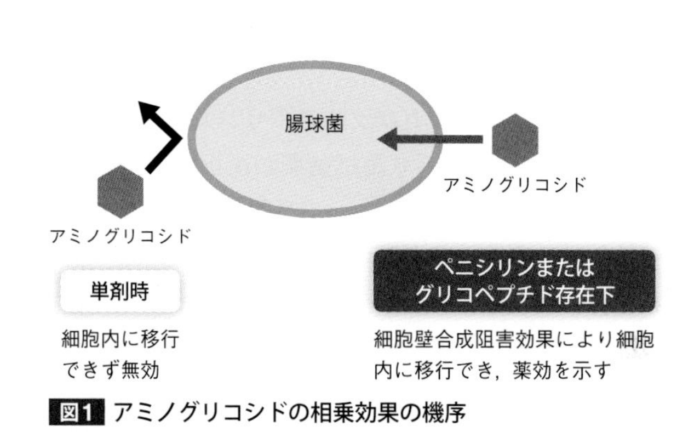

図1 アミノグリコシドの相乗効果の機序

表2 腸球菌菌血症の主な菌種

	日本（n=143）	中国（n=224）
E. faecalis	52.4%	20%
E. faecium	37.1%	74%
E. avium	3.5%	1%
E. casseliflavus	3.5%	3%
E. gallinarum	2.8%	1%
E. raffinosus	0.7%	0%

（文献8，9より著者作成）

表3 腸球菌菌血症の主な感染臓器

臓　器	頻度（n=143）
腹腔内	46（32.2%）
泌尿器	22（15.4%）
手術部位	12（8.4%）
カテーテル関連	4（2.8%）
感染性心内膜炎	4（2.8%）
粘膜炎（発熱性好中球減少症関連）	22（15.4%）
その他／不明	33（23.1%）

（文献8より引用）

また，血液培養陽性時にはコンタミネーション（真の原因微生物でないが，血液採取時の汚染などで陽性となること）も問題となる．腸球菌の場合，16.1％がコンタミネーションであったとする報告がある[11]．このため，普段から血液培養は2セット以上の採取を心がけたい[12]．1セットのみ陽性だった場合，複数菌陽性例，バンコマイシン耐性，アンピシリン耐性，尿路感染症または腹腔内感染症以外の感染症がコンタミネーションのリスクとして，指摘されている[13]．

腸球菌菌血症のリスクファクターとしては，①内因性：肝硬変・腸の腫瘍・好中球減少・臓器移植，②外因性：デバイス（中心静脈カテーテル，尿道カテーテル，経鼻胃管）の使用，抗菌薬（特にセファロスポリン系，イミペネム）の使用歴が知られている[14]．

3 腸球菌に有効な抗菌薬

前述の自然耐性として知られるセファロスポリン系抗菌薬などを避け，ペニシリン系抗菌薬またはグリコペプチド系抗菌薬が選択肢の主役となる．JANISの2018年報では，*E. faecalis*，*E. faecium*の感受性の割合は表4のように報告されている[10]．ペニシリン感受性であれば，基本的にはアンピシリンを中心としたペニシリン系抗菌薬が第一選択となる．実際の医療現場では，感受性結果が判明するまでは，黄色ブドウ球菌同様，グリコペプチド系抗菌薬が使用されることが多いかもしれない．ただし，*E. faecalis*の菌血症患者では，ペニシリン系抗菌薬を使用した方が，グリコペプチド系抗菌薬を使用するより，30日時点の死亡割合が有意に低いことが報告されている[15]．このため，ペニシリン系抗菌薬に感受性があることが確認できれば，可能な限りグリコペプチド系抗菌薬からDe-escalationすることが望ましい．また，言うまでもなく，バンコマイシンに自然耐性である*E. gallinarum*や*E. casseliflavus*と判明すれば，バンコマイシンの使用を見直す

表4 *E. faecalis*と*E. faecium*の感受性の割合

抗菌薬	*E. faecalis*	*E. faecium*
アンピシリン	99.8%	12.3%
バンコマイシン	100%	98.8%

（文献10より引用）

必要がある．これらはペニシリン系抗菌薬に感受性を示すことが多い．

近年，腸球菌菌血症に対するバンコマイシンのPK/PD（pharmacokinetic / pharmacodynamic）パラメータに関する報告が散見されている．腸球菌菌血症（主に*E. faecalis, E. faecium*）では72時間以内にAUC/MIC≧389を達成することで死亡率を低下させる報告[16]がある一方，*E. faecium*菌血症に限定した場合，明確なPK/PDパラメータは見いだせなかったという報告[17]が存在し，一定した見解は得られていない．

さらに，不適切な抗菌薬選択が30日時点の死亡割合に影響（適切群：21%，不適切群：40%，ICU入室患者が40%程度含まれ，重症患者が多いため死亡割合は比較的高い）することも報告されている[18]．なお，この報告で適正と定義された抗菌薬（感受性試験で感性と確認できていることが前提）は，アンピシリン 2g 6～8時間ごと，ペニシリンG 200万単位 8時間ごと，ピペラシリン/タゾバクタム 4.5g 8時間ごと，バンコマイシン 1g 12時間ごと，テイコプラニン（ローディングドーズ後に維持投与）であった．

ペニシリン，セファロスポリン以外のβ-ラクタム系抗菌薬である，カルバペネム系抗菌薬とモノバクタム系抗菌薬であるアズトレオナムについては，カルバペネム系抗菌薬の有効性に関する情報はほとんどなく，アズトレオナムについては無効である[2, 19]．

4 腸球菌菌血症の治療開始のタイミング

一般的に抗菌薬治療は，早期に有効な抗菌薬を選択できた方が予後はよい[20]．わが国ではほとんど検出されないバンコマイシン耐性腸球菌（vancomycin-resistant *Enterococcus*：VRE）が60%程度含まれた米国の単一施設での検討であるが，腸球菌菌血症に対して適切な抗菌薬の開始が遅れるほど，有効性が低下することが報告されている（図2）[21]．具体的には48時間を境に，30日時点の死亡割合が約3倍（48時間以内：14.6%，48時間以降：45.3%）になるとされている．バンコマイシン耐性株自体が，死亡割合に影響する[22]ため，わが国の状況にそのままあてはめることはできないと考えられるが，腸球菌菌血症の治療開始のタイミングを考える上で，知っておきたい情報である．

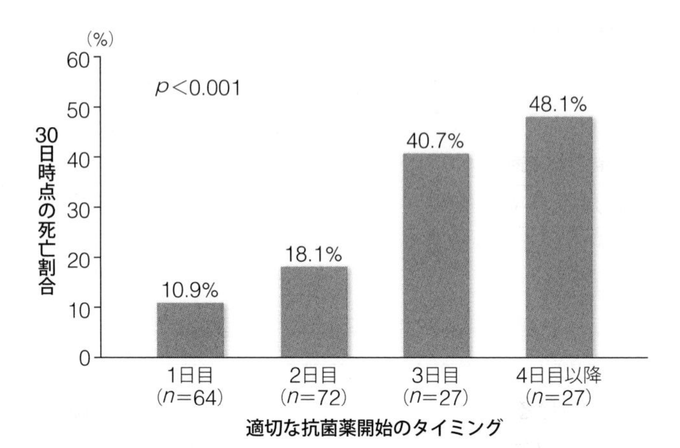

図2 適切な抗菌薬開始のタイミング別の30日時点の死亡割合

(文献21より引用)

5 治療期間

腸球菌菌血症の治療期間に関する情報は少ない．むしろ感染性心内膜炎の方が治療期間に関しては情報が充実している．

明確な情報はないが，感染性心内膜炎のような長期投与が必要な感染症を除外した上で，7～14日間程度を治療期間の目安としたい．

参考情報としては，下記の通りである．

- 短期留置型の中心静脈カテーテル関連血流症の場合：カテーテルを抜去した上で，抗菌薬治療を7～14日行う[23, 24]
- 菌血症の治療期間は2週間程度で，専門家によってはより短いという見解もある[1]
- 適切な抗菌薬治療の定義として，6日以上とすることが言及されている[18]

6 その他

a 心臓超音波検査

腸球菌菌血症患者全例で心臓超音波検査(経胸壁または経食道)を行う必要はな

表5 NOVAスコア

N	血液培養 3セット陽性(Number of positive blood culture)	5点
O	菌血症の感染源が不明(Unknown origin of bacteremia)	4点
V	弁疾患の既往(Prior valve disease)	2点
A	心雑音あり(Auscultation of a heart murmur)	1点

(文献26より引用, 一部改変)

く, 必要に応じて検討する. 特に市中感染では感染性心内膜炎の可能性があり, modified Duke criteriaにも含まれている[25].

腸球菌菌血症における心臓超音波検査(経食道心エコー検査, transesophageal echocardiography : TEE)の必要性を評価するNOVAスコア(表5)が報告されている[26].

合計12点のスコアリングであり, 4点以上の場合, 感染性心内膜炎である感度は100%, 特異度は29%のため, TEEを考慮する.

また, 腸球菌の中でも感染性心内膜炎の頻度が高い*E. faecalis*菌血症に対して上記のNOVAスコア(血液培養については2セット中2セット陽性を5点とし, 上記とは若干アレンジされている)を評価した場合, 4点以上の場合, 感染性心内膜炎である感度は97%, 特異度は23%であった[27].

腸球菌菌血症では, これらの情報も参考に心臓超音波検査の必要性を検討していきたい.

b VREに対する治療

JANIS2018年報でのVREは0.02%と頻度が低い[10]. わが国ではあまり問題となっていないが, 治療薬の選択肢としては, リネゾリド, ダプトマイシン, キヌプリスチン/ダルホプリスチン, チゲサイクリンが知られている[28]. なお, わが国でバンコマイシン耐性の*E. faecium*に適応があるのは, リネゾリドとキヌプリスチン/ダルホプリスチンである.

ここが勘所！ しっかり押さえておこう！

- 腸球菌はセファロスポリン系抗菌薬に自然耐性のため，無効であることを知っておく！
- 臨床上重要な腸球菌は*E. faecalis*，*E. faecium*の2菌種である！
- ペニシリン感受性であれば，基本的にはアンピシリンを中心としたペニシリン系抗菌薬が第一選択となる．ただし，*E. faecium*の多くはアンピシリン耐性であり，バンコマイシンなどを使用することが多い！
- 感染性心内膜炎などの合併症の除外ができれば，腸球菌菌血症の治療期間は1～2週間を目安としたい！

▶引用文献

1) 青木 眞：レジデントのための感染症診療マニュアル，第3版，pp 1054-1063，医学書院，2015.
2) Clinical and Laboratory Standards Institute : Performance Standards for Antimicrobial Susceptibility Testing, 30th Edition. M100 ED30, 2020. Available at : 〈 http://em100.edaptivedocs.net/GetDoc.aspx?doc=CLSI%20M100%20ED30:2020&scope=user 〉
3) Hollenbeck BL, et al : Intrinsic and acquired resistance mechanisms in enterococcus. Virulence, 3 : 421-433, 2012.
4) Vesic D, et al : MurAA is required for intrinsic cephalosporin resistance of *Enterococcus faecalis*. Antimicrob Agents Chemother, 56 : 2443-2451, 2012.
5) Djoric D, et al : Extracellular SalB contributes to intrinsic cephalosporin resistance and cell envelope integrity in *Enterococcus faecalis*. J Bacteriol, 2017. (doi : 10.1128/JB.00392-17)
6) 中上佳美：解決!! 薬剤感受性検査の真意を紐解く　第5回　*Enterococcus* spp. のアミノグリコシド高度耐性. J-IDEO, 1 : 674-677, 2017.
7) Le T, et al : Combination antibiotic therapy for infective endocarditis. Clin Infect Dis, 36 : 615-621, 2003.
8) Hamada Y, et al : Clinical features of enterococcal bacteremia due to ampicillin-susceptible and ampicillin-resistant enterococci : an eight-year retrospective comparison study. J Infect Chemother, 21 : 527-530, 2015.
9) Zhang Y, et al : Incidence, clinical characteristics, and outcomes of nosocomial *Enterococcus* spp. bloodstream infections in a tertiary-care hospital in Beijing, China : a four-year retrospective study. Antimicrob Resist Infect Control, 6 : 73, 2017.
10) 厚生労働省：院内感染対策サーベイランス事業（JANIS），2018年1～12月分年報.
11) Weinstein MP, et al : The clinical significance of positive blood cultures in the 1990s : a prospec-

tive comprehensive evaluation of the microbiology, epidemiology, and outcome of bacteremia and fungemia in adults. Clin Infect Dis, 24 : 584-602, 1997.
12) 望月敬浩：抗菌化学療法　血液培養は何セットとる必要がありますか？ 月刊薬事, 55 : 363-365, 2013.
13) Khatib R, et al : *Enterococcus* spp. in a single blood culture : bacteremia or contamination? Diagn Microbiol Infect Dis, 87 : 289-290, 2017.
14) Falcone M, et al : Optimizing antibiotic therapy of bacteremia and endocarditis due to staphylococci and enterococci : new insights and evidence from the literature. J Infect Chemother, 21 : 330-339, 2015.
15) Foo H, et al : Glycopeptide use is associated with increased mortality in *Enterococcus faecalis* bacteraemia. J Antimicrob Chemother, 69 : 2252-2257, 2014.
16) Jumah MTB, et al : Pharmacokinetic/pharmacodynamic determinants of vancomycin efficacy in Enterococcal bacteremia. Antimicrob Agents Chemother, 62, pii : e01602-01617, 2018.
17) Nakakura I, et al : Association between vancomycin pharmacokinetic/pharmacodynamic parameters, patient characteristics, and mortality in patients with bacteremia caused by vancomycin-susceptible Enterococcus faecium: a single-center retrospective study. J Pharm Health Care Sci, 5 : 8, 2019.
18) Suppli M, et al : Mortality in enterococcal bloodstream infections increases with inappropriate antimicrobial therapy. Clin Microbiol Infect, 17 : 1078-1083, 2011.
19) 菊池 賢ほか監修：日本版サンフォード感染症治療ガイド 2017，第 47 版，ライフサイエンス出版, 2017.
20) Kumar A, et al : Duration of hypotension before initiation of effective antimicrobial therapy is the critical determinant of survival in human septic shock. Crit Care Med, 34 : 1589-1596, 2006.
21) Zasowski EJ, et al : Time is of the essence : the impact of delayed antibiotic therapy on patient outcomes in hospital-onset enterococcal bloodstream infections. Clin Infect Dis, 62 : 1242-1250, 2016.
22) Prematunge C, et al : VRE and VSE bacteremia outcomes in the era of effective VRE therapy : a systematic review and meta-analysis. Infect Control Hosp Epidemiol, 37 : 26-35, 2016.
23) Mermel LA, et al : Clinical practice guidelines for the diagnosis and management of intravascular catheter-related infection : 2009 update by the Infectious Diseases Society of America. Clin Infect Dis, 49 : 1-45, 2009.
24) JAID/JSC 感染症治療ガイド・ガイドライン作成委員会：JAID/JSC 感染症治療ガイド 2014，ライフサイエンス出版，2014.
25) Li JS, et al : Proposed modifications to the Duke criteria for the diagnosis of infective endocarditis. Clin Infect Dis, 30 : 633-638, 2000.
26) Bouza E, et al ; Grupo de Apoyo al Manejo de la Endocarditis : The NOVA score : a proposal to reduce the need for transesophageal echocardiography in patients with enterococcal bacteremia. Clin Infect Dis, 60 : 528-535, 2015.
27) Dahl A, et al : Risk factors of endocarditis in patients with *Enterococcus faecalis* bacteremia : external validation of the NOVA score. Clin Infect Dis, 63 : 771-775, 2016.
28) Barber KE, et al : Therapeutic options for vancomycin-resistant enterococcal bacteremia. Expert Rev Anti Infect Ther, 13 : 363-377, 2015.

（望月 敬浩，倉井 華子）

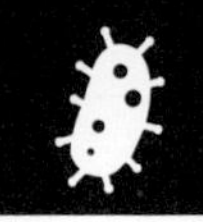

クレブシエラ菌血症の治療を研究せよ！

ステップアップのための注目ポイント

クレブシエラ属（*Klebsiella* spp.）は腸内細菌科の莢膜をもつグラム陰性桿菌である．臨床現場で主に問題となるのは，*Klebsiella pneumoniae* と *Klebsiella oxytoca* の2菌種である．クレブシエラ属はアンピシリンに自然耐性を示す[1, 2]ことを念頭に置きながら，抗菌薬を選択する必要がある．最近は，基質特異性拡張型β-ラクタマーゼ（extended-spectrum β-lactamase：ESBL）産生菌やカルバペネム耐性腸内細菌科細菌（carbapenem-resistant *Enterobacteriaceae*：CRE）といった多剤耐性菌が注目されているが，感受性が良ければ，第一，第二世代のセファロスポリンで治療可能である[3]．

臨床現場での遭遇頻度は比較的高い微生物であり，クレブシエラ属に対する抗菌薬治療の知識を深めておくことの意義は大きい．クレブシエラ属のみを対象とした報告は限られており，大腸菌などと一緒に腸内細菌科としてまとめられた報告が多いため，一定の歯がゆさを感じる記載を含むが，今回はクレブシエラ菌血症についてまとめる．

1 クレブシエラ属の自然耐性について

前節（p20）で述べた「腸球菌編」では，セファロスポリン系抗菌薬やアミノグリコシド系抗菌薬などに自然耐性（intrinsic resistance，内因性耐性と訳されることもある）を示すことを紹介した[4]．今回のクレブシエラ属も特定の抗菌薬に自然耐性を示すことが知られている．具体的には，アンピシリン，クリンダマイシン，グリコペプチド系抗菌薬(バンコマイシン，テイコプラニン)，リネゾリド，リファンピシン，マクロライド系抗菌薬，キヌプリスチン/ダルホプリスチンがクレブシエラ属に自然耐性の抗菌薬とされている[1, 2]．

この中で，アンピシリンが自然耐性となる機序は，クレブシエラ属の産生するβ-ラクタマーゼによる．クレブシエラ属は標準機能として，β-ラクタマーゼの一つであるペニシリナーゼを産生することが知られている[5, 6]．なお，一部のクレブシエラ属はESBLを産生する．ESBLは，本来の基質であるペニシリンだけでなくセファロスポリンまで基質特異性が「拡張」されたβ-ラクタマーゼである．ESBLが問題となることが多いのは大腸菌であるが，2012年の国内データでは，*K. pneumoniae*：3.3%(16/480)，*K. oxytoca*：3.1%(4/130)と報告されている[7]．

自然耐性の話題ではないが，クレブシエラ属の薬剤感受性の判定基準については，前節「大腸菌編(p13)」で，CLSIによる大腸菌やクレブシエラ属を含む腸内細菌科の判定基準を記載しているので，必要時参照していただきたい．

2 クレブシエラ属による菌血症の疫学

厚生労働省院内感染対策サーベイランス事業(Japan Nosocomial Infections Surveillance：JANIS)の2018年報では，血液検体での検出は*K. pneumoniae*：6.8%(第5位)，*K. oxytoca*：1.6%(第11位)と，比較的上位にランクしている[8]．

血液培養陽性患者における主な感染臓器について，*K. pneumoniae*菌血症患者(香港：853例，韓国：204例)の報告の結果を表1にまとめた[9, 10]．菌血症を伴う場合の主な感染臓器としては，血液培養が陽性化しやすいことが影響している可能性はあるが，肝胆道系感染症と尿路感染症が多い．30日時点の死亡割合は，香港の報告では21.7%，韓国の報告では33.2%となっている．いずれもICUの患者が多く含まれているが(香港：20.9%，韓国：32.2%)，血液培養陽性時の死亡割合は比較的高い．死亡に関連する要因として，呼吸器感染症，肝胆道系の敗血症を除く消化管感染症，人工呼吸器の使用，不適切なエンピリックセラピー，女性，65歳を超える場合，固形がんなどが報告されている[9]．

肝胆道系感染症や尿路感染症に比較して，血液培養が陽性化する頻度は少ない

表1 クレブシエラ菌血症の主な感染臓器

臓　器	香港 (n＝853)	韓国 (n＝204)
肝胆道系	287(33.6%)	64(31.4%)
泌尿器	211(24.7%)	35(17.2%)
呼吸器	157(18.4%)	34(16.7%)
肝胆道系以外の消化器	88(10.3%)	20(9.8%)
筋骨格系	18(2.1%)	2(1.0%)
神経系	2(0.2%)	1(0.5%)
その他/不明	90(10.6%)	48(23.5%)

(文献9, 10より引用)

が，肺炎も注意しておきたい．クレブシエラ属は肺炎の原因として，上位となる微生物の一つである[11]．台湾における血液培養陽性の市中肺炎患者278例についての検討で，クレブシエラ属は原因微生物として最も多く，21.9%(61例)を占めていた．この61例の30日時点の死亡割合は，54.1%と高かった[12]．

また，頻度は低いが，失明のリスクのある眼内炎を発症する可能性がある[13, 14]．これまでにも多くの報告がなされているが，早急な対応が求められることもあり，記載しておく．手術や抗菌薬の眼内投与が必要となることもある．眼内投与可能な抗菌薬を表2にまとめた(クレブシエラ属以外に使用する抗菌薬も記載している)[15]．

3 有効な抗菌薬

クレブシエラ属(ESBL産生菌などの耐性菌を除く)に活性を示す抗菌薬を表3にまとめた[3]．「1. クレブシエラ属の自然耐性について」で記載したように，クレブシエラ属はペニシリナーゼを産生するが，わが国で使用可能なβ-ラクタマーゼ阻害薬(クラブラン酸，スルバクタム，タゾバクタム)で阻害されるため[16]，β-ラクタマーゼ阻害薬の配合剤であれば，一般的に有効である[17]．

表2 眼内投与可能な抗菌薬

抗菌薬	投与量(mg)	薬液濃度(mg/L)	溶解液
アンピシリン	4	5または50	注射用水
セフタジジム	2～2.25	22.5	注射用水または生理食塩液
ゲンタマイシン	0.1～0.2	1	生理食塩液
トブラマイシン	0.1～0.2	1	生理食塩液
アミカシン	0.2～0.4	4	生理食塩液
バンコマイシン	1	10	生理食塩液

注入液量は原則0.1mL

(文献15より引用)

表3 クレブシエラ属に活性を示す抗菌薬

- β-ラクタマーゼ阻害薬配合ペニシリン
- セファロスポリン
- モノバクタム
- カルバペネム
- アミノグリコシド
- キノロン
- チゲサイクリン
- コリスチン

(文献3より引用)

エンピリックセラピーでは，一般的に重症度が高いほど，広域抗菌薬が選択される傾向にある．台湾における市中発症の腸内細菌による菌血症(うちクレブシエラ属は27%)を対象とした研究では，propensity scoreで調整した場合の28日時点の死亡割合は，セファゾリン群：0.8%，第三世代セファロスポリン群(セフォタキシム，セフトリアキソン，セフタジジムのいずれか)：3.3% ($p=0.37$)と同等であったことが報告されている[18]．

次に，de-escalationに関して，上記の報告と同様，台湾における市中発症の腸内細菌による菌血症(うちクレブシエラ属は29%)を対象とした研究を紹介する．エンピリックセラピーとして，第三，第四世代セファロスポリン系抗菌薬またはカルバペネム系抗菌薬で開始された症例について，第一，第二世代セファロスポリン系抗菌薬にde-escalationした群と継続群に層別化し，比較している．この報告もpropensity scoreで調整した場合の入院期間や28日時点の死亡割合は同等であったことが報告されている．一方で，コストや菌血症発症から8週以内の耐性菌感染症（ESBL産性菌など）はde-escalation群で有意に低かったことが示されており，de-escalationは経済性や耐性菌の発現抑制に有用である[19]．

また，基本的には自施設のアンチバイオグラムを活用することを優先すべきだが，JANISの2018年報における，*K. pneumoniae*に対する主な抗菌薬の薬剤感受性率を表4にまとめた[8]．

4 治療期間

前節（p13）の「大腸菌編」で記載したように，グラム陰性桿菌による菌血症の治療期間としては1～2週間程度が一つの目安になる．腸内細菌による菌血症患者について，短期（6～10日間，中央値：8日）と長期（11～16日間）の治療期間を比較した報告（うちクレブシエラ属は33%）では，30日時点の死亡割合，菌血症の再発，*Clostridioides*（*Clostridium*）*difficile*感染症は同等であり，多剤耐性グラム陰性桿菌の発現は短期群で少ない可能性が示唆されている[20]．

表4 *Klebsiella pneumoniae*の薬剤感性率（susceptible：Sの割合）

抗菌薬	感性率（%）
ピペラシリン/タゾバクタム	95.6
セファゾリン	25.7
セフメタゾール	97.5
セフォタキシム	89.6
セフタジジム	92.8
セフェピム	93.4
メロペネム	99.1
アミカシン	99.8
レボフロキサシン	95.6

（文献8より引用）

表5 CREに対する抗菌薬と投与量

抗菌薬	投与量
メロペネム	MIC 2～8mg/Lの場合：2g 8時間ごと (点滴時間延長*)
ゲンタマイシン/トブラマイシン	10～15mg/kg(院内肺炎やショック時) TDMで用量調整
アミカシン	25～30mg/kg(院内肺炎やショック時) TDMで用量調整
セフタジジム	1～2g 8時間ごと
アズトレオナム	1～2g 8時間ごと
コリスチン	2.5～5mg/kg/日
チゲサイクリン	初回：200mg, 2回目以降：100mg 12時間ごと

CRE：carbapenem-resistant *Enterobacteriaceae*(カルバペネム耐性腸内細菌科細菌)
MIC：minimum inhibitory concentration(最小発育阻止濃度)
TDM：therapeutic drug monitoring(薬物治療モニタリング)
*：元文献では3時間点滴のデータを引用している

(文献25より引用)

ただし，これに相反する報告も存在するため[21)]，グラム陰性桿菌による菌血症の最適な治療期間(ざっくりと分けて，1週間とするか，2週間とするか)については，引き続きさらなる検討結果が待たれる[22)]．

5 CREについて

CREは頻度こそ低いものの，近年注目される耐性菌の一つである．その名のとおり，カルバペネム系抗菌薬が効かないため，CRE検出時は抗菌薬治療に難渋する可能性が高い．使用する抗菌薬は感受性結果を確認した上で，併用療法が基本となる(特に重症例の場合)[23, 24)]．

また，選択した抗菌薬は通常量でなく，高用量が必要となることもある．わが国での添付文書の上限量を超える用法も含まれるが，参考までにCRE治療として提案されている投与量を表5にまとめておく[25)]．ややadvancedな記載となるが，海外での推奨薬を使用する場合は，わが国と海外で流行株が異なることを留意しておく.

ただし，できうる限りCREのような薬剤耐性菌に遭遇しないように，日頃からできるde-escalationや投与期間短縮などの薬剤耐性(antimicrobial resistance：AMR)対策を心がけたい.

ここが勘所！ しっかり押さえておこう！

- **クレブシエラ属はペニシリナーゼを産生し，アンピシリンは自然耐性となるため，無効である！**
- **クレブシエラ属が血液培養で陽性になるのは，肝胆道系感染症，尿路感染症が多い！**
- **血液培養が陽性化する頻度は肝胆道系感染症，尿路感染症に比べて低いものの，呼吸器感染症の死亡割合は高い！**
- **感受性良好であれば，第一，第二世代セファロスポリン系抗菌薬などにde-escalation可能である！**
- **腸内細菌による菌血症の治療期間として，1週間程度の短期投与の有用性が示唆されてきている！**

▶引用文献

1) Clinical and Laboratory Standards Institute：Performance Standards for Antimicrobial Susceptibility Testing, 30th Edition. M100 ED30, 2020. Available at：〈 http://em100.edaptivedocs.net/GetDoc.aspx?doc=CLSI%20M100%20ED30:2020&scope=user 〉
2) Leclercq R, et al：EUCAST expert rules in antimicrobial susceptibility testing. Clin Microbiol Infect, 19：141-160, 2013.
3) Gilbert DN, et al：日本版サンフォード感染症治療ガイド2018，第48版，ライフサイエンス出版，2018.
4) 望月敬浩ほか：セファロスポリン系抗菌薬に自然耐性である腸球菌菌血症の治療を研究せよ！ 薬局，69：192-199，2018.
5) 青木 眞：レジデントのための感染症診療マニュアル，第3版，p 123，医学書院，2015.
6) 原田壮平：β-ラクタマーゼ. J-IDEO, 1：288-299, 2017.
7) Shibasaki M, et al：Community spread of extended-spectrum β-lactamase-producing bacteria detected in social insurance hospitals throughout Japan. J Infect Chemother, 22：395-399, 2016.
8) 厚生労働省：院内感染対策サーベイランス事業(JANIS)，2018年1～12月分年報.

9) Man MY, et al : Clinical predictors and outcomes of *Klebsiella pneumoniae* bacteraemia in a regional hospital in Hong Kong. J Hosp Infect, 97 : 35-41, 2017.

10) Hyun M, et al : Changing trends in clinical characteristics and antibiotic susceptibility of *Klebsiella pneumoniae* bacteremia. Korean J Intern Med, 33 : 595-603, 2018.

11) 日本呼吸器学会成人肺炎診療ガイドライン2017作成委員会 編：成人肺炎診療ガイドライン2017, 日本呼吸器学会, 2017.

12) Yang CY, et al : Etiology of community-onset monomicrobial bacteremic pneumonia and its clinical presentation and outcome : *Klebsiella* and *Pseudomonas* matters. J Infect Chemother, 24 : 53-58, 2018.

13) 中瀬古裕一ほか：肝膿瘍に併発した転移性眼内炎により失明に至った1例. 日本外科感染症学会雑誌, 14 : 751-754, 2017.

14) 黒部彩那ほか：硝子体手術と術後の抗菌薬硝子体内注射が奏効したクレブシエラ肺炎桿菌による眼内炎. 臨床眼科, 71 : 713-717, 2017.

15) López-Cabezas C, et al : Antibiotics in endophthalmitis : microbiological and pharmacokinetic considerations. Curr Clin Pharmacol, 5 : 47-54, 2010.

16) Docquier JD, et al : An update on β-lactamase inhibitor discovery and development. Drug Resist Updat, 36 : 13-29, 2018.

17) Tsukada H, et al : Retrospective investigation of the clinical effects of tazobactam/piperacillin and sulbactam/ampicillin on aspiration pneumonia caused by *Klebsiella pneumoniae*. J Infect Chemother, 18 : 715-721, 2012.

18) Hsieh CC, et al : Propensity score-matched analysis comparing the therapeutic efficacies of cefazolin and extended-spectrum cephalosporins as appropriate empirical therapy in adults with community-onset *Escherichia coli*, *Klebsiella* spp. and *Proteus mirabilis* bacteraemia. Int J Antimicrob Agents, 48 : 712-718, 2016.

19) Lee CC, et al : Clinical benefits of antimicrobial de-escalation in adults with community-onset monomicrobial *Escherichia coli*, *Klebsiella* species and *Proteus mirabilis* bacteremia. Int J Antimicrob Agents, 50 : 371-376, 2017.

20) Chotiprasitsakul D, et al ; Antibacterial Resistance Leadership Group : Comparing the outcomes of adults with *Enterobacteriaceae* bacteremia receiving short-course versus prolonged-course antibiotic therapy in a multicenter, propensity score-matched cohort. Clin Infect Dis, 66 : 172-177, 2018.

21) Nelson AN, et al : Optimal duration of antimicrobial therapy for uncomplicated Gram-negative bloodstream infections. Infection, 45 : 613-620, 2017.

22) Yahav D, et al ; Bacteremia Duration Study Group : Seven versus 14 days of antibiotic therapy for uncomplicated gram-negative bacteremia : A noninferiority randomized controlled trial. Clin Infect Dis, 69 : 1091-1098, 2019.

23) Gutiérrez-Gutiérrez B, et al ; REIPI/ESGBIS/INCREMENT Investigators : Effect of appropriate combination therapy on mortality of patients with bloodstream infections due to carbapenemase-producing *Enterobacteriaceae* (INCREMENT) : a retrospective cohort study. Lancet Infect Dis, 17 : 726-734, 2017.

24) 山岸由佳ほか：カルバペネム耐性腸内細菌科細菌感染症に対する抗菌化学療法の現状. 日本外科感染症学会雑誌, 14 : 195-201, 2017.

25) Rodríguez-Baño J, et al : Treatment of infections caused by extended-spectrum-beta-lactamase-, AmpC-, and carbapenemase-producing Enterobacteriaceae. Clin Microbiol Rev, 31 : e00079-17, 2018.

（望月 敬浩, 倉井 華子）

精神科におけるESBL

精神科ではESBLが臨床で問題となります．その原因と対処法，予防法を教えてください．

Answer

基質拡張型β-ラクタマーゼ（extended-spectrum β-lactamase：ESBL）は，βラクタムを分解するβラクタマーゼの一種です．βラクタマーゼと言っても，ペニシリンを分解しやすいペニシリナーゼ，セファロスポリンを分解しやすいセファロスポリナーゼなどが存在します．βラクタマーゼにはいくつかの分類法があり，Bush-Jacoby-Medeirosの分類[1]でグループ2のペニシリナーゼが，アミノ酸変異により本来の基質であるペニシリンだけでなくセファロスポリンまで基質特異性が「拡張」されたβ-ラクタマーゼがESBLとなります．多剤耐性菌の一種であり，ほかの患者に感染を広げないための対策や，ESBLを発現させないための抗菌薬適正使用が重要であることは言うまでもなく，治療する場合には，有効な抗菌薬が限られることから，適切な抗菌薬選択が求められます．

ESBLは前述のように，βラクタマーゼという酵素の一種です．多剤耐性「緑膿菌」やメチシリン耐性「黄色ブドウ球菌」のように，緑膿菌や黄色ブドウ球菌とその微生物が限定されているわけではなく，ESBLを産生する微生物の集団として考える必要があります．ESBLを産生する主な微生物は，大腸菌・クレブシエラ属・プロテウス属などの腸内細菌科細菌になります．プラスミド性に伝播するため，ほかのグラム陰性菌（エンテロバクターや緑膿菌など）でもESBLを産生する可能性があります．少し専門的な話ですが，ESBLと一言でいっても，単一ではなく，遺伝子型は多岐にわたるヘテロな集団です．遺伝子レベルで見たときには，国や地域による流行株の違いがあり，海外の報告を見る際は注意しておく必要があります．

近年，わが国でESBLの頻度が増加しています．国内の十分なサーベイランスデータがあるわけではありませんが，大腸菌の中でESBL産生菌の占める割合は，

2004年：4.3％から2013年：17.8％と上昇しています[2]．参考データではありますが，2018年の「厚生労働省 院内感染対策サーベイランス事業(Japan Nosocomial Infections Surveillance：JANIS)」のデータでは，第3世代のセフォタキシム耐性の大腸菌は27.5％と報告されており，ESBL産生菌は増加していると考えられています[3]．ESBLは医療現場で大きな脅威となっていますが，精神科領域においては，施設の設備や患者背景などから，標準予防策や隔離などの管理が行いにくい側面があると推察します．

ここからは，ESBLのリスクファクター，感染対策，治療の3項目について記載します．

①リスクファクター[4]

ESBLのリスクファクターとしては，過去の抗菌薬使用歴や入院歴などの医療暴露が有名です．抗菌薬の中では，第3世代セファロスポリン系抗菌薬やキノロン系抗菌薬はリスクが高いとされています．ほかにも，手術歴・透析患者などはESBLのリスクファクターとなります．

②感染対策

ESBLの感染予防策としては，標準予防策に加えて，接触感染予防策が推奨されています[5]．標準予防策とは，すべての患者の血液，汗を除く体液・分泌物・排泄物，健常でない皮膚，粘膜は，感染性があるものとして対応することであり，手指衛生，個人防護具の使用，呼吸器衛生・咳エチケットなどの項目があります[6]．接触感染予防策は，微生物に直接，またはモノなどを介して間接的に接触することで起こる感染を遮断する手段であり，手袋，エプロン(ガウン)を使用し，患者ケアに使用される器具は可能な限り，患者専用とします[7]．また，個室への収容が望ましく，個室管理が困難な場合には，集団隔離(コホーティング)またはベッド間距離を1m以上に保つことが推奨されています．ただし，個室管理と大部屋での管理を比較した場合に，ESBL伝播が同等であったことが報告されており[8]，ESBL産生菌保菌者の個室管理については議論があり，今後の動向は注意すべきです(あくまで個室管理に限定した議論で，接触感染予防策が不要という話ではありません)．

③治療

治療については，カルバペネム系抗菌薬が第1選択薬となります[9)]．しかし，カルバペネム系抗菌薬は広域なスペクトラムを有する抗菌薬であり，可能な限り温存したいため，代替薬としてセフメタゾールなども有効であることが報告されています[10)]．

ESBL産生菌を発生させないためには抗菌薬適正使用が推進されます．もし，ESBL産生菌が発生した場合や，院外から持ち込まれた場合などは，ほかの患者に感染を広げないように適切な予防策(標準予防策＋接触感染予防策)を行います．保菌の場合は治療しませんが，感染症の原因微生物と判断した場合は，カルバペネム系抗菌薬を軸に，セフメタゾールなど他系統の抗菌薬の使用が可能か検討する必要があります．

▶引用文献

1) Bush K, et al : A functional classification scheme for beta-lactamases and its correlation with molecular structure. Antimicrob Agents Chemother, 39 : 1211-1233, 1995.

2) 平井 潤：【多剤耐性腸内細菌科細菌】本邦における多剤耐性腸内細菌科細菌(CRE/CPEとESBL産生菌を含めて)の疫学．日本外科感染症学会雑誌，14：149-157，2017.

3) 厚生労働省：院内感染対策サーベイランス事業(JANIS)　2018年1～12月分年報.

4) Ghafourian S, et al : Extended spectrum beta-lactamases : Definition, classification and epidemiology. Curr Issues Mol Biol, 17 : 11-21, 2015.

5) Siegel JD, et al : Health care infection control practices advisory committee : 2007 guideline for isolation precautions : Preventing transmission of infectious agents in health care settings. Am J Infect Control, 35 : S65-164, 2007.

6) 日本環境感染学会教育ツールVer.3　02．標準予防策．(Last Update：2019年5月21日) Available at : <http://www.kankyokansen.org/other/edu_pdf/3-3_02.pdf>

7) 日本環境感染学会教育ツールVer.3　03．感染経路別予防策．(Last Update：2019年5月21日) Available at : <http://www.kankyokansen.org/other/edu_pdf/3-3_03.pdf>

8) Marjolein FQ Kluytmans-van den Bergh : Contact precautions in single-bed or multiple-bed rooms for patients with extended-spectrum β-lactamase-producing Enterobacteriaceae in Dutch hospitals : a cluster-randomised, crossover, non-inferiority study. Lancet infect Dis, 2019. [Epub ahead of print]

9) Harris PNA, et al : Effect of piperacillin-tazobactam vs meropenem on 30-day mortality for patients with E coli or Klebsiella pneumoniae bloodstream infection and ceftriaxone resistance : A Randomized Clinical Trial. JAMA, 320 : 984-994, 2018.

10) Fukuchi T, et al : Cefmetazole for bacteremia caused by ESBL-producing enterobacteriaceae comparing with carbapenems. BMC Infect Dis, 16 : 427, 2016.

(望月　敬浩)

膵臓がんの発熱マネジメント

膵臓がんに対する薬物療法の際に原疾患による胆管炎による発熱か，発熱性好中球減少症による発熱かの区別が難しいと感じています．症状や対応の違いについて教えてください．

Answer

膵臓がん化学療法として，ゲムシタビン＋パクリタキセル（アルブミン懸濁型）やFOLFIRINOX（オキサリプラチン＋イリノテカン＋フルオロウラシル＋レボホリナート）などが行われています．これらによる好中球減少の頻度は高く，ゲムシタビン＋パクリタキセル（アルブミン懸濁型）：85.3％（全グレード，その内グレード3～4は67.6％），FOLFIRINOX：79.9～94.4％（全グレード，その内グレード3は45.7～77.8％）と報告されています[1)]．

好中球減少期に胆管炎も起こり得るため，基本的には胆管炎か発熱性好中球減少症（febrile neutropenia：FN）かを区別する必要はありません．胆管炎とFNの診断基準については表1，2に示します[2-4)]．

FNは体温と好中球数で判断できますが，あくまで好中球数が少なくて発熱がある，という状態を表しているだけであり，感染症なのか，感染症だとしてもどの臓器の感染症なのか，ということは教えてくれません．FNは内科的なエマージェンシー（緊急事態）の1つとされており，早期の抗菌薬開始が推奨されています．その際に，FNだから緑膿菌カバー可能な広域抗菌薬開始と短絡的に対応するのではなく（もちろんこの対応自体は必要なので，抗菌薬開始を確認するだけで満足しない，という意味です），どの臓器の感染症なのか，原因微生物は何かを詰めていく作業が重要となります．

一般に好中球減少時は症状が出にくいため，原因を特定する作業は簡単ではないとされていますが[5, 6)]，以下①～④に示すように，感染臓器や原因微生物がわかることは抗菌薬適正使用を推進する上で大きな意味を持ちます．

表1　胆管炎の診断基準

A　全身の炎症所見 A-1：発熱(悪寒戦慄を伴うこともある)（体温：38℃以上） A-2：血液検査：炎症反応所見(白血球数：4,000/μL未満または10,000/μLを超える，CRP：1mg/dL以上)
B　胆汁うっ滞所見 B-1：黄疸(T-Bil：2mg/dL以上) B-2：血液検査：肝機能検査異常(ALP，γ-GTP，AST，ALT：正常域上限の1.5倍以上)
C　胆管病変の画像所見 C-1：胆管拡張 C-2：胆管炎の成因：胆管狭窄，胆管結石，ステントなど

確診：**A** のいずれか＋**B** のいずれか＋**C** のいずれかを認めるもの
疑診：**A** のいずれか＋**B** もしくは**C** のいずれかを認めるもの

（文献2，3より引用）

表2　発熱性好中球減少症(FN)の診断基準

・発熱：腋窩温：37.5℃以上，口腔温で38.0℃以上 かつ ・好中球減少：500/μL未満または1,000/μL未満で 48時間以内に500/μL未満となることが予想される場合

（文献4より引用）

①感染臓器がわかれば，重症度の評価が可能

すべての感染臓器で明確化されているわけではありませんが，肺炎や胆管炎など，重症度評価の基準が提唱されている感染症があります[2,7]．

②感染臓器がわかれば，原因微生物の同定に必要な検体を提出できる

肺炎を疑わなければ痰培養を採取しない，髄膜炎を疑わなければ髄液を採取しない，といった原因微生物を検出するために必要な検体の採取漏れを防げます．結果として原因微生物が判明すれば，より最適な抗菌薬に変更することができます．

③治療効果の判定に用いる指標が明確になる

白血球数やCRPなどの炎症所見に依存せず，肺炎であれば呼吸状態など，臓器特異的な指標に着目可能です．

④感染臓器や原因微生物がわかれば，投与期間も決まってくる

FNの場合，感染臓器や原因微生物が不明確(当然ながら，必要な診察・検査などを行った上でのことです)であれば，好中球回復後，解熱していれば抗菌薬の終了が可能です．しかし，感染臓器や原因微生物が明確な場合は，それ相応の治療期間が必要となります[4)]．

つまり，感染臓器や原因微生物を明らかにできることは，抗菌薬適正使用につながるため，明らかに胆管炎であるとわかれば，抗菌薬適正使用の推進に重要な情報となります．膵臓がん患者は，腫瘍自体による胆道閉塞のリスクから胆管炎を起こしやすいことは事実ですが，肺炎や尿路感染症など，胆道系以外の臓器の感染症を起こすこともあります．診断自体は薬剤師には難しいところですが，適切な感染症診療では，①患者背景を理解し，②感染臓器を明らかにし，③原因微生物を推定または特定した上で，適切な抗菌薬を選択する必要があります．

最後に，胆管炎治療の抗菌薬について概略を記載します．選択する抗菌薬は，発症場所(市中か院内か，医療暴露の程度)，重症度，過去に検出された微生物などを考慮して決定しますが，アンピシリン/スルバクタム，ピペラシリン/タゾバクタム，セフメタゾール，セフトリアキソン，セフェピムなどが候補となります[2)]．胆管炎発症時に好中球減少を合併している場合は，緑膿菌カバー可能な広域抗菌薬(セフェピム，ピペラシリン/タゾバクタム，カルバペネムなど)を使用します[4)]．胆管炎に限ったことではありませんが，狭域な抗菌薬で治療可能な原因微生物が特定されたとしても，好中球減少が持続していれば，de-escalation(広域抗菌薬から，原因微生物に有効な狭域抗菌薬への変更)は原則行わず，好中球回復までは広域抗菌薬の継続が必要ため，がん患者にde-escalationを提案する前には，必ず好中球数を確認したいところです．

ただし，好中球回復前のde-escalationに関する報告が散見されてきており，今後，FNにおける抗菌薬治療の考え方が変わってくる可能性があります[8)]．

▶引用文献

1）安井博史ほか：静がんメソッド 消化器癌・頭頸部癌編<改題改訂第2版>，日本医事新報社，2018.
2）急性胆管炎・胆嚢炎診療ガイドライン改訂出版委員会：急性胆管炎・胆嚢炎診療ガイドライン2018，2018.
3）Kiriyama S, et al : Tokyo Guidelines 2018 : diagnostic criteria and severity grading of acute

cholangitis (with videos). J Hepatobiliary Pancreat Sci, 25 : 17-30, 2018.
4) 日本臨床腫瘍学会 編：発熱性好中球減少症(FN)診療ガイドライン(改訂第2版), 南江堂, 2017.
5) Sickles EA, et al : Clinical presentation of infection in granulocytopenic patients. Arch Intern Med, 35 : 715-719, 1975.
6) Kamana M, et al : Bacterial infections in low-risk, febrile neutropenic patients. Cancer, 104 : 422-426, 2005.
7) 日本呼吸器学会 成人肺炎診療ガイドライン2017作成委員会 編：成人肺炎診療ガイドライン2017, 2017.
8) Schmidt-Hieber M, et al : Management of febrile neutropenia in the perspective of antimicrobial de-escalation and discontinuation. Expert Rev Anti Infect Ther, 28 : 1-13, 2019.

(望月 敬浩)

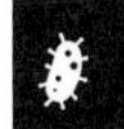

B型肝炎に対する抗ウイルス薬の使用

B型肝炎に罹患している妊婦において，妊娠中の抗ウイルス薬使用が児に与える影響について相談を受けることがあります．現在のB型肝炎に対する抗ウイルス薬使用の傾向やスタンダードな治療法を教えてください．

Answer

まずは『B型肝炎治療ガイドライン(第3.1版)』をもとに，B型肝炎の治療薬について記載します[1]．

わが国でB型肝炎に使用可能な抗ウイルス薬(核酸アナログ製剤)は下記のようになります．

- ラミブジン
- アデホビル
- エンテカビル
- テノホビル・ジソプロキシルフマル酸塩
- テノホビル・アラフェナミド(テノホビル・ジソプロキシルフマル酸塩に比較して，肝細胞に効率的に移行する製剤)

また，これらの抗ウイルス薬に加えて，インターフェロン製剤であるインターフェロン アルファ (NAMALWA，スミフェロン®注)，インターフェロン(フエロン®注射用)，ベータペグインターフェロン アルファ-2a (遺伝子組換え，ペガシス®皮下注)も使用可能となっています．

核酸アナログ製剤とインターフェロン製剤のどちらが優れているかについては明確な結論は得られていないため，個々の症例で使い分ける必要があります．主な違いとしては，投与経路(核酸アナログ製剤：経口投与，インターフェロン製剤：皮下注)，治療期間(核酸アナログ製剤：長期間，インターフェロン製剤：目安として48週以内)，副作用(核酸アナログ製剤：少ない，インターフェロン製剤：全身倦怠感・発熱・頭痛・関節痛などのインフルエンザ様症状，抑うつ・不眠などの精神症状の頻度が高い)，耐性ウイルスの出現(核酸アナログ製剤：あり，インターフェロン製剤：なし)などが知られています．妊娠中の投与については，すでに廃止されたFDA（米国食品医薬品局)による薬剤胎児危険度分類基準を参考にしますと，核酸アナログ製剤のエンテカビルはカテゴリーC，テノホビル・ジソプロキシルフマル酸塩はカテゴリーBと判定され，インターフェロン製剤は原則使用しないとされています．催奇形性については，インターフェロン製剤にはありませんが，エンテカビル，テノホビル・ジソプロキシルフマル酸塩，テノホビル・アラフェナミドは催奇形性のリスクがあります．

核酸アナログ製剤の中では，エンテカビル，テノホビル・ジソプロキシルフマル酸塩，テノホビル・アラフェナミドが第1選択薬と位置づけられています．ラミブジンと比較して，耐性ウイルスの出現頻度が低いことが理由です．具体的には，ラミブジン耐性ウイルスは投与1年で13～15％出現するのに対して，エンテカビルでは3年投与で約1％に耐性変異が出現，テノホビル・ジソプロキシルフマル酸塩では8年間，テノホビル・アラフェナミドでは2年間の投与で耐性変異の出現は認めなかったと報告されています．アデホビルは腎機能障害・リン低下などの有害事象に注意が必要であり，第1選択薬に位置づけられていません．

核酸アナログ製剤は長期の投与が必要となりますが，治療開始後2年以上経過し，中止時のHBV DNA（リアルタイムPCR法)が検出感度以下＋血中HBe抗原が陰性の場合には，核酸アナログ製剤の中止を検討可能と考えられています．また，核酸アナログ製剤になく，インターフェロン製剤が持つ免疫賦活作用を利用して，核酸アナログ製剤を安全に中止するための方法として，sequential療法(核酸アナログ製剤に一定期間インターフェロン製剤を併用後 インターフェロン製剤に切り替えて核酸アナログ製剤を終了する方法，または併用期間をとらずに，核酸アナログ製剤終了後にインターフェロン製剤に切り替える方法)についても検討されています．

▶引用文献

1）日本肝臓学会 肝炎診療ガイドライン作成委員会 編：B型肝炎治療ガイドライン(第3.1版)，2019.

(望月　敬浩)

経口抗菌薬への切り替えを検討する基準

感染性心内膜炎や骨感染症に対する抗菌薬治療は，現在のガイドラインにおいては数週間の経静脈的治療が推奨されていますが，近年ではPOET試験やOVIVA試験など早期の経口剤への切り替えに関する報告が出てきています．これらのエビデンスは実臨床で適用可能なのでしょうか．その適応と推奨される抗菌薬，また実施する際の注意点などについて教えてください．

Answer

静注抗菌薬から経口抗菌薬へのスイッチ療法は重要です．経口抗菌薬が望ましい理由としては，コスト・入院期間の短縮などが考えられます．近年では，薬剤耐性菌対策の点で，経口抗菌薬の適正使用の重要性が叫ばれています[1]．

実際に患者の状態の改善に合わせた経口抗菌薬へのスイッチは臨床現場で行われています．しかし，そのスイッチ療法に関する明確な基準があるわけではありません．そこで，その基準となり得るものを2つ紹介します(表1，2)[2,3]．

これらの基準は，静注抗菌薬から経口抗菌薬へのスイッチ療法の可否に関する判断材料であり，どの抗菌薬に変更すべきかを示しているものではない点に注意が必要です．基本的には，感染臓器・原因微生物に応じた経口抗菌薬を選択しつつ，可能な限り吸収率の高い抗菌薬(アモキシシリン，セファレキシン，ST合剤，クリンダマイシン，レボフロキサシン，メトロニダゾールなど)を選択することが望ましいと考えられます．

次に，POET試験(The Partial Oral Treatment of Endocarditis trial)[4]，OVIVA(Oral versus Intravenous Antibiotics for Bone and Joint Infection)試験[5]について記載します．POET試験は左心系の感染性心内膜炎(連鎖球菌，*Enterococcus faecalis*，MSSA，コアグラーゼ陰性ブドウ球菌によるものが対象)，OVIVA試験は骨または関節感染症を対象として，静注抗菌薬と経口抗菌薬の有効性につい

表1 成人肺炎診療ガイドライン2017の基準

静注抗菌薬の投与により，患者の状態が改善し，下記の基準を満たす場合 ・循環動態が安定している ・臨床症状が改善している ・経口摂取が可能 ・消化管機能が問題ない

（文献2より引用）

表2 COMS criteria

C：Clinicalimprovement observed 臨床症状が軽快している． O：Oral route is not compromised 内服が可能である． 嘔気・嘔吐がないか？ 吸収障害がないか？ 嚥下に問題がないか？ 意識障害がないか？ 重度の下痢がないか？ 胃管，胃瘻からの栄養かどうか？ M：Markers showing a trend towards normal 少なくとも24時間は解熱しており，①心拍数：90回/分以上，②呼吸数：20回/分以上，③血圧が不安定，④白血球数：4,000/μL以下または12,000/μL以上の4項目を満たさない，および白血球数が正常範囲内へと変化している． S：Specific indication/deep-seated infection 特定の感染症ではないか？ ・2週間以上の静注抗菌薬が必要な疾患：肝膿瘍，骨髄炎，敗血症を伴う関節炎，膿胸，肺化膿症 ・静脈投与が必要な疾患：黄色ブドウ球菌による菌血症，壊死性筋膜炎，化学療法に伴う好中球減少時の重症感染症，人工物の感染（人工関節など），髄膜炎/脳炎，頭蓋内膿瘍，縦隔炎，感染性心内膜炎，嚢胞性線維症/気管支拡張症の増悪，膿瘍，膿胸で適切にドレナージができないとき

（文献3より引用）

て比較し，静注抗菌薬に対する経口抗菌薬の非劣勢を示した試験として注目を集めています．これまでも，スイッチ療法で経口抗菌薬に切り替えても有効性は同等とする報告[6]はされていましたが，これらの2試験の画期的なところは，前述のCOMSで，スイッチ療法の除外項目とされている，感染性心内膜炎や骨または関節感染症といった静注抗菌薬を用いるべきと考えられている感染症における経口抗菌薬の有用性を示した点です．

経口抗菌薬へのスイッチに着目すると，POET試験では最低10日以上の静注抗菌薬で状態が安定していることが対象基準の1つとされ，実際には17日目（中央値）に静注抗菌薬群または経口抗菌薬群への割り付けが行われています．

OVIVA試験では，術後7日以内，または手術せず保存的に対応された場合は抗菌薬開始7日以内に静注抗菌薬群または経口抗菌薬群への割り付けが行われていました．使用された経口抗菌薬については，POET試験では原因微生物ごとに具体的に規定されています（例：ペニシリン感性のMSSAの場合，アモキシシリン1g　1日4回＋fusidic acid　0.75 g　1日2回や，リネゾリド0.6g　1日2回＋リファンピシン0.6g　1日2回など）．OVIVA試験では，原因微生物や合併症，ほかの薬剤との相互作用なども考慮した上で専門医の判断で決定されていますが，ペニシリン系抗菌薬，キノロン系抗菌薬，テトラサイクリン系抗菌薬などが選択されていました．この結果を，どこまでわが国の臨床現場に応用するかは難しいところですが，POET試験に関してみれば，国内未承認の抗菌薬が規定されていることが多く，POET試験通りの提案を行うと，リネゾリド＋リファンピシン（投与量も気になるところです）ばかりになりそうで，今すぐ感染性心内膜炎の治療が変わる，というわけにはいかない印象です．

現実的には，経過良好という理由だけでなく，静脈ルートの確保が困難などの理由から，経口抗菌薬へのスイッチが行われることもあると思います．基本的には，『成人肺炎診療ガイドライン2017』の基準やCOMSを参考に，経口抗菌薬へのスイッチの妥当性を評価しつつ，①患者背景，②感染臓器，③原因微生物を踏まえた適切な経口抗菌薬を医師に提案できれば，と考えています，今後も経口抗菌薬の適正使用推進に関する新たな知見に着目していく必要があります．

▶引用文献

1）国際的に脅威となる感染症対策関係閣僚会議：薬剤耐性（AMR）対策アクションプラン2016-2020, 2016.

2）日本呼吸器学会 成人肺炎診療ガイドライン2017作成委員会 編：成人肺炎診療ガイドライン2017, 2017.

3）大曲貴夫 編：抗菌薬について内心疑問に思っていることQ&A，羊土社，2009.

4）Iversen K, et al : Partial oral versus intravenous antibiotic treatment of Endocarditis. N Engl J Med, 380 : 415-424, 2019.

5）Li HK, et al : OVIVA trial collaborators : Oral versus intravenous antibiotics for bone and joint infection. N Engl J Med, 380 : 425-436, 2019.

6）Schuts EC, et al : Current evidence on hospital antimicrobial stewardship objectives: a systematic review and meta-analysis. Lancet Infect Dis, 16 : 847-856, 2016.

（望月 敬浩）

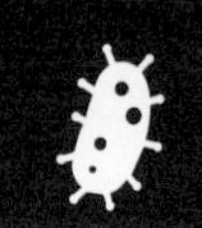

CKD患者におけるセフェピムの適正投与量

セフェピムは腎排泄率80％程度と高く，けいれんなどの副作用リスクもあるため，腎機能障害患者では減量が必要な薬剤とされています．日本腎臓病薬物療法学会の腎機能別薬剤投与量一覧（表1）とサンフォード感染症治療ガイド（表2）では腎機能障害時の投与量に大きな差があります．これはわが国の添付文書上の上限が4g/日であることに起因している部分もあると思います．しかし，セフェピムは緑膿菌を含む重症感染症で使用されることも多くあります．腎機能障害患者でも十分な投与量が必要な場合の投与量の考え方を教えてください．

Answer

まずは腎機能正常時のセフェピムの投与量から考えたいと思います．セフェピムは国内外の推奨投与量の差異だけでなく，治療対象の疾患や原因微生物など，さまざまな要因で投与量が変わり得ます．最終的には，4g/日か，6g/日かという議論になるかと思いますが，いくつかの観点から考えてみます．

表1 日本腎臓病薬物療法学会の腎機能別セフェピム投与量

eGFR	＞60mL/分	1～4g/日
	61～15mL/分	1g/日
	＜15mL/分およびHD患者	0.5g/日

表2 サンフォード感染症治療ガイドの腎機能別セフェピム投与量

CCr	＞60mL/分	6g/日
	30～60mL/分	4g/日
	11～29mL/分	2g/日
	＜11mL/分およびHD患者	1g/日

初歩的なところで，わが国のセフェピムの添付文書では，下記の投与量が記載されています．基本的には，4g/日が上限となります．

・一般感染症：0.5～2g　12時間ごと
・発熱性好中球減少症：2g　12時間ごと

わが国の添付文書の上限量を逸脱するという問題はありますが，これを踏まえて，6g/日が推奨される場合をいくつか以下に示します．

①発熱性好中球減少症

わが国では，添付文書やガイドラインで2g　12時間ごとの投与が推奨されています[1)]が，米国の添付文書では，6g/日(2g　8時間ごと)が推奨されています[2)]．

②髄膜炎

中枢神経への移行性を考慮しての高用量投与ですが，国内外のガイドラインで，6g/日(2g　8時間ごと)が推奨されています[3, 4)]．

③最小発育阻止濃度(minimum inhibitory concentration：MIC)：8μg/mLの腸内細菌科細菌(大腸菌など)

微生物の感受性の判定基準として，わが国で汎用されるCLSI(Clinical Laboratory Standards Institute)では，腸内細菌科細菌(大腸菌など)の基準として，用量依存的感性(susceptible-dose dependent：SDD)が提案されています．具体的には，MIC：4μg/mLでは1g　8時間ごとまたは2g　12時間ごとですが，MIC：8μg/mLでは，6g/日(2g　8時間ごと)で使用することが言及されています[5)]．

セフェピムを含むβ-ラクタム系抗菌薬は時間依存的な抗菌薬であり，セフェム系抗菌薬のPK/PDパラメータは，time above MIC：60～70％以上(最大殺菌作用)と報告されています[6)]．これを目標値とした場合，1g　12時間ごと(点滴時間：30分)ではMIC：2μg/mL，2g　12時間ごと(点滴時間：30分)ではMIC：4μg/mLの微生物をカバーできると考えられます[7)]．ただし，点滴時間の延長や投与間隔の短縮(8時間ごとの投与など)，高用量投与：6g/日(2g　8時間ごと)の場合に，どのMICまでカバーできるかは明確ではありません．参考情報として，2g　8時間ごとの投与で，MIC：8μg/mLの微生物に対してtime above MIC：60％を82％の確率で達成できたとする報告[8]がある一方，1g　6時間ごとまたは2g　8時間ごとの投与では，MIC：8μg/mLの微生物に対しては過少投与の懸念があるとする報告[9]があります．

また，高用量投与時に懸念される有害事象の1つとして，中枢神経障害は気になるところです．セフェピムはトラフ値：20μg/mL以上が過量投与とされています[10]．セフェピム脳症についての総説では，13例と少数例ですが，セフェピム脳症発症患者の血中濃度は中央値：38μg/mLであったと報告されています[11]．セフェピムの血中濃度を実臨床で測定することはないため，血中濃度を指標に早期発見することはできませんが，主な症状である意識変容・意識障害・ミオクローヌス・精神錯乱などがみられた場合にはセフェピム脳症を疑い，セフェピムの中止を検討することが重要となります[10, 11]．また，血中濃度高値以外では，腎障害・重篤な疾患・血液脳関門破綻・高齢などがリスクファクターと知られ，好発時期は4日目と報告されています[11]．

以上より，腎機能正常時のセフェピムの投与量は，基本的には4g/日を軸に考えれば問題ありません．わが国で6g/日使用するケースは，原則，髄膜炎となることが多いです．腎機能低下時の用量調整については，冒頭に示したとおり，4g/日を基準にする場合は日本腎臓病薬物療法学会の腎機能別薬剤投与量一覧を，6g/日を基準にする場合はサンフォード感染症治療ガイドを参照することが妥当と考えます．

▶引用文献

1) 日本臨床腫瘍学会 編：発熱性好中球減少症(FN)診療ガイドライン(改訂第2版)，南江堂，2017.
2) MAXIPIMETM (Cefepime Hydrochloride, USP) for Injection.
3) 細菌性髄膜炎の診療ガイドライン作成委員会 編：細菌性髄膜炎の診療ガイドライン2014，南江堂，2015.
4) Tunkel AR, et al : Practice guidelines for the management of bacterial meningitis. Clin Infect Dis, 39 : 1267-1284, 2004.
5) CLSI Performance Standards for Antimicrobial. Susceptibility Testing. M100 ED29 : 2019. Available at : <http://em100.edaptivedocs.net/GetDoc.aspx?doc=CLSI M100 ED29:2019&-scope=user>
6) JAID/JSC感染症治療ガイド・ガイドライン作成委員会 編：JAID/JSC感染症治療ガイド2019. ラ

イフサイエンス出版, 2019.
7）三鴨廣繁：抗菌薬のPK/PDデータブック　―投与レジメン選択の手引き―　注射薬編　2007, ユニオンエース, 2007.
8）Crandon JL, et al : Clinical pharmacodynamics of cefepime in patients infected with Pseudomonas aeruginosa. Antimicrob Agents Chemother, 54 : 1111-1116, 2010.
9）Altshuler J, et al : Clinical outcomes in patients with gram-negative infections treated with optimized dosing cefepime over various minimum inhibitory concentrations. J Pharm Pract, 31 : 34-39, 2018.
10）田宗秀隆ほか：【知っておきたい器質性・症状性・薬剤性の精神障害 :Update】セフェピム脳症(抗菌薬関連脳症）興奮抑制バランスの破綻による臨床像と脳波異常. 臨床精神医学, 48 : 103-110, 2019.
11）Payne LE, et al : Cefepime-induced neurotoxicity: a systematic review. Crit Care, 21 : 276, 2017.

（望月　敬浩）

2章
精神科

統合失調症患者の状況に応じた最適な処方を考えよ！

ステップアップのための注目ポイント

精神疾患患者の処方箋をみると，処方薬の数が多くて処方解析をするのに苦労する．ベテランの薬剤師が新人や若手の薬剤師と一緒に勉強する際も使用薬剤が多すぎて理解に苦しむ処方も少なくない．「精神科の処方はよくわからない」「精神科の薬だから仕方がない」と触れずにきた人も多いのではないだろうか．

ここでは，なぜ統合失調症の薬物治療では多くの薬が処方されるのかを述べ，今後患者に見合った最適な処方にするために薬剤師がなすべきことを考えたい．

1 精神科と身体科との違い

医療における精神科と身体科との大きな違いは，疾患の重症度を示す生物学的指標が存在しないことである．高血圧では血圧の値が，脂質異常症では脂質の値がその指標となり，それらを確認することで，医療者や患者・家族は疾患やその重症度を客観的に知ることができる．一方，精神科ではその指標は存在しないため，疾患の診断や重症度，薬の効果は医師の主観的な判断となる．

社会の中では，精神疾患やその患者に対する偏見もあり，患者や家族でさえ当人が精神疾患であることを認めることができないこともある．その上，精神疾患の症状はみえにくく，変わりやすいという特徴もある．精神疾患患者は病識を得られず，治療の必要性を理解できないため，症状が改善しても自ら服薬をやめ，再発することも少なくない．

服薬を中止した結果，生じる事象も身体疾患の患者とは大きく異なる．高血圧の患者が服薬をやめると心筋梗塞や脳卒中などを生じる．世間はこれらに対して馴染みもあり共感もできる．しかし，精神疾患では症状が悪化すると自殺を図る，幻覚妄想により他者に危害を加えるなど，反社会的行動を起こすこともある．これらは共感を得られないばかりでなく，精神疾患に対する偏見を助長することもある．

2 統合失調症の薬物治療

統合失調症の発症の原因の一つとして，ドパミン過剰仮説がある．現在の統合失調症の薬物治療はこの仮説をもとにしているので，ドパミンD_2受容体(D2R)遮断作用を有する抗精神病薬が主剤となっている．抗精神病薬が効果を発揮し，錐体外路症状(EPS)を生じさせないD2R占拠率は約65～80%である．抗精神病薬の投与量は，この程度のD2R占拠率となるようにするのが原則である．非定型抗精神病薬は定型精神病薬に比べて，セロトニン5-HT_{2A}受容体遮断作用を有するため，EPSを起こしにくい(図1)[1]．

通常1剤の抗精神病薬で，投与量はクロルプロマジン(CP)換算値[2]として500～700mg，多くとも1,000mgを超えないくらいが適切であるといわれている[3, 4]．抗精神病薬投与中にEPSを生じたら，積極的に抗パーキンソン病薬を投与する

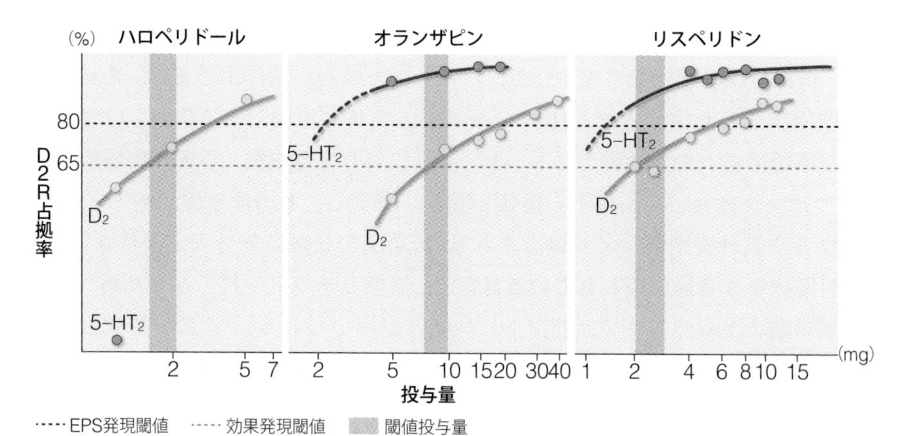

図1 抗精神病薬の投与量とD2R占拠率

（文献1より引用）

のではなく，抗精神病薬を減量する，あるいは他の抗精神病薬に切り替える[5)]．これが標準的な統合失調症の薬物治療である．

3 薬が多くなる理由

通常，医師は患者に適した量の薬剤を投与するが，診察時に精神症状の悪化など薬の効果が不十分と判断すると，次の一手として薬剤の増量や追加を考える．もちろん患者の症状を改善させるためである．ここで重要なことはなぜ薬が効いていないのかを考えることである．一般的に薬が効かない理由としては，「投与量不足」「投与期間不足」「誤診」あるいは「患者の服薬ノンコンプライアンス」が挙げられる．

統合失調症患者の場合，医師の指示通りに服薬する患者は決して多くない．その結果，症状は改善しない，あるいは改善したとしても再発する．医師が患者に服薬状況を尋ねると，患者は指示通り服薬していないにもかかわらず，「きちんと飲んでいる」と答える．医師にしてみれば，薬剤を服用しているのに，症状が改善しないのは，薬が足りていないからだと判断し，薬の量を増やすあるいは他の薬を追加する．抗精神病薬の投与量が多くなると，EPS，過鎮静，性機能障害，精神症状の悪化(後述)など苦痛な副作用を生じる．統合失調症の治療では，多くの場合において，EPSを発現したら抗パーキンソン病薬が投与される．その結果，さらにこの薬剤による副作用，口渇，便秘，尿閉，気分高揚，依存，認知機能障害，精神症状の悪化などを生じる．これもまたつらい副作用であり，さらに下剤や軟便剤などが投与される(図2)．その他，疾患が原因であるのか，投与した薬剤が原因であるのか明確ではないが，不眠に対して睡眠薬，不安や焦燥感に対してベンゾジアゼピン系抗不安薬(Bz類薬)，衝動性，気分不安定に対して炭酸リチウムや気分安定薬などが処方される(医薬品の分類に気分安定薬はないが，精神科臨床では普通に使われている言葉で，炭酸リチウムや抗てんかん薬，主にバルプロ酸ナトリウムやカルバマゼピンなどが用いられる)．ここまででもすでに1～2種類あるいはそれ以上の抗精神病薬，抗パーキンソン病薬，便秘薬，睡眠薬，Bz類薬，気分安定薬と6剤以上となる．

また，医師の指示通りの服薬を確認できたにもかかわらず，症状が改善しないこともある．このような場合，多くの医師は他の抗精神病薬に変更する(スイッ

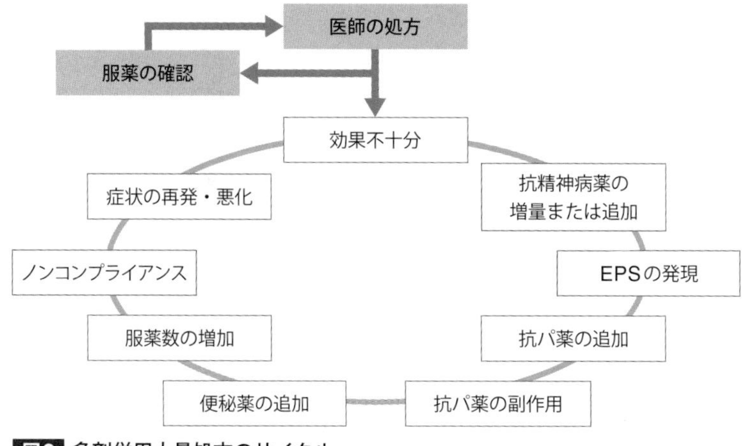

図2 多剤併用大量処方のサイクル
EPS：extrapyramidal symptoms，抗パ薬：抗パーキンソン病薬

チング）．その際，新たに薬剤を追加した時点で症状が改善すると，そのまま前薬を中止せず継続する医師も少なくない．さらに，薬剤の特徴によっては前薬を中止したことで離脱症状を起こし，精神症状が悪化する例もある．これを疾患に由来する精神症状の悪化と捉えると，前薬を再投与し，スイッチングを進めるどころか，前薬のみならず追加薬も最大投与量まで投与する場合もある．これらが統合失調症患者の薬剤が多くなる原因である．

4 抗精神病薬の多剤併用はいけないのか？

現在，わが国で使用可能な抗精神病薬はすべてD2R遮断作用を有している．したがって，抗精神病薬を多剤併用投与するとD2Rが過度に遮断される．その結果，D2R占拠率が80％を超えるとEPSを生じ，そのほか，D2Rを介する副作用を生じることとなる．これが抗精神病薬を併用してはいけない理由の一つである．

また，抗精神病薬の過剰投与によりD2Rが過度に遮断されてしまうと，生理現象としてのドパミンの神経伝達も行えなくなる．その結果，身体は新たにD2Rをつくり出し，ドパミン過感受性を獲得する[6]．この新たにつくり出されたD2Rにドパミンが作用すると再び精神症状を生じることになる．これを統合失調症の主症状である陽性症状の悪化と捉えてしまうと，さらに抗精神病薬が投与される．増量・追加投与によりD2Rは遮断されるので一時的に症状は軽減するが，その後身体はさらにD2Rを増やすこととなる．このようなことがくり返されると，抗精神病薬は増量の一途をたどることになる．これが抗精神病薬を併用してはいけないもう一つの理由である．

統合失調症患者の薬剤に対する反応性に個人差があることは否めないが，至適用量を過度に超過する用量を投与され，かつ患者の服薬コンプライアンスが確認できたにもかかわらず精神症状が悪化したときは，抗精神病薬の過剰投与によるD2Rの過感受性を考え，薬を足すのではなく薬を引くという治療戦術も選択肢として考えなければならない．

5 継続投与が必要な薬と必要でない薬

統合失調症は慢性疾患であり，抗精神病薬は投与量を調節することはできても，継続的に服用しなければならない薬剤である．これまでの報告により，抗精神病薬の中断は再発リスクを高めることが示されており[7)]，このことは抗精神病薬は継続投与する必要があることを示唆している．しかし，抗精神病薬以外の薬剤は決して継続した服薬が必要というわけではない．これらは統合失調症の治療を補助する薬剤であり，「3. 薬が多くなる理由」で述べた理由で投与される．使用するにあたり理由があるから適切であるかもしれないが，問題は補助薬の処方が漫然と継続されることである．

急性期における薬物治療の目的は，患者の激しい精神運動興奮を早期に軽減することである．それを達成するには，「2. 統合失調症の薬物治療」で示した通常の薬物療法では困難である場合も多く，より多くの薬剤が必要となることもある．抗精神病薬の投与量が多くなるとEPSを生じ，それ以上抗精神病薬を使用することは難しい．したがって，患者の興奮を鎮静させるためにBz類薬や気分安定薬が投与される．救急現場では患者の安全を最優先するために，このような薬剤の使い方をせざるを得ないこともある．また，一度患者の激しい精神症状を目の当たりにすると，家族も医師ももう二度とあのような状態になってほしくないと思い，患者を落ち着かせることができた薬剤を使用し続けることとなる．

一方，慢性期における薬物治療の目的は，症状の再発予防である．慢性期では症状が落ち着いているので急性期で使用したほどの抗精神病薬の投与量は必要ではなくなる．つまり，「2. 統合失調症の薬物治療」で示した投与量程度でよい．補助薬は，抗精神病薬の副作用対策や抗精神病薬の効果を増強するために用いられたので，慢性期ではその役割は減り，減量・中止することも可能となる．医師や家族の心理もわからなくはないが，補助薬を漫然と処方し続けることがその後の治療をより複雑化させる可能性がある．

抗パーキンソン病薬は，「3. 薬が多くなる理由」で示した副作用を引き起こす．Bz類薬の漫然投与は，認知機能の低下や依存症をも誘発する．また，バルプロ酸は再燃・再発時に高頻度で用いられるが，短期間では有効かもしれないものの[8]，長期使用により，陰性症状の悪化や肝機能障害を誘発しかねない．抗精神病薬の増強療法として用いられているBz類薬や気分安定薬の効果は限定的である（表1）[9]．統合失調症には陰性症状として認知機能の低下があり，補助薬の多くも患者の認知機能を低下させる．このような薬剤を投与し続けると，認知機能の低下が疾患に由来するものであるのか，薬剤により生じているものであるのかわからなくなる．さらに，多くの患者は薬物治療に対して陰性感情を抱いており，薬の数が多いだけでも忌避反応を示し，服薬アドヒアランスを維持できなくなる．それゆえ，医療者は病期に応じた薬物治療を考え，極力減らすことができる薬剤は中止していくべきである．

表1 気分安定薬（抗精神病薬との併用）

	有効性	副作用・注意点
炭酸リチウム	統合失調感情障害へは有効 統合失調症へは限定的	リチウム中毒 （3ヵ月に一度は血中濃度測定*） 多飲，振戦，甲状腺機能低下
バルプロ酸Na	短期間（3～4週間）は有効 その後は無効	肝機能障害 高アンモニア血症 眠気，ふらつき
カルバマゼピン	有効性の報告はない	薬物代謝酵素CYP3A4誘導により併用薬の血中濃度を低下させる 抗コリン作用あり

*：リチウムの血中濃度の算定は双極性障害のみであり，統合失調症や統合失調感情障害では算定不可

6 処方適正化への薬剤師のかかわり
—患者が服用できる処方を目指して—

処方を適正化するのは，急性期を脱し患者の症状が落ち着いた時期が妥当である．この時期の薬剤は上記のとおり，急性期で使用した薬剤がそのまま継続されていることが多い．薬剤を調整すると症状が変動することも多い．それゆえ，できるだけ入院中に行うことが望ましい．

入院患者の薬剤調整を行うに際しては，まず多職種でチームカンファレンスをする必要がある．決して医師と薬剤師だけで調整を実施すべきではない．なぜなら多くの場合，薬剤調整中に症状が悪化し，病棟の看護師に助けてもらうことが多いからである．カンファレンスで決めることは，対象の患者が薬剤調整中であることを病棟で周知徹底すること，症状が悪化したときの対処法，隔離室の使用の可否についてである．主治医不在時に症状が悪化し，どの医療スタッフもその患者が薬剤調整中であることに気づかず，通常通りの薬剤による対処となると，一向に薬剤の調整が進まないからである．

薬剤調整の対象となる患者の多くは，「3. 薬が多くなる理由」で示したように，複数の抗精神病薬，抗パーキンソン病薬，気分安定薬，Bz類薬，睡眠薬などの薬剤が処方されている．以下に筆者が行っている薬剤調整の方法を示す．この方法がベストというわけではなく，ほかにもやり方はあるので参考程度としていただきたい．また，ここには患者の主観・意見は入っていない．生物学的指標がない精神科では，患者の主観も重要な医療情報となる．実際には患者を含めたチームで考えながら薬剤の適正化を図っていることに留意していただきたい．

上記の5種類の薬剤が処方されているときは，まず気分安定薬，Bz類薬を中止し，抗精神病薬，抗パーキンソン病薬，睡眠薬の3種類の薬剤を目指す．

気分安定薬，Bz類薬について，1種類ずつ，1剤ずつ徐々に，減量し中止していく．最終的に完全に中止となった時点より，2週間症状が悪化しないかを確認し，次の薬剤も同様に漸減・中止する．これらの薬剤減量中に症状が悪化したときは，直前に減量した量の薬剤を再投与し経過を観察する．症状が落ち着いた時点で，前回減量した量よりさらに少量で減量を再開する．これらの薬剤が完全に中止でき抗精神病薬，抗パーキンソン病薬，睡眠薬の3種類となれば，次に抗精神病薬の最適化を始める．

3剤以上の抗精神病薬が処方されていたら，高力価薬と低力価薬の2剤を目指す．3剤以上ともどちらかのみの処方であれば，1剤ずつ剤数を減らしていく．薬剤を減らす方法は，すべての薬に共通で，少量ずつ漸減していく．筆者は大抵，錠剤の最小単位で1錠ずつ減らしていく．抗精神病薬を減量する前の総投与量がCP換算値として3,000mgを超えているときは，まずCP換算値として1,500mgを，2,000mgを超えているときはまずCP換算値として1,000mgを目指して減量する．この投与量に到達したときに患者の状態を確認する．特に問題がなければ，その後さらに慎重に至適投与量を目指す．抗精神病薬を減量しているときも症状が悪化する可能性はある．その際は，気分安定薬の投与を考える．抗精神病薬減量中に症状が悪化して抗精神病薬を再び投与すると，D2Rを遮断することになる．そうすると一向にD2Rの数を減らすことができなくなるためである．抗精神病薬を減量するコツは，これまでの過剰投与により増加し過感受性となったD2Rを元の状態に回復させることである．抗精神病薬の減量により悪化したからといってこれを抗精神病薬で対処すると一時的な症状の緩和は見込めるが，根本的な対処とはならない．症状が落ち着けば，気分安定薬を中止し，抗精神病薬の減量を再開する．抗精神病薬が至適投与量となればEPSの発現も軽減するので，抗パーキンソン病薬の漸減・中止を試みる．その後睡眠薬の中止を考える．

薬剤を減量，特に完全に中止となる際に注意しなければならないのは，抗コリン作用やヒスタミンH_1受容体遮断作用を有する薬剤の減量・中止である．これらの作用を急激に中断すると，離脱症状を起こしやすい．離脱症状は，表現型として精神症状と同様にみえるので，医師は「この薬を減らしたから精神症状が悪化した」と考えることもある．そうなると，それ以降医師はその薬剤の減薬を拒むようになる．これらの作用を有する薬剤の減量は特に減量速度を遅くするなど工夫が必要となる．

最後に，どの抗精神病薬を選択していくかであるが，これは患者により異なる．有効性は，クロザピンを除いて抗精神病薬の間において，至適投与量であれば差はないといわれている．安全面のうち，EPSの発症は圧倒的に，非定型抗精神病薬よりも定型抗精神病薬で生じやすい．しかし，各薬剤に特徴的に生じやすい副作用もあり（表2），この薬剤がベストと断言することはできない．目の前の患者をよく観察し，患者と医療者とが協力しあって決定していくことが，その患者にとって最適な薬剤になるものである．

表2 抗精神病薬の副作用

副作用			体重増加 高血糖 脂質異常	EPS	過鎮静	プロラクチン値 上昇	口渇 便秘 尿閉
関連受容体阻害作用			ヒスタミンH_1 セロトニン $5\text{-}HT_{2C}$	ドパミンD_2	アドレナリンα_1 ヒスタミンH_1	ドパミンD_2	ムスカリン性 アセチルコリンM_1
定型抗精神病薬		ハロペリドール	0	+++	+	++	+
		クロルプロマジン	++	++	+++	+	+++
非定型抗精神病薬	SDA	リスペリドン	++	+	+	+++	0
		ペロスピロン	+	0	+	+	+
		ブロナンセリン	0	++	0	+	0
	MARTA	オランザピン	+++	0	++	0	++
		クエチアピン	++	0	++	0	+
		クロザピン	+++	0	+++	0	+++
	DSS	アリピプラゾール	0	0	+	0	0

SDA : serotonin-dopamine antagonist, MARTA : multi-acting receptor targeted antipsychotics, DSS : dopamine system stabilizer

ここが勘所！ しっかり押さえておこう！

- 精神疾患には生物学的指標は存在しない！
- 疾患の重症度や薬の効果は医師の主観に委ねられる！
- 抗精神病薬は単剤で治療する！
- 治したいという医師の強い責任感が多剤併用処方をつくる！
- 患者は効果に対する実感は乏しいが，副作用には敏感である！
- 抗精神病薬の（総）投与量は多すぎるとかえって精神症状を悪化させる！
- 補助薬の漫然処方は精神症状を悪化させる！

▶患者の状況・病期(急性期と慢性期)に応じた処方を考える！

▶薬剤の適正化は患者を含めたチームで取り組む！

▶薬剤の減量は慎重に行う！

▶薬剤減量時の症状の悪化対策は，減量している薬剤により異なる！

▶患者が継続服薬できる処方を考える！

▶引用文献

1) Kapur S, et al : Does fast dissociation from the dopamine D2 receptor explain the action of atypical antipsychotics : A new hypothesis. Am J Psychiatry, 158 : 360-369, 2001.
2) 稲垣 中ほか：2006年版向精神薬等価換算. 臨床精神薬理, 9 : 1443-1447, 2006.
3) 日本臨床精神神経薬理学会専門医制度委員会 編：臨床精神神経薬理学テキスト 改訂第2版，星和書店，2008.
4) 日本病院薬剤師会精神科病院委員会 編：精神科薬物療法の管理，南山堂，2011.
5) 山本暢朋ほか：錐体外路症状. 薬局，67 : 3254-3258, 2016.
6) Iyo M, et al : Optimal extent of dopamine D_2 receptor occupancy by antipsychotics for treatment of dopamine supersensitivity psychosis and late-onset psychosis. J Clin Psychopharmacol, 33 : 398-404, 2013.
7) Leucht S, et al : Antipsychotics drugs versus placebo for relapse prevention in schizophrenia : a systematic review and meta-analysis. Lancet, 379 : 2063-2071, 2012.
8) Casey DE, et al : Effect of divalporoex combined with olanzapine or risperidone in patients with acute exacerbation schizophrenia. Neuropsychopharmacology, 28 : 182-192, 2003.
9) 日本神経精神薬理学会編：統合失調症薬物治療ガイドライン，医学書院，2016.

(橋本 保彦)

BPSDにどう対応するか！

ステップアップのための注目ポイント

わが国の人口は65歳以上が国民の1/4を超すという超高齢社会を迎えており，それに伴って認知症患者も激増している．厚生労働省は，2025年における認知症患者数を約700万人と推測している（2012年は約462万人）．

認知症患者が増えることで何が問題となるのだろうか？ 認知症の症状は大きく2つに分けられる．1つは記憶の障害，覚えることができないといった中核症状である．これには，抗認知症薬が用いられる．もう1つは，この中核症状に伴う患者の行動および心理の症状である周辺症状（behavioral and psychological symptoms of dementia：BPSD）である．BPSDは疾患に起因する遺伝的要因や生物学的要因に加えて，心理・社会的要因が複雑に絡み合って出現する．しかし，BPSDに適応を有する薬剤はない．BPSDは患者のみならず，介護者の生活の質（quality of life：QOL）にも影響し，患者が入院する大きな要因となる．さらに社会的問題として，介護離職や介護殺人が起きており，医療や社会サポートという点からの喫緊な対応が必要となる．ここでは，医療という点からBPSDの対応法について考えてみたい．

1 認知症とはどんな病気か？

認知症になる前，周囲の人がまだ本人（患者）の記憶障害に気づいていない頃より本人は記憶障害を自覚し不安が芽生え，自分でも「あれっ，どうした？」と感じるようになる．物忘れや失敗など記憶障害をくり返すにつれて，不安感が一層強まる．周囲の人も最初は「年齢のせいか」「うっかりミスか」と感じるが，記憶障害やそれに伴う過ちが続くとその人に対して「どうしたのか」と信頼をおけなくなってくる．本人が自信を失いつつあるときに，周囲の人にそれらの事実を指摘されると焦燥感が募り易怒的となり反発することがある．その結果，互いを避けるようになる．つまり，認知症は，人と人との関係性を悪化させる病気といえる(表1)．

2 BPSDはなぜ生じるのか

認知症では，“忘れた”ということが中核症状として現れる．そしてその“忘れた”ことが誘因となって生じる患者の行動・感情の症状がBPSDである．

例えば患者は夕食を摂ったにもかかわらず「ご飯はまだか」と言うことがある．患者は食事を摂ったことを「忘れている」のである．患者にしてみればいつもしていること(食事)がまだなので(実際には食事を摂ったが)準備をしてほしいと訴えているのである．

またほかの例では，買い物をしてお金を使ったにもかかわらず「お金がなくなった(盗まれた)」と言うことがある．患者はお金を使ったことを「忘れている」のである．患者にしてみれば「お金がなくなっている」から何とかしてほしい，一緒に探してほしいと思って訴えているのである．

いずれの例でも，中核症状である“忘れた”ことが原因となって生じた患者の行動・感情なのである．これらに対して，介護者が「さっきご飯を食べたでしょ」「何を言っているの？ 昨日使ったでしょ」と説明しても，何の解決にもならない．このような言動は患者を怒らせ，不快な気持ちにさせるのである．これがBPSDを生じるメカニズムである．

表1 認知症とはどんな病気か？

記憶の状態	周囲の人	本　人
正常	信頼	自信
↓	↓	↓
	異変・違和感 (年齢が原因？)	不安
	↓	↓
	注意・叱責	不安と反発
	↓	↓
低下	手がかかる厄介者 (避けたくなる)	不安と反発 疎外・孤立感

精神科

3 BPSDの対応法

BPSDは中核症状が誘因となり生じ，その後の患者と介護者とのコミュニケーションの不具合がBPSDを悪化させているとも考えられる．介護者あるいは医療者は，「BPSDは患者にとって意味のある行動・感情である」ということを認識することが対応の重要なキーとなる．なぜ患者はこのような行動をとるのか，なぜ患者は不安に陥るのかという原因を探索し，その根本的な解決を目指すべきである．

BPSDに対応する際，薬物療法を行う前には必ず非薬物療法が考慮されなければならない．それは介護者がBPSDに対して適切に対応することにより十分治まるものがあること，薬剤投与による副作用のリスクが大きいことが考えられるからである．患者や介護者・家族に危険が及ぶ重度なBPSDの場合，またBPSDの根本的原因を探索する時間的な余裕がない場合に薬物療法を考える．

a 非薬物療法①—情動の安定を図る—

認知症患者の認知機能は，すでに生物学的な要因により脳が障害を受けた結果低下している．しかし患者には感情が保たれている．残された脳機能に心理・社会的な介入を行い，これらを活かすことにより患者が穏やかに生活し，患者および介護者のQOLの改善を目指すものが非薬物療法の最大の目的である．非薬物療法とは，つまり，医療者や介護者が患者とかかわり合う中で，コミュニケーションをとる，触れ合う，見聞きしたもの・感じたことに共感し，患者の情動の安定を図るものである．

米国精神医学会の認知症治療ガイドライン[1)]では，非薬物療法の治療対象は，認知，刺激，行動および感情の4点であることが示されている(表2)．どのような非薬物療法がエビデンスレベルが高く有効であるのかという視点も必要かもしれないが，最も大事なことは，その患者に見合った非薬物療法を提供することである．

b 非薬物療法②—認知症を理解し患者を支援する—

前述の「非薬物療法①」は，日常的にかかわることにより活動性の低いBPSDに対応する，あるいは心や気持ちを落ち着かせることによりBPSDを未然に防ぐ非薬物療法である．しかし，活動的なBPSDが生じてしまったときは，そのよう

表2 認知症に対する非薬物療法

1. 認知に焦点をあてたアプローチ
   リアリティーオリエンテーションや認知刺激療法など
2. 刺激に焦点をあてたアプローチ
   活動療法, レクリエーション療法, 芸術療法, アロマセラピー, ペットセラピー, マッサージなど
3. 行動に焦点をあてたアプローチ
   行動異常を観察し評価することに基づいて介入方法を導き出すもの
4. 感情に焦点をあてたアプローチ
   支持的精神療法, 回想法, バリデーション療法, 感覚統合, 刺激直面療法など

な非薬物療法は対応できないこともある.

例えば, 前述の「2. BPSDはなぜ生じるのか」で示したような場合において, 認知症患者は夕食を食べたことを「忘れている」のである. しかし周囲の人は認知症ではないので患者が夕食を食べたことを覚えている. 介護者は認知症という病気を理解し, BPSDを否定せず受け入れることである. 患者が「まだ夕食を食べていない」と言うときは, 小さめのおにぎりを一つ作って「まずはこれでも食べておいて」と患者に寄り添う姿勢が重要となる. 物盗られ妄想の場合, 介護者が「昨日使ったでしょ」と言っても患者はお金を使ったことを「忘れている」のである. そのようなときは, 患者が生活している辺りを「一緒に探そう」と患者の言動を受け入れる. 介護者が認知症の特徴を理解せずに患者のBPSDに抗うと, 患者は「そんなことはない」とBPSDを悪化させることとなる. 表3には, BPSDと認知症の理解, 対応法について例を示した. 患者と対話ができるくらいの軽度なBPSDの場合は, その状況に至った原因(適切でない対応や薬剤により誘発されたものなど)を探索し, それを取り除くなど, 患者を支援しながらBPSDが治まるのを待つことが適した対応法となる.

C 薬物療法

重度のBPSDでは, 患者が苦痛を感じることのみならず介護者の負担も大きくなる. BPSDが介護者を疲弊させた結果, 認知症患者を殺めた事件や老老介護の末に無理心中を図ることも認知症の社会問題として報道されている. このような事件を防ぐためにも医療的介入は必要である. 患者の入院や薬物療法を考慮する

表3 BPSDへの適切な対応法

BPSD	認知症の理解	対応方法
お金を盗まれた	使ったことを忘れている	患者が日常生活している辺りを一緒に探す
まだ夕食を食べていない	食べたことを忘れている	ちょっとしたものを食べさせる(その分次の食事で差し引く)
服を脱ぐ	自分の好み(肌感, 色, デザイン)に合わないことの不快感	家族に好みを尋ねる
夕方になると「家に帰る」と言う	今住んでいる場所は施設や子供と同居しているが, 昔住んでいた家を自分の家と思っている	一緒に外へ出て散歩してまた戻る. 茶菓子などを一緒に食べ, 家に帰ることから意識を逸らさせる
大きな声を出す暴力を振るう	コミュニケーション力の低下. 伝えたいことが伝わらないことのもどかしさの表現法	丁寧に患者の主張を傾聴する. 患者が伝えたいことを推測し, 具体的にどのようにしたいのか尋ねてみる
入浴を嫌がる	服を脱がされることへの抵抗	同性の介護者が行う

基準は, 患者が興奮しており, 疎通性が不良で, 自傷他害のおそれがあるとき, また介護者が介護に疲弊し, 適切な判断を下せないときである.

薬物療法を行う際に留意しなければならないこととして, 2005年に米国食品医薬品局(FDA)による, 「高齢者認知症患者に対して抗精神病薬を投与すると, 投与していない群に比べて死亡率が上昇する」という報告がある[2]. これまで日本人における同様のリスクは報告されていなかった. しかし2016年, Araiらは, 日本人の認知症患者においても同様に死亡率が2.5倍上昇することを報告した[3]. 死亡は, 抗精神病薬投与開始10週目までは認められなかったが, 11～24週目にかけて高頻度で認められた. これらのことから薬剤を投与する際は, どの症状をターゲットとするのか, 副作用にはどのようなものがあるのか, どのくらいの期間使用するのかということを患者にかかわる者全員で共有すべきである. 薬物治療の結果, 症状が治まれば常に薬剤を中止することを心がける. 薬剤に対して過度な期待や再発予防の目的で薬剤を使い続けるべきではない.

BPSDの臨床評価指標としてNPI (neuropsychiatric inventory)がある. これは介護者に対して, 患者の妄想, 幻覚, 興奮, うつ, 不安, 多幸, 無関心(アパシー), 脱抑制, 易刺激性, 異常行動, 食行動異常, 睡眠障害の12項目について頻度，重症度，負担度を問うものである．これにより，患者のBPSDの状況を把握し，介護者の負担度を図ることができる．このような客観的指標は，薬剤の使用や継続可否の目安となる．

d どのような薬剤を用いるか

BPSDは大きく4つのカテゴリーすなわち，①活動亢進型（易刺激性，興奮，脱抑制，異常行動，食行動異常）②精神病様症状型（妄想，幻覚）③気分感情変調型（うつ，不安，無関心，多幸）④睡眠障害型（睡眠障害）に分類することができる．以下に筆者が考える分類別の薬剤例を示す．『かかりつけ医のためのBPSDに対応する向精神薬使用ガイドライン 第2版』（厚生労働省，2016年）や『高齢者の安全な薬物療法ガイドライン2015』（日本老年医学会，2015年）とは異なる点もあり，投与量についての記載はしていない．あくまでも参考であり，常に目の前の患者の状態を確認し個々の患者に見合った治療を行うべきである．

①活動亢進型

患者の状態に応じて考える必要がある．会話ができない，落ち着かせないと自傷他害のおそれがあるときは，抗精神病薬や抗てんかん薬を用いる．抗精神病薬では，副作用の少ないクエチアピン，アリピプラゾールを用いる．これらの薬剤を用いても患者が落ち着かないときは，増量するあるいはリスペリドンを用いる．オランザピンは鎮静効果が強く，抗コリン作用を有するため，積極的な使用は控える．抗てんかん薬では，バルプロ酸ナトリウムを用いる．カルバマゼピンは多くの薬剤と相互作用があり，鎮静効果が強く，抗コリン作用を有するため適さない．

②精神病様症状型

重度であれば抗精神病薬を用いる．用いる薬剤は①の抗精神病薬と同じである．

③気分感情変調型

基本的には薬物療法よりもむしろ非薬物療法，病気の理解と患者支援により対応する．しかしこのBPSDがきっかけとなり，ほかのBPSDが誘発されたときはそのBPSDの対応法に従う．

④睡眠障害型

高齢者は壮年期と比べて睡眠リズムに変化が生じている．睡眠時間よりも，患者の睡眠満足感が重要である．患者は日中何も用事がない場合，また服用している薬剤が原因となり日中寝てしまうことがある．日中に十分睡眠をとり，夜眠れなくなったことに対して薬剤を使用するのは適切な薬剤の使い方ではない．使用する薬剤としてベンゾジアゼピン類は副作用のリスクが大きいため，認知症患者の睡眠薬としては適さない．ベンゾジアゼピン類以外の薬剤の使用を考える．認知症患者ではせん妄の危険性も高いことから，せん妄を予防する効果が認められているラメルテオンやスボレキサントの使用は有効である可能性がある[4]．

e 薬物療法の注意点

BPSDに対して薬剤を使用する際は，多くの場合で保険適用外となるため，インフォームド・コンセントが必要である．医療者は，薬剤の利点ばかりでなく欠点，副作用があることを十分に説明しなければならない．

BPSDが和らぎ非薬物療法で対応可能な状態に至れば，薬剤の漸減・中止を考える．BPSDが完全に消失するまで効果を期待して投与を継続すべきではない．また薬剤を中止するとBPSDが再発するのではないかという理由で漫然投与すべきではない．Panらは抗精神病薬を継続投与した場合と中止した場合とを比較してもBPSDの重症度には影響しないことを報告している[5]．またBPSDは通常のケアにより3ヵ月程度で症状が消失することが報告されている[6]．

薬剤投与中に副作用が生ずればリスク・ベネフィットを考慮し，漸減・中止を考える．また薬剤の多くは，急速中断により離脱症状を起こすことがある．離脱症状と活動亢進型BPSDとを区別することは困難であり，離脱症状をBPSDの悪化と捉え，薬剤を追加される場合も少なくない．薬剤を開始し，副作用はもちろんBPSDやそのほかの症状に悪化がみられたときは，まず開始した薬剤の副作用を疑い漸減・中止を考える．前述したように抗精神病薬の継続投与は死亡リスクを上昇させることが報告されている．このことからBPSDに用いた抗精神病薬はその役目が終われば中止すべきである．表4には薬剤の中止を促進する因子と抑制する因子について示した[7]．この内容からすると，薬剤の使用は患者を含めてその患者にかかわる者全員で考える必要がある．

米国精神医学会の認知症治療ガイドライン[1]では，「投与量は低用量で開始し，最小有効量になるまで調整すること」「適切な用量を4週間用いても明らかな効果がみられないときは，漸減・中止すること」「十分な効果を認めた患者に対して，開始から4ヵ月以内に漸減・中止を試みること」となっている．

BPSDに対する薬物治療の目的は，あくまでも患者を落ち着かせることであ

表4 薬剤の中止を抑制・促進する因子

抑制因子（服薬継続）	促進因子（服薬中止）
・必要であるという患者の認識 ・将来有効であるという期待 ・精神的な安心 ・主治医の知識不足 （仕方がわからない） ・中止後再発への恐れ・不安 ・過去に再発したという経験	・過去の副作用の経験と恐れ ・不必要さ（効果を感じない） ・主治医との良好な関係 ・主治医のサポート （悪化時は再開するという説明） ・最新の治療根拠の確立 ・服薬への抵抗・費用・薬嫌い

（文献7より引用）

り，症状の完治を目指すものではないことに留意する必要がある．またガイドラインなどに記載されている投与量はあくまでも目安であり，書籍なども一つの参考程度とし目の前の患者をしっかり診ることが重要である．

認知症患者を含む高齢者に対する向精神薬の使用について，『かかりつけ医のためのBPSDに対応する向精神薬使用ガイドライン』『高齢者の安全な薬物療法ガイドライン2015』が作成された．前者は，厚生労働省が作成した，かかりつけ医向けのものであり，後者は，治療指針に主眼をおいた診療ガイドラインなどとは異なり薬物療法を行う上での安全性に主眼を置いており，また，「薬剤師の役割」の項目が設けられている．

この背景には，高齢者に対する薬剤の使用は，患者の併存疾患，相互作用，適応の問題などを含め複雑であること，薬剤師が薬の専門家として，患者が不利益を被らないよう安全管理という面から期待されていることの表れであると思われる．今後，高齢者の認知症治療にかかわるのは精神科関連の薬剤師だけでなく，身体科に携わる薬剤師や保険薬局に従事する薬剤師が増えていくことが予想される．そのため，すべての薬剤師がこれらのガイドラインなどに目を通し，社会ニーズに適した医療へ貢献することが期待される．

ここが勘所！ しっかり押さえておこう！

- BPSDは患者のみならず介護者の負担も大きい！
- 患者QOLの維持・向上が介護者のQOLの向上につながる！
- 患者とのかかわり合いの中から患者の情動の安定を図り，BPSDに対応する！
- 認知症患者のBPSDを理解し，患者に寄り添う支援も重要な対応法である！
- BPSDは対応を誤ると悪化する！
- 薬剤を使用するときは常に副作用のリスクを意識する！
- 薬剤へ過度な期待はすべきでない！
- 薬剤は常に減量・中止を考えて用いる！
- 今後かかわる機会が多くなる高齢者の薬物療法に備えるべきである！

▶引用文献

1）American Psychiatric Association : Practice guidline for the treatment of patients with Alzheimer's disease and other dementias of late life. Am J Psychiatry, 154 (Suppl) : 1-39, 1997.

2）FDA Talk Paper. Available from : 〈http://www.fda.gov/bbs/topics/ANSWERS/2005/AXS01350.html〉

3）Arai H, et al : Mortality risk in current and new antipsychotic Alzheimer's disease users : large scale Japanese study. Alzheimers Dement, 12 : 823-830, 2016.

4）Hatta K, et al : Preventive effects of ramelteon on delirium : a randomized placebo-controlled trial. JAMA Psychiatry, 71 : 397-403, 2014.

5）Pan YJ, et al : Antipsychotic discontinuation in patients with dementia : a systematic review and meta-analysis of published randomized controlled studies. Dement Geriatr Cogn Disord, 37 : 125-140, 2014.

6）Voyer P, et al : Behavioral and psychological symptoms of dementia : how long does every behavior last, and are particular behaviors associated with PRN antipsychotic agent use? J Gerontol Nurs, 41 : 22-37, 2015.

7）Reeve E, et al : Patient barriers to and enablers of deprescribing : a systematic review. Drugs Aging, 30 : 793-807, 2013.

（橋本 保彦）

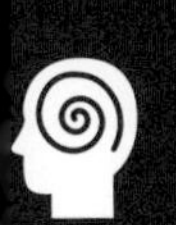

適切な睡眠障害の治療を考えよ！

ステップアップのための注目ポイント

わが国では近年，睡眠障害が増加しており，成人男性の約12％，女性の約15％に不眠症がみられる．睡眠障害は，短期的には作業効率の低下，交通事故，ヒューマンエラーなどを生じさせ，中長期的にはうつ病などの精神疾患，生活習慣病などの身体疾患の発症のリスクを高める．睡眠障害は「たかが睡眠」と軽視されがちであるが，慢性化すると自殺など取り返しのつかない自体を生じさせかねない．

日本人の5人に1人が何らかの睡眠に関する問題を抱えていることがアンケート調査で示されており，成人の20人に1人，60歳以上の6人に1人が睡眠薬を服用するという今や不眠症は国民病ともいえる状況である．しかし，睡眠障害の治療に関しては問題点も多い．睡眠障害への軽視化，治療開始の遅れ，国民の睡眠薬に対する誤解，睡眠薬の漫然使用，多剤併用，大量処方などである．それゆえに，医療者が患者や国民に対して適切な情報を提供し，最適な治療を受けてもらうことが重要となる．ここでは，睡眠障害，特に不眠症について適切な治療を考えたい．

1 人はなぜ眠るのか

睡眠は誰もが毎日経験している最も重要な生理現象の一つである．人は夜に眠り朝に目覚めるという1日1回まとめて睡眠をとる単相性睡眠をする．ではいったい人はなぜ眠るのか？

不眠が慢性化すると心身へ悪影響を及ぼす．身体疾患としては特に糖尿病との関連が知られている．糖尿病患者は神経性疼痛や多尿で睡眠が妨害される．不眠状態では交感神経が優位となり耐糖能の低下が血糖を上昇させる．糖尿病患者にとっては睡眠状態と血糖コントロールの悪循環が生じる．また中年男性では，不眠で睡眠薬を服用していると糖尿病を発症する危険性が高まるともいわれている．

一方，精神疾患患者では高頻度に睡眠障害がみられる．特にうつ病との関連が知られており，不眠がうつ病を発症させるリスクは2～3倍といわれている[1)]．うつ病が自殺の原因となることは周知のとおりである．

十分な睡眠をとることは，疾患の予防や悪化の防止のみならず，多くの面でメリットがある．眠気に抗いながら仕事や勉強をしてもはかどらないので，そのときは短時間の休息をとることでその後の作業効率が上がる[2)]．睡眠学習といわれるように，十分な睡眠をとる群ととらない群では，前者においてよりよい記憶の固定が行われる．また40代労働者では，30分未満の昼寝はその後の認知症の発症リスクを1/6に低下させる[3)]．

以上のように十分な睡眠をとることは，自身の生命を維持するためにも最も重要な行動である．睡眠には重大な疾患の発症を予防し，作業効率を上げ，記憶を固定させる役割がある．これが眠る理由である．

2 2種類の睡眠 ―ノンレム睡眠とレム睡眠―

睡眠には，ノンレム睡眠とレム睡眠の2種類がある．人の睡眠は浅いノンレム睡眠から徐々に深いノンレム睡眠となりレム睡眠に移行する．人は一晩のうちにこのサイクルを4，5回くり返し，覚醒する（図1）．ノンレム睡眠は入眠直後の1回目が最も深く，回数を重ねるごとに浅い睡眠となる．一方，レム睡眠は回数を重ねるごとにその時間が長くなる．1サイクルは60～120分で，個体差もあり，

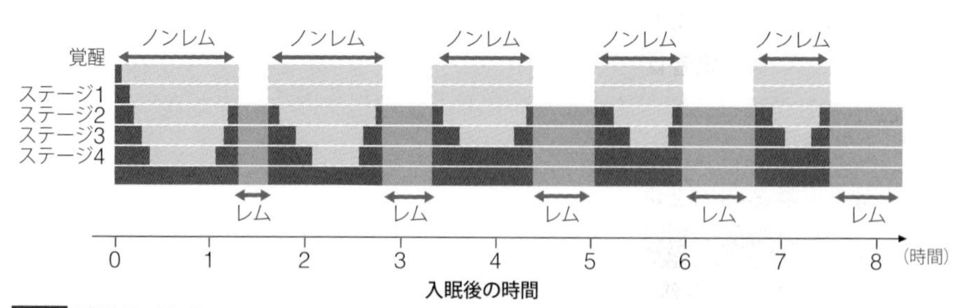

図1 睡眠サイクル

縦軸は睡眠状態の深さを表す．レム睡眠が■，■がノンレム睡眠で，各睡眠状態における睡眠時間を示している．グレーのカラムは，ノンレム睡眠中で，覚醒していないことを示している．

また個体内変動もある．

ノンレム睡眠中は1日で最も脳のエネルギー消費が低い状態となっている．しかし運動系や感覚系が遮断されていないので，寝返りをしたり，音や光に反応する．ただし脳の活動は低下しているため，全身に命令を下すことはほとんどない．ノンレム睡眠中には成長ホルモンが分泌され，疲労回復や身体修復，成長が促される．自律神経は副交感神経が優位となるため，心拍数，呼吸数，血圧は低い状態となる．

レム睡眠中，脳は覚醒している時と同じくらいに働いているが，脳への情報の出入りは完全に遮断されている．運動系や感覚系の神経は完全に遮断され弛緩している．脳で感じることはできるが体が動かないといういわば金縛りの状態である．レム睡眠時，体中が完全に休息しているわけではなく，覚醒時の体験に応じて，自律神経は活動して内臓機能を調整する．

3 睡眠障害とは

睡眠障害とは，十分な睡眠を得ることができなくなった結果，日常生活へ影響する状態が続く病態である．つまり，睡眠状況のみならず，日常生活にまで影響するものをいう．睡眠の異常には，不眠症，過眠症，睡眠時異常行動がある．不眠症には，入眠困難，中途覚醒，早朝覚醒がある(表1)．

なお，熟眠障害は患者の主観性が高く定量化できないので，米国精神医学会による『精神疾患の診断・統計マニュアル(DSM-5)』や米国睡眠医学会『睡眠障害国際分類 第3版(ICSD-3)』より削除された．

睡眠障害の診断で難しい点は，睡眠状態誤認である．診断は患者の主観や自覚的不眠が基となる．患者は眠っているにもかかわらず主観的に不眠を感じると不

表1 睡眠障害の分類

分　類	状況(週に2回以上，かつ1ヵ月以上続くときに不眠症となる)
入眠困難	床に就いても2時間以上眠れない
中途覚醒	いったん寝ついても一晩に2回以上目が覚める
早朝覚醒	起床予定時間の2時間以上早く目が覚める

眠を訴える．医師は十分眠れていないと判断し睡眠薬を処方することとなる．しかし実際は十分睡眠をとれているので奏効せず，むしろ日中の眠気などの副作用を起こす．睡眠状態誤認では，患者の愁訴のままに睡眠薬を処方しても不眠症は改善せず漫然使用，多剤併用，大量処方に陥りやすい．通常の治療で不眠が改善されない場合には，睡眠状態誤認を考慮し安易な睡眠薬の追加処方や増量は避けなければならない．

そのほかに不眠症と誤解されやすい睡眠障害には，レストレスレッグス症候群，周期性四肢運動障害，概日リズム睡眠障害，睡眠時無呼吸症候群などがある．

4 不眠症のメカニズム

人は目覚めてから朝の光を浴びるとその約16時間後にメラトニンが分泌される．これにより夜に眠気を生じるのである．日中は仕事などの社会生活を営んでいる．その中で軽度なストレスはいい意味で身体に影響し，睡眠を促す．しかし，ストレスが過度になると逆に睡眠を妨げる．例えば，締め切りや試験の2，3日前を考えてみると，当事者は「間に合うかな，できるかな」「受かるかな」と不安と緊張で目が冴え，脳は眠るどころか一過性に過覚醒状態となる．しかしそれらのイベントが終了すると，その期間眠れなかった睡眠を取り戻すことによって一過性の過覚醒，不眠は改善する．しかし過度のストレスや終わりがみえない場合，例えば残業が続くなど当事者がこれに対処できない場合は，つらいという心理・情動だけでなく，生体反応も生じる（生理的過覚醒）．例えば，夜間のコルチゾール濃度の上昇などである．この結果，昼夜問わず過覚醒状態となり，本人は意識をして「眠ろう」とするが，眠れないことがプレッシャーとなり余計に眠れなくなる．これを不眠恐怖という．眠れないので通常より早く床に就いても，生理現象としてまだ眠る体制となっていないため眠れない．「眠らなければならない」と考えれば考えるほど，交感神経は活動し，不眠の悪循環を生じる（図2）．

不眠症の慢性化のプロセスとしてSpielmanらは3Pモデルを提唱している[4)]．3Pとは，素因（Predisposing factors），増悪因子（Precipitating factors），遷延因子（Perpetuating factors）である．素因とはその人の性格によるものであり，神経質，心配性，ストレス脆弱性など不眠に対する罹患脆弱性である．これだけではQOLに影響する不眠までは至らない．これに増悪因子が加わって不眠症が

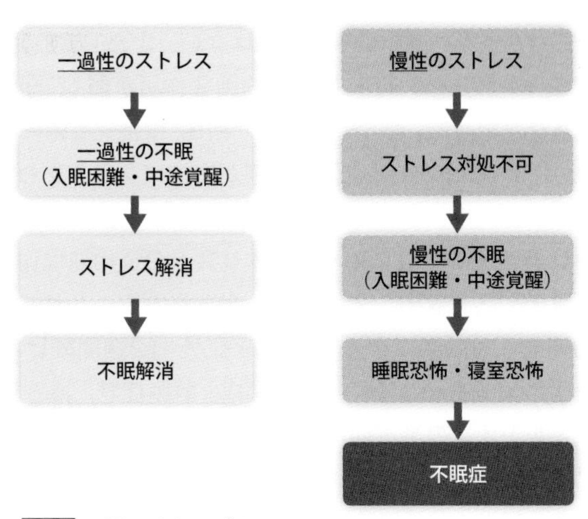

図2 不眠のメカニズム

発症する．これら2つ目のPまでは多くの人が経験し，短期あるいは一過性の不眠にとどまり自然寛解に至る．ところが，3つ目のPが加わると不眠からの自己治癒力が妨害され，QOLに影響する慢性不眠症を生じる．遷延因子には，生理的過覚醒，不眠を悪化させる睡眠習慣(早く床に入る，眠れないのにいつまでも床上で過ごす，長時間の午睡，カフェイン過剰摂取など)，睡眠に関する誤った認識(8時間寝なければならない，熟睡できないといけないなど)がある．これらの3Pが当事者の不眠症発症閾値を越えると慢性不眠症を発症する．

5 睡眠障害の治療

a 睡眠薬

睡眠薬には，バルビツール酸系(Bar)，ベンゾジアゼピン系(BZ)，非ベンゾジアゼピン系(非BZ)，メラトニン受容体(MT)作動薬およびオレキシン受容体(OR)拮抗薬がある．Barの睡眠効果は強いが，依存や呼吸停止の問題があるため，不眠症に使用すべきではない．BZは持ち越し作用，筋弛緩作用，記憶障害，奇異行動，せん妄，耐性，依存性[5]，減薬・休薬時の離脱[6]，多剤併用，大量処方などデメリットが多いことから第一選択にすべきではない．また，高齢者にもBZの使用を控えるべきである．非BZはBZに比べて筋弛緩作用が弱く，耐性や離脱症状などの身体依存リスクが相対的に低い．現時点で非BZは唯一高齢の不眠に推奨される薬剤である[7]．今後はBarやBZ以外の薬剤が主流になると思われる．

MT作動薬であるラメルテオンは，松果体から分泌されるホルモンであるメラトニンの受容体に作用することにより，生体リズムの位相変位作用を示す．ラメルテオンを服用することにより，生体リズムを調整することができる．ラメルテオンは，投与初期からも効果が出ることはあるが，12週間続けることで最も効果的となる．連用による蓄積はなく，依存形成，離脱症状，持ち越し作用のリスクが少ない．ラメルテオンの半減期は1時間程度であり，「入眠困難の改善」に限定的ともいわれるが，実際はそれよりも催眠作用は持続する．副作用としては，翌朝の眠気，頭痛が報告されている．

OR拮抗薬であるスボレキサントは覚醒系神経核の活動を抑制することによって睡眠を誘導する．元来体内では覚醒システムと睡眠システムがあり，互いに抑制しあっている．これを制御するホルモンの量を一定に保つため生体内ではフィードバック作用が働く．オレキシンはORに作用することで覚醒を維持しようとする．スボレキサントはその受容体を遮断することで，睡眠システムの機能にスイッチを入れ，睡眠を誘う．スボレキサントの作用時間は8時間と見積もられており，中高年で問題となる中途覚醒の改善効果が明らかとなっている[8]．スボレキサントは身体依存や持ち越し効果は少ない．スボレキサントの副作用としては翌日の眠気や頭痛，悪夢が出現することが報告されている．

ラメルテオン（2010年7月発売）やスボレキサント（2014年11月発売）については，今後長期使用における有効性と安全性の結果をみて使用を考えなければならない．

b 睡眠薬以外の薬剤－抗うつ薬・抗精神病薬－

睡眠薬以外で不眠症に用いられる薬剤として，抗うつ薬ではトラゾドン，ミアンセリン，ミルタザピンが，抗精神病薬ではクロルプロマジン，クエチアピン，オランザピンなどが用いられる．これらは必ずしも不眠症に適応を有するものではなく，薬学的特徴を考慮した薬剤である．一方，抗うつ薬でもSSRIやSNRIはその薬理学的特徴から不眠を起こす可能性がある（表2）．

表2 睡眠薬以外の薬剤

受容体	作用	睡眠への影響	薬剤
5-HT_{1A} 5-HT_{2A} α_1 H_1	遮断作用	・入眠潜時の短縮 ・総睡眠時間の増加 ・中途覚醒の減少 ・レム睡眠の増加	トラゾドン ミアンセリン ミルタザピン オランザピン クエチアピン クロルプロマジン
5-HT_{1A} 5-HT_{2A}	刺激作用	・覚醒の促進 ・レム睡眠の減少	SSRI SNRI

SSRI：選択的セロトニン再取り込み阻害薬，SNRI：セロトニン・ノルアドレナリン再取り込み阻害薬

6 睡眠薬使用の問題点(BZを中心に)と薬剤師の役割

患者からの「眠れない」との訴えに「では薬を」と睡眠薬を出す医師は少なくない．不眠症になり始めの頃に睡眠薬を服用するとよく効くものである．患者が医師に「よく効いたのでまた処方してほしい」と訴えると，医師は躊躇することもなく処方する．

不眠症の治療を考えるときまず不眠症の原因を探索し，それを除去してもまだ症状が残存し生活へ影響すると判断したときに睡眠薬の処方を考えなければならない．薬剤師はまず「その不眠症に薬は必要か？」を考えるべきである．

睡眠薬に対する患者の心理はどうか．多くの患者は睡眠薬を服用する前には，「一度飲んだらやめられなくなる」「飲み始めると効かなくなり量がどんどん増える」「ボケる」などの不安を抱いている．不安を抱えながら服薬をするため．4，5日ほど眠れるようになると，「もう大丈夫」と考え，自分の判断で薬をやめる．その結果，患者は反跳性不眠あるいは離脱症状など主観的につらい不眠(おそらく患者はBZの副作用とは思わない)に陥り，「きちんと薬を飲まないと不眠症は治らない」と実感する．その後同じことをくり返す患者もいるが，最終的には医師の指示通り服薬することとなる．きちんと服薬するとつらかった不眠症は改善する．一度薬をやめることによって不眠再発のつらさを経験した患者は「この薬をやめてしまうと眠れなくなるのではないか」という心理となり，次第に薬をやめることへの不安を抱くようになる．つまり患者の多くは飲む前と薬の効

表3 睡眠薬の服用に対する患者の心理

睡眠薬の服薬状況	患者の心理状態
服用前	飲みたくない．(癖になる・増える・効かなくなる)
服用開始	飲んでも大丈夫？(不安・恐怖)
1ヵ月服薬継続	3，4日眠れるようになった．だからもうやめよう．(やめられなくなるのは嫌だ)
服薬自己中断	飲まない方がいいに決まっている．
不眠再発 (BZ急速中断による反跳性不眠，離脱症状の可能性あり)	やっぱりやめると再発しちゃう．指示通りに服薬しよう．
服薬再開	医師の指示通り飲むと眠れる．
睡眠改善	やめると再発するかもしれない．このまま飲み続けていたい．
服薬継続希望	もうやめられない．

果を実感した後ではまったく逆の心理になるのである(表3)．

不眠症が改善された後も継続して睡眠薬を服用していくと，今度は体が薬に支配されて就寝時以外の時に眠気を生じ眠ってしまう．昼寝をすると就寝時にはいつもの睡眠薬だけでは眠れなくなり，結果的に睡眠薬の量が増える．睡眠薬が効きにくくなる，薬の量が増えるメカニズムはここにある．このような状態に陥る患者の心理は，これだけの睡眠薬を飲んでも眠れないのだから，薬を減らす・やめることはもってのほかと考えるようになる．

この背景には，医療者が睡眠薬を使う目的を明確にしていないこと，不眠症が改善すれば，睡眠薬を減らし，中止することの説明をしていないこと，薬や不眠症についての情報提供不足，治療ゴールを医療者と患者との間で共有していないことが挙げられる．

7 患者への服薬指導・情報提供

睡眠薬使用時の服薬指導において，明確なゴール設定，すなわち「睡眠薬をいつまで続けるか」「体調がどのようになったらやめるか」を決めておくことは重要である．服薬指導では時期を考えて以下のことを問うべきである．

a 睡眠状況と日常生活の確認

・睡眠の自覚的満足感を確認する.
・何時に寝て何時に起きるのかを確認する.
・生理現象として午後2時～4時は眠気が来る時間帯であり，そのときは無理せず30分以内の昼寝はよいことを伝える.
・日常生活は満足に行えているかを確認する.
・睡眠以外で困っていることはないかを確認する.
・睡眠をとれるようになって楽になったことはあるのかを確認する.

b 薬についての情報提供

・服薬しないよりもした方が不眠症のつらさは和らぐことを説明する.
・睡眠薬服用後は，30分以内に床に就くよう説明する.
・夜間の睡眠に満足いくようになったら，日中の眠気を確認する.
・睡眠がとれるようになれば，徐々に睡眠薬を減らしていき，最終的にはなくしていくよう説明する.
・自分の判断で薬の量を調整する，勝手に薬をやめることをしないことを説明する.

c 睡眠のとり方

・眠りたいからといって，早く床に行かない.
・床に就いて15分以上眠れなかったら，いったん床から離れる.
・昼寝は30分までとする．昼間眠れなくても目を閉じているだけでも休息になることを伝える.
・眠らなければならないと考えないこと.

以上のような情報を医療者は提供し，患者から聴取し，今後開始される不眠症治療では，これまで問題とされていた長期使用，多剤併用，大量処方を是正することが薬剤師としての役割である.

8 すでに長期使用や大量使用している処方をどう減らし，どう中止するか(BZを中心に)

a 減量・中止できる状態にあるかを判断する

睡眠薬をやめる前提として，先に述べた睡眠状況を詳細に聴取すること，夜間の不眠が消失したことを確認すること，日中の心身機能が良好に保たれていることが条件となる．また睡眠に影響する睡眠衛生(寝室環境，食事習慣の規則化，運動習慣，嗜好品の摂取など，睡眠に関する環境)の確認のみならず，患者の抱く睡眠へのこだわりも確認すべきである．不眠症状と日常機能に障害が起きている場合，再度睡眠衛生指導の強化・是正が必要となる．不眠が寛解してもすぐに睡眠薬の減量に取り組むわけではない．不眠や睡眠薬に対するこだわり，固執，依存，不安が緩和されてから減薬することが望ましい．

b 睡眠薬の減量法

BZを減量・中止するポイントは，十分に時間をかけること，代替薬物療法も考慮することである．そのほかとしては，認知行動療法などの体系的プログラムや心理サポートがあり，これらを薬物治療に併用するとより有効である．

① 時間をかける(図3)[9]

・**漸減法**：短時間型，超短時間型薬剤では，1～2週間ごとに服用量を25%ずつ，2～4週間かけて漸減・中止していく．それでも離脱症状を生じるときは，減量速度を遅くする．また離脱性の不眠を生じる場合は，等力価のより半減期の長い睡眠薬に一度置換してから漸減していく．

・**隔日法**：24時間以上効果の持続が見込まれる長時間型では，服薬を1日おきにする．徐々に休薬間隔を広げていく．

漸減法と隔日法とを組み合わせる方法も有効である．多剤併用の症例は，重症の不眠症か，服用が長期化し，耐性を生じているケースが多い．このようなケースでも，1～2週間ごとに服用量を25%ずつ減量していく．多剤の場合は，半減期の短い薬剤から先に減量していく．

長期間BZを服用している患者の効果的な減量・中止の方法は確立されていない．その理由の一つに，ほかの睡眠薬の作用がBZのすべての作用をカバーでき

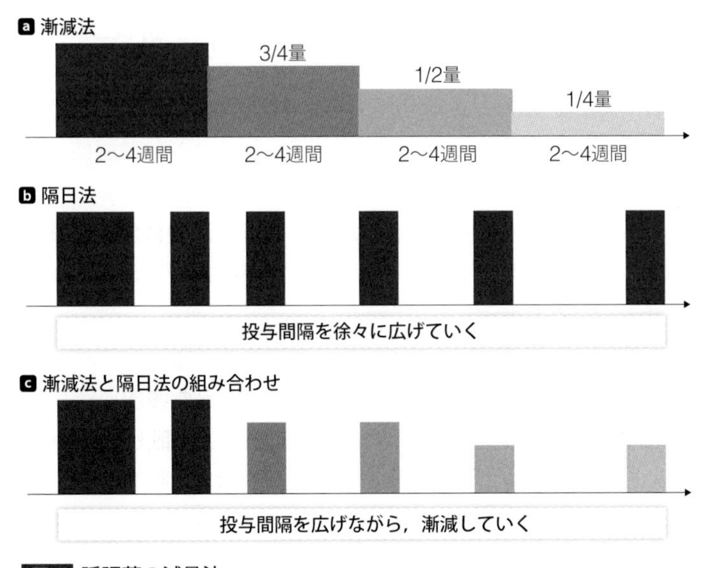

図3 睡眠薬の減量法

ないためである．臨床的には，もとのBZに戻してほしいと訴える患者も少なくない．そのためにも，減薬は急がず，減薬当初は睡眠の悪化や離脱症状を生じる可能性があることを十分説明する．不眠症が寛解していればそれらの症状は徐々に軽減することを保証し，離脱症状が強ければ，いったんやめて再チャレンジする．

② 代替薬物療法

BZの離脱に対する併用，代替薬物療法として有効性が認められる薬剤には，メラトニン，パロキセチン，トラゾドン，バルプロ酸がある[10]．

実際は睡眠薬の多剤併用が多く，代替療法を行うことが多い．中でも候補となる薬剤が，トラゾドン，ミアンセリン，ミルタザピンなどの鎮静効果を有する抗うつ薬である[11]．しかしこれらの抗うつ薬の催眠効果は抗ヒスタミンH_1作用に負う部分が大きく，その耐性形成の速さが問題となる．また非定型抗精神病薬も不眠症に用いられるが，持ち越し効果や過鎮静により概日リズムの後退からかえって不眠症状を増悪することもあり，慎重に使用すべきである．また，BZにラメルテオンを併用することでBZの中止率が有意であったことも報告されている[12]．

C ラメルテオン，スボレキサントの減量・中止について

ラメルテオンは6ヵ月間の長期使用の後に中止しても反跳性不眠はみられなかったことが報告されている[13]．したがってラメルテオンは離脱症状を生じないと考えられる．

スボレキサントでは12ヵ月間使用した後に中止した場合，不眠の再燃がみられたが，治療前の不眠を上回るものではなく，服用によっておさえられていた不眠症状が再燃したものと考えられている[14]．

睡眠は人の3大欲求の一つであるにもかかわらず，睡眠障害が国民病となりつつある．睡眠障害が慢性化すると著しくQOLが低下し，取り返しのつかない結果を生じさせかねない．一方，睡眠は自己治癒力が強く，眠ることを貯めることはできないが，軽度の睡眠不足は，十分な睡眠をとることで取り戻すことができる．不眠症が軽視される点はここにあるのかもしれない．しかし，睡眠不足は容易に改善可能であるが，不眠症は別の問題である．

不眠症の治療の主流は睡眠薬による薬物療法であり，これに認知行動療法や心理療法が併用される．しかし，不眠症や睡眠薬に対する国民の誤解は顕著である．医療者はこの点を患者・国民にきちんと説明し，適切な医療・情報の提供をすることが責務である．特に薬剤師は薬の専門家であり，責任者でなければならない．患者にとって安全で安心できる治療の提供が患者の苦痛を取り除き，QOLの向上につながるものと考える．

ここが勘所！ しっかり押さえておこう！

- **十分な睡眠は疾患の予防・悪化を防止する！**
- **ノンレム睡眠中には成長ホルモンが分泌され，疲労回復や身体修復・成長が促される！**
- **レム睡眠中には，覚醒時の体験に応じて自律神経が活動し内臓機能を調整する！**

- ▶睡眠障害とは，睡眠状況のみならず日常生活にまで影響するものをいう！
- ▶「眠れない」「眠らなければならない」という意識が不眠をつくる！
- ▶医療者全体がまず，脱BZをする！
- ▶睡眠薬は最小量の短期間使用を心がける！
- ▶減量・中止は患者の話を聞きながら時間をかけて行う！

▶引用文献

1) Knekt P, et al : Use of auxiliary psychiatric treatment during a 5-year follow-up among patients receiving short- or long-term psychotherapy. J Affect Disord, 135 : 221-230, 2011.

2) Van Dongen HP, et al : The cumulative cost of additional wakefulness : dose-response effects on neurobehavioral functions and sleep physiology from chronic sleep restriction and total sleep deprivation. Sleep, 26 : 117-126, 2003.

3) Asada T, et al : Associations between retrospectively recalled napping behavior and later development of Alzheimer's disease : association with APOE genotypes. Sleep, 23 : 629-634, 2000.

4) NIH State of the Science Conference statement on Manifestations and Management of Chronic Insomnia in Adults statement. J Clin Sleep Med, 1 : 412-421, 2005.

5) Nutt D, et al : Development of a rational scale to assess the harm of drugs of potential misuse. Lancet, 369 : 1047-1053, 2007.

6) Rickels K, et al : Long-term diazepam therapy and clinical outcome. JAMA, 250 : 767-771, 1983.

7) 三島和夫 編：睡眠薬の適正使用・休薬ガイドライン，じほう，2014.

8) Herring WJ, et al : Suvorexant in patients with insomnia : results from two 3-month randomized controlled clinical trials. Biol Psychiatry, 79 : 136-148, 2016.

9) 内山 真 編：睡眠障害の対応と治療ガイドライン，第2版，じほう，2012.

10) Parr JM, et al : Effectiveness of current treatment approaches for benzodiazepine discontinuation : a meta-analysis. Addiction, 104 : 13-24, 2009.

11) Bertisch SM, et al : National use of prescription medications for insomnia : NHANES 1999-2010. Sleep, 37 : 343-349, 2014.

12) Garfinkel D, et al : Facilitation of benzodiazepine discontinuation by melatonin : a new clinical approach. Arch Intern Med, 159 : 2456-2460, 1999.

13) Uchimura N, et al : Efficacy and safety of ramelteon in Japanese adults with chronic insomnia : a randomized, double-blind, placebo-controlled study. Expert Rev Neurother, 11 : 215-224, 2011.

14) Michelson D, et al : Safety and efficacy of suvorexant during 1-year treatment of insomnia with subsequent abrupt treatment discontinuation : a phase 3 randomised, double-blind, placebo-controlled trial. Lancet Neurol, 13 : 461-471, 2014.

（橋本 保彦）

双極性障害の治療を考える！

ステップアップのための注目ポイント

双極性障害は19世紀よりその概念が示されている．その後「躁うつ一元論」，躁病相とうつ病相2つの極性を示す双極型の「二元論」が提唱された．最終的には1957年，Leonhardが症候学的，遺伝学的な観点から検証をした結果，双極性障害は単極性うつ病とは異なる疾患であることが示された．

わが国では年間3万人以上の自殺者が出た時期があり，その原因の一つとしてうつ病が注目された．厚生労働省をはじめ全国でうつ病患者に対して積極的に医療機関を受診するよう啓発活動が行われた．国内ではほぼ同時期に選択的セロトニン再取り込み阻害薬（SSRI）が，三環系抗うつ薬より安全性が高いという謳い文句で販売された．SSRIの売り上げは上昇したが，自殺者数は減らないという時期が続いた．うつ病に抗うつ薬を用いて治療してもなかなか奏効せず，むしろ状態を悪くする患者群の存在も明らかになった．臨床で患者を診ても双極性障害のうつ病相と単極性うつ病との違いが明確でなく，“抑うつ状態”の患者に対しては「単極性うつ病」として取り扱われてきた結果かもしれない．

双極性障害に関する臨床研究が急速的に増してきたのは2000年以降であり，近年飛躍的に研究が進められている．しかし治療法など明確になってきたものもあるが，未解決な問題も残されている．現在臨床研究の結果をもとに，世界中で双極性障害の治療に関するガイドラインが更新，発表されている．しかし，治療法は必ずしも一致しているとは言いがたく，不明な点も多く治療の困難さを物語っている．

これまで双極性障害にはリチウム，バルプロ酸，カルバマゼピンという古典的な気分安定薬が用いられてきたが，最近ではラモトリギンが気分安定薬に追加された．さらに第二世代抗精神病薬も双極性障害の治療薬として適応が拡大された．ここでは双極性障害の薬物治療について述べるが，決してこの内容が未来永劫に普遍ではないことを前提としていただきたい．

1 双極性障害急性躁病相の薬物治療

双極性障害の躁病は，ストレスや環境変化などさまざまな原因により急速に生じる．特に激しい躁状態の場合，患者本人が社会的地位を失い，人間関係を崩壊させることも少なくない．そのため，いかに急速に治療するかが当人のその後の人生に大きく影響すると言っても過言ではない．躁状態は再発しやすく，非自発的入院をくり返すこともまれではない．

急性躁病相への薬物治療について，一般的にはリチウム（Li）単剤で治療が開始される．しかし躁状態が急速でありLi 1剤の薬剤では追いつかない場合がある．非定型抗精神病薬（atypical antipsychotic：AAP）であるオランザピン（OLZ）は躁病相に有効性が確認されておりLiより抗躁効果の発現まで10日間早い[1)]．早急に鎮静が必要な場合はOLZ単剤あるいはLiとの併用で治療される．

代表的な気分安定薬（mood stabilizer：MS）や多くの抗精神病薬は急性躁病に有効である（表1）．その中で躁病相に適応がないのはラモトリギン（LTG）とクエチアピン（QTP）である．急性躁病相では選択可能な薬剤が多くあるので，患者背景や薬剤の副作用特性，薬物相互作用を考慮し薬剤を選択することが可能となる．

日本うつ病学会をはじめ各国で出されている治療ガイドラインによると，Liが第一選択薬として推奨されている．Liは爽快気分を伴う古典的な躁病相には有効であるが，重症例や急速交代型，10回以上の躁病相の再発例などでは有効性が不十分となる．これらのような症例ではバルプロ酸（VPA）が選好される．その他，

表1 双極性障害に用いられる薬剤の保険適用

	躁病相	うつ病相	病相予防
リチウム（Li）	○	×	×
バルプロ酸（VPA）	○	×	×
カルバマゼピン（CBZ）	○	×	×
ラモトリギン（LTG）	×	×	○
オランザピン（OLZ）	○	○	×
クエチアピン（QTP）	×	○	×
アリピプラゾール（ARP）	○	×	×

○は保険適用あり，×は保険適用なし

AAPであるOLZ，アリピプラゾール(ARP)，QTP，リスペリドン(RIS)を単剤で用いる．躁状態に対して急速な鎮静が必要なときは，LiあるいはVPAに上記に示したAAPのいずれかが選択される．AAP間の選択はおのおのの副作用や患者背景を考慮して選択する．

薬剤間における効果については，RISがARPやVPAにまさっている以外は，同等である[2]．LiあるいはVPAの単剤と，MSにAAPを併用したときの有効性と安全性については，併用は単剤より有効であるが，体重増加や傾眠といった副作用は，併用群で増加した[3]．

わが国のガイドラインでは，推奨されない治療として，LTGやトピラマートの単剤療法が挙げられている．

2 双極性障害うつ病相の薬物治療

a 双極性障害うつ病相と単極性うつ病の診断の難しさ

“うつ状態”を示す言葉には，「抑うつ状態」「うつ病」「双極性障害うつ病相」がある．これらの区別は難しいが，とにかく「うつの状態」であるため，「治療は同じ」と思われがちである．精神科に従事している医療者であっても，文言として「抑うつ状態」「うつ病」「双極性障害うつ病相」と記載されれば違いを説明できるが，患者と面談してこれらの違いを明確に区別できるか否かは別問題である．つまり，顕在化している“うつ状態”は同じに見えるが「うつ病」と「双極性障害のうつ病相」の治療は同じではないということである．

双極性障害において，初発症状がうつ病相である患者は約2/3，躁病相は約1/3といわれており，その後の経過は異なる[4]．初発がうつ病相の患者群では，より慢性的で，病相回数が多く，発症年齢が遅く，うつ病相が多く，双極Ⅱ型障害が多い．これらの患者群ではまずうつ病と診断されるため，抗うつ薬により治療が開始される．その間，双極性障害の適切な治療を受けることがないため，予後が不良になると推測されている．最初の診断から双極性障害と再診断されるまでの期間は，初発病相がうつ病相患者で13年，軽躁病相で14.5年，躁病相では8年である．この期間が長いほど病相回数が多く，自殺行動が有意に多く，生涯の気分不安定性(急速交代や抗うつ薬による躁転)が多いことが知られている[5]．

表2 双極性障害のうつ病相と単極性うつ病の症状特性の違い

特徴・症状	両者の比較
発症年齢	BP（若年発症）＜UP
双極性障害の家族歴	BP＞UP
エピソード数	BP＞UP
急性発症・回復	BP＞UP
精神運動抑制	BP≧UP
易刺激性（抑うつ混合状態）	BP－Ⅱ＞UP
非定型うつ病（過眠，過食）	BP－Ⅱ＞UP
精神病症状	BP＞UP
産後うつ病	BP＞UP
抗うつ薬誘発性躁病（躁転）	BP＞UP

BP：双極性障害（－Ⅱは双極Ⅱ型障害を示す），UP：単極性うつ病

（文献6より引用）

いずれの群においても適切な治療を受けるまで時間がかかっており，今後早期の確定診断と早期の適切な治療の提供が喫緊の課題である．表2には双極性障害のうつ病相と単極性うつ病の症状特性の違いを示した[6]．

b 双極性障害うつ病相に対する抗うつ薬の影響

双極性障害うつ病相と単極性うつ病は，その状態像は類似しているが，生物学的にはまったく異なるというのが今日の見解であり，その治療法も異なるものとされている．しかし，双極性障害うつ病相に対する抗うつ薬の使用についての議論は絶えず，必ずしも一致した見解には至っていない．

双極性障害に対する抗うつ薬の有効性について，Gijismanらはプラセボに対する抗うつ薬の治療反応率および寛解率はそれぞれ1.89倍と1.41倍であり，いずれも抗うつ薬が有効であることを報告している[7]．ただし，三環系抗うつ薬による治療反応率は0.84倍と効果はみられなかった．彼らは双極性障害の急性うつ病相における短期間の抗うつ薬は有効であるとしている．またVázquezらも抗うつ薬の治療反応率は，プラセボと比較して1.43倍と有効性を示し，これは単極性うつ病に使用したときの治療反応率と変わらないと報告している[8]．

一方Trumanらは，双極性障害へ抗うつ薬を投与した患者において，44%に躁転や混合状態を発現したこと，躁転率は三環系抗うつ薬で7.80倍，SSRIで3.74倍であったことを報告している[9]．Schneckらは双極性障害患者へ抗うつ薬を使用することで病相の不安定化を起こす可能性があること，急速交代化のリスクが高まることを示し[10]，Sharmaらは抗うつ薬による効果は乏しく[11]，Akiskalらはむしろ抗うつ薬により衝動性が亢進するactivation syndromeや躁転を呈することを示している[12]．

双極性障害うつ病相への治療薬として抗うつ薬が問題となるのは，反応不良性のみならず衝動性や自殺のリスクを増大させる点であり，そのリスクとして抗うつ薬の影響も指摘されている．

双極性障害うつ病相の薬物治療では，双極性障害の治療に準じて抗うつ薬の減量や中止，MSやAAPの追加や切り替えにより奏効したことが報告されている[13,14]．

抗うつ薬の使用について世界のガイドラインをみてみると，抗うつ薬単剤で第一推奨されているものは生物学的精神医学会世界連合（WFSBP）のfluoxetine（FLX；わが国では未承認）のみである．ほかにAAPやMSとの併用が第一選択薬となっているものはある．ただし併用する抗うつ薬は三環系抗うつ薬については推奨されておらず，主にSSRIである．その中でもわが国では承認を得ていないFLXはOLZとの合剤（OFC）で高い推奨となっているのみである．日本うつ病学会のガイドラインでは，抗うつ薬の使用は禁忌ではないが，三環系抗うつ薬は躁転リスクが高いため推奨せず，SSRI，セロトニン・ノルアドレナリン再取り込み阻害薬（SNRI）についても単剤使用は推奨しないが，AAPとの併用のもとリスク・ベネフィットを考慮し慎重に投与することとなっている．

C 双極性障害うつ病相に対する薬物治療

双極性障害うつ病相には抗うつ薬を積極的に勧めることができないことは前述のとおりである．双極性障害にはこれまでMSが用いられており，特にうつ病相ではMSに抗うつ薬，2000年以前までは三環系抗うつ薬が併用されていたが，これによる躁転や急速交代型が懸念された．2000年代に入りようやく双極性障害の病態，診断，治療に関する研究が進んできた．

Sachsらは，MSへの抗うつ薬の追加は双極性障害うつ病相に対して無効であることを報告した[15]．この1報で無効を結論づけることは困難であるが，わが国では双極性障害うつ病相の研究はほとんど行われてこなかった.

現在，双極性障害うつ病相に明らかな有効性が確認されている薬剤は，QTP，OFC，OLZ単剤，lurasidone（わが国では未承認）のみである．この中で，わが国の保険適用内で使用可能なものはOLZとQTPである．しかし国内の学会のガイドラインで第一選択薬として推奨されているのはLiである.

わが国および海外の双極性障害うつ病相に対する薬物治療ガイドラインで第一選択薬に推奨されている薬剤は多様である（表3）．QTPだけがどのガイドラインも第一推奨としている点は共通であるが，そのほかの薬剤は一致しない．わが国ではQTPは2017年10月に販売開始となった．QTPの次に共通している薬剤はOFCである．ちなみにLi，VPA，LTG，LiとVPAとの併用，Liと抗うつ薬の併用などの急性期うつ病に対する効果について，大規模臨床試験は行われていない，または臨床試験の結果は再現性に欠ける．つまり，治療ガイドラインに記載されている薬剤はエビデンスの観点から信頼性に欠けるため患者への適応には注意しなければならない.

ガイドラインの作成は，世界中のエビデンスをもとに作成される．その際に使用する臨床試験のエビデンスは国内外で一致がみられるにもかかわらず，各学会

表3 双極性障害うつ病相に対する各ガイドラインの推奨薬剤

	CINP (2016)	NICE (2014)	BAP (2016)	CANMAT/ISBD (2018)	日本うつ病学会 (2017)
クエチアピン(QTP)	1	1	1	1	1
バルプロ酸(VPA)	2	1	—	2	—
リチウム(Li)	2	1	3	1	1
ラモトリギン(LTG)	4	1	2	1	1
オランザピン(OLZ)	4	1	1	3	1
オランザピン/fluoxetine(OFC)	1	1	1	2	—

数字は推奨レベルを示す.
CINP：International College of Neuropsychopharmacology
NICE：National Institute for Health and Care Excellence
BAP：British Association for Psychopharmacology
CANMAT/ISBD：Canadian Network for Mood and Anxiety Treatments and International Society for Bipolar Disorders

精神科

のガイドラインの推奨薬剤は一致しない．これは有効性が確立されたものというよりも，むしろ有効性を期待したものとなっている可能性がある．それゆえに，ガイドラインだけで患者への適応を考えるのはベターな選択であるとは言いがたい．

d 双極性障害うつ病相に対する薬剤の特徴

表3に示したように，わが国のガイドラインでは，双極性障害うつ病相に対して第一推奨薬となっているのは，QTP（徐放性製剤），OLZ，LiおよびLTGの4剤である．この中で保険適用されるのはQTP（徐放性製剤）とOLZのみである．以下に4剤についての治療効果を示す．

①クエチアピン（QTP）

上記4薬剤のうち最も効果が明らかな薬剤である．300mg，600mg投与いずれもプラセボと比べて有効であった[16, 17]．また，600mg投与ではLiよりも有効であった[18]．さらに別の試験では，300mgと600mgの投与それぞれでパロキセチンよりもうつ症状を有意に改善した．

②オランザピン（OLZ）

本薬剤がわが国で初めて双極性障害うつ病相に対する保険適用を取得した薬剤である．国内では3報の臨床試験が報告されており，いずれもプラセボに対する有効性が示されている．わが国でOLZが双極性障害のうつ病相に対して保険適用の対象となった臨床試験は，日本，台湾，中国，韓国，米国の国際共同研究である[19]．

③リチウム（Li）

双極性障害うつ病相に対する第一推奨であるが，保険適用はない．1991年にSouzaらはLiが双極性障害うつ病相へ有効であることを報告した[20]．しかし2010年にYoungらが報告したLiの双極性障害うつ病相に対する大規模並行試験では，Liの効果はプラセボと同程度であった[18]．これらの研究でLiの有効性の賛否を論じることはできないが，再考する余地はある．一方，Liは自殺予防効果がメタ分析で唯一報告されているMSであり[21]，双極性障害患者における自殺の可能性は単極性うつ病よりも高く，希死念慮の出現する患者が多いことを考えると自殺予防効果を期待して使用できる．

④ラモトリギン（LTG）

2009年にGeddesらが発表した5試験のメタ分析では，双極性障害うつ病相のうつ症状に有意な改善を示している[22]．しかしLTGはQTPやOLZほど有効性の根拠があるわけではない．

わが国では2012年にOLZが保険適用を取得して以来ようやくQTPの徐放性製剤が2017年に保険適用となった．海外では第一推奨となっていたQTPについて今後わが国におけるその有効性や安全性に関する情報が蓄積されることが期待される．

3 双極性障害の維持治療─病相予防の薬物治療─

双極性障害は躁病相とうつ病相をくり返す再発性の高い疾患である．2年以内に約50%が，5年以内に70～90%が再発し[23]，生涯にわたる再発率は95%にも上る．したがって双極性障害の治療では，寛解状態の維持と病相予防のための長期的な維持治療が患者の予後に大きく影響する．維持治療では，患者の気分の波が社会機能に支障を来さないよう可能な限り最小限にすることが理想であり，寛解維持期では薬物療法に加えて心理教育をはじめとする社会心理的治療も極めて重要である．

わが国における双極性障害の再燃・再発に適応を有する薬剤はLTGのみである(表1参照)．しかし，日本を含む各国から示されている維持治療のガイドライン，CINP(2016)，NICE(2014)，BAP(2016)，CANMAT/ISBD(2018)および日本うつ病学会(2017)すべてで第一推奨薬として共通しているのはLiだけである．次いでこれらのうちの3つのガイドラインで第一推奨となっている薬剤はQTPである．

2014年にMiuraらは双極性障害の維持療法に関するネットワークメタ分析を行い，実薬とプラセボとの有効性，忍容性だけでなく，実薬同士を比較した結果を報告している(表4)[24]．

全体的なバランスをみると，QTPが最も有用であり，次いでLiとなっている．病相別にみると，躁病相にはLiとAAPが，うつ病相にはLi，LTG，QTPが予防効果に優れている．MSであるVPAや，わが国で唯一再発予防に適応を有するLTGは躁病相への効果が認められていない．これらの結果は対象となる病相により使用する薬剤選択の目安になると思われる．

表4 双極性障害の維持治療における薬剤の効果

	いずれかの病相を予防	躁病相予防	うつ病相予防	忍容性*
リチウム(Li)	○	○	○	×
ラモトリギン(LTG)	○	NS	○	NS
リチウム(Li)＋バルプロ酸(VPA)	○	○	NS	×
オランザピン(OLZ)	○	○	NS	NS
クエチアピン(QTP)	○	○	○	NS
リスペリドン持続性注射剤(RISLAI)	○	○	NS	NS
バルプロ酸(VPA)	○	NS	NS	NS

○：プラセボより優れている，×：プラセボより劣る，NS：プラセボと同等

*：忍容性は有害事象による服薬中止を指標としている．

（文献24より引用）

実臨床における治療としては，まずLiにより治療が開始され，躁病相への効果が不十分であればVPAあるいはOLZなどのAAPを，うつ病相への効果が不十分であれば抗うつ薬を併用し治療が行われてきた．近年抗うつ薬の併用は躁転や病相の不安定化，急速交代化を招くため控えるような傾向がみられる．実際は再発を予防するためには単剤治療などよりもむしろMS同士の併用療法やMSとAAPとを併用することもしばしばみられる．これらの併用療法についても，一致した見解が得られていないのが現状である．

維持期の治療では，寛解状態の維持と病相予防が最大の治療目標である．それゆえに，症状が落ち着いていても，薬剤を減らすと悪化するのではないだろうかという治療者の心理が働き，その結果，薬剤による副作用が出ていない限り急性期で用いた薬剤をそのまま継続することが多い．現時点において，寛解期における薬剤の減量・中止の影響をみた研究は見当たらない．患者が主観的に不快感を抱く副作用が生じたら初めて減量や減薬を考えるのが現実的である．症状の消失という薬剤の効果だけを求める治療ではどうしても薬剤の数や投与量が多くなるが，やはりそこには副作用というリスクを伴う．患者の立場を考えると，「効果があり副作用がなく最小限の薬剤」というのが理想なのである．それには維持治療では，急性期で用いた薬剤を症状の再燃・再発に注意しながら緩徐に減量していく工夫が必要となるのかもしれない．

ここが勘所！ しっかり押さえておこう！

- 急性躁状態では，患者の社会的状況にも影響するため急速な終息を目指す！
- 躁病相では，気分安定薬単剤よりも抗精神病薬との併用が優れた有効性を示す！
- 躁病相では，主観的に不快を感じる副作用の経験は継続服薬に影響する！
- 患者が“抑うつ状態”であるときに必ずしも抗うつ薬が有効であるとは限らない！
- うつ病相には，単極性うつ病の治療は適応できない可能性がある！
- 反復するうつ状態や躁転，症状の不安定化があるときは双極性障害を念頭に置いた治療を考える！
- 双極性障害のうつ病相では，ガイドラインと臨床研究との間には乖離がある！
- 寛解維持期では，病相の不安定化を起こさない最小量の薬剤での治療が理想である！
- 寛解維持期では，継続服薬のための心理教育が必須である！
- 寛解維持期では，服薬中断を防止するため副作用モニタリングを実施する！

▶引用文献

1）Hirschfeld RM, et al : The safety and early efficacy of oral-loaded divalproex versus standard-titration divalproex, lithium, olanzapine, and placebo in the treatment of acute mania associated with bipolar disorder. J Clin Psychiatry, 64 : 841-846, 2003.

2）Yildiz, A et al : A network meta-analysis on comparative efficacy and all-cause discontinuation of antimanic treatments in acute bipolar mania. Psychol Med, 45 : 299-317, 2015.

3) Ogawa Y, et al : Mood stabilizers and antipsychotics for acute mania : a systematic review and meta-analysis of combination/augmentation therapy versus monotherapy. CNS Drugs, 28 : 989-1003, 2014.

4) Daban C, et al : Clinical correlates of first-episode polarity in bipolar disorder. Compr Psychiatry, 47 : 433-437, 2006.

5) Drancourt N, et al : Duration of untreated bipolar disorder : missed opportunities on the long road to optimal treatment. Acta Psychiatr Scand, 127 : 136-144, 2013.

6) Goodwin FK, et al : Manic-depressive illness : bipolar disorders and recurrent depression, 2nd edition, pp 119-154, Oxford University Press, 2007.

7) Gijisman HJ, et al : Antidepressants for bipolar depression : a systematic review of randomized, controlled trials. Am J Psychiatry, 161 : 1537-1547, 2004.

8) Vázquez GH, et al : Overview of antidepressant treatment of bipolar depression. Int J Neuropsychopharmacol, 16 : 1673-1685, 2013.

9) Truman CJ, et al : Self-reported history of manic/hypomanic switch associated with antidepressant use : data from the Systematic Treatment Enhancement Program for Bipolar Disorder (STEP-BD). J Clin Psychiatry, 68 : 1472-1479, 2007.

10) Schneck CD, et al : The prospective course of rapid-cycling bipolar disorder : findings from the STEP-BD. Am J Psychiatry, 165 : 370-377, 2008.

11) Sharma V, et al : A closer look at treatment resistant depression : is it due to a bipolar diathesis? J Affect Disord, 84 : 251-257, 2005.

12) Akiskal HS, et al : Agitated "unipolar" depression re-conceptualized as a depressive mixed state : implications for the antidepressant-suicide controversy. J Affect Disord, 85 : 245-258, 2005.

13) Ghaemi SN, et al : "Cade's disease" and beyond : misdiagnosis, antidepressant use, and a proposed definition for bipolar spectrum disorder. Can J Psychiatry, 47 : 125-134, 2002,

14) Sharma V : A cautionary note on the use of antidepressants in postpartum depression. Bipolar Disord, 8 : 411-414, 2006.

15) Sachs GS, et al : Effectiveness of adjunctive antidepressant treatment for bipolar depression. N Engl J Med, 356 : 1711-1722, 2007.

16) Calabrese JR, et al : A randomized, double-blind, placebo-controlled trial of quetiapine in the treatment of bipolar I or II depression. Am J Psychiatry, 162 : 1351-1360, 2005.

17) McElroy SL, et al : A double-blind, placebo-controlled study of quetiapine and paroxetine as monotherapy in adults with bipolar depression (EMBOLDEN II). J Clin Psychiatry, 71 : 163-174, 2010.

18) Young AH, et al : A double-blind, placebo-controlled study of quetiapine and lithium monotherapy in adults in the acute phase of bipolar depression (EMBOLDEN I). J Clin Psychiatry, 71 : 150-162, 2010.

19) Tohen M, et al : Randomised, double-blind, placebo-controlled study of olanzapine in patients with bipolar I depression. Br J Psychiary, 201 : 376-382, 2012.

20) Souza FG, et al : Lithium treatment and prophylaxis in unipolar depression : a meta-analysis. Br J Psychiatry, 158 : 666-675, 1991.

21) Cipriani A, et al : Lithium in the prevention of suicidal behavior and all-cause mortality in patients with mood disorders : a systematic review of randomized trials. Am J Psychiatry, 162 : 1805-1819, 2005.

22) Geddes JR, et al : Lamotrigine for treatment of bipolar depression : independent meta-analysis and meta-regression of individual patient data from five randomised trials. Br J Psychiatry, 194 : 4-9, 2009.

23) Perlis RH, et al : Revisiting depressive-prone bipolar disorder : polarity of initial mood episode and disease course among bipolar I systematic treatment enhancement program for bipolar disorder participants. Biol Psychiatry, 58 : 549-553, 2005.

24) Miura T, et al : Comparative efficacy and tolerability of pharmacological treatments in the maintenance treatment of bipolar disorder : a systematic review and network meta-analysis. Lancet Psychiatry, 1 : 351-359, 2014.

（橋本 保彦）

感染症によるせん妄の対応方法

感染症によりせん妄が起こる場合があります．せん妄の対応方法や，可能であれば原因の特定方法を教えてください．

Answer

“感染症によるせん妄”に特化した対応策というものはないと思います．ここでは，せん妄を生じたときの一般的な対策について述べることとします．

せん妄の対策は，原則，原因の探求とそれの除去となります．せん妄の原因には，直接因子，背景因子，誘発因子という3つが関与して出現すると言われています．背景因子は当人が有する危険因子で，直接因子が引き金となり，誘発因子はそれを促進・遷延化させます(表1)．それぞれの因子には多数の要因があり，せん妄出現のタイミングは患者個々により千差万別です．同じ患者でも以前使用した薬でせん妄を起こさなくても，今回使うと生じることもあります．同じ状況に置かれた複数の患者がいても，せん妄を起こす人もいれば起こさない人もいます．

せん妄の対策はなかなか難しいのが現状です．それは上述のように，いつどんなタイミングで生じるのかがわからないためです．明確になっているせん妄のリスク因子を念頭に置き，目の前の患者にはどれくらいの危険因子があるのかを考え，常にせん妄の出現を予測することが実行可能なせん妄の予防となります．医療者・介護者が患者をみるときは，常にこれらを念頭に置かなければなりません．せん妄の対策で注意しなければならないことは，上記の3大因子において，変えることができない内容と工夫して変えることができるものとがあるということです．例えば，背景因子にある「高齢」「認知症」「脳梗塞の既往」などは，入院してきた患者から変えることはできません．しかし，直接因子である「薬剤」(表2)や誘発因子の「不安」「不眠」「感覚刺激」などは，医療者や介護者の工夫次第で最小限にできるかもしれません．

せん妄発症時の対応は，原因の除去と非薬物的介入です．せん妄には明確な3大因子がありますので，これらを極力減らす努力が必要となります．ただし，上述のように背景因子は変えることはできないので，直接因子と誘発因子について

表1 せん妄の原因

直接因子	身体疾患，薬剤（副作用や離脱を含む），手術
背景因子	高齢，認知機能障害（認知症），脳血管疾患（脳梗塞など）せん妄の既往，アルコール多飲
誘発因子	①身体的要因：疼痛，便秘，脱水，視力聴力低下，拘束など ②精神的要因：不安，抑うつ状態 ③環境変化：入院，手術室，感覚刺激（聴覚，視覚など） ④睡眠関連障害：不眠

表2 せん妄を起こしやすい薬剤の一覧

抗コリン薬（抗コリン作用を有する薬剤も含む）
抗パーキンソン薬
向精神薬（ベンゾジアゼピン受容体作動薬，抗うつ薬，炭酸リチウムなど）
抗てんかん薬
消化器系薬剤（H_2ブロッカー）
循環器系薬剤（降圧薬，抗不整脈薬など）
鎮痛薬（麻薬性および非麻薬性）
喘息治療薬
抗ヒスタミン薬
副腎皮質ステロイド
免疫抑制薬
抗菌薬・抗ウイルス薬
抗がん薬

精神科

工夫が必要となります．特に誘発因子は変えることができる因子がたくさんあります．患者は不快感や非日常が契機となってせん妄を起こしていることもあります．患者が置かれている環境，病室，室内の灯り，メガネ，補聴器，カレンダー，離床，歩行器など，これらはすぐにでも日常通りに準備することができます．次に試みることは不快感の除去です．痛み，かみゆ，便秘，尿閉など患者が主観的に不快と感じることの除去です．同時に夜間の睡眠の確保です．日中に眠ってしまうこと，実はこれは低活動型せん妄かもしれませんが，これは夜間の睡眠の妨げとなります．日中は医療スタッフや介護者が患者に積極的に声をかけ，昼寝を防止し，夜に十分眠れるよう睡眠衛生環境を整えることが大切です．眠れないから夜間に睡眠薬を，と安易に考える薬剤の使用は，医療とは言えません．こういった非薬物的介入を行うと同時に，患者の内服薬や電解質バランスを確認し，せん妄を生じている原因を考えるべきです．ただし，活動型のせん妄を生じ，医療スタッフや介護者が害を被りそうなときは，薬剤を使わざるを得ません．その際は，治めたい症状を，医療者や介護に当たる全員で確認し，その症状が治まったら積極的に使用した薬剤を安全に中止していくという取り決めをしてから開始すべきです．薬剤を漫然と継続すると，かえって今度はその薬剤が原因となりせん妄を誘発する可能性があるからです．せん妄の原因の一つに薬剤があることは言うまでもありません．しかし，薬剤をきちんと使えば，患者の苦痛を早期に和らげ，介護者の負担を減らすことも可能となります．薬剤師の腕の見せどころではないでしょうか．

（橋本 保彦）

術後のせん妄リスク因子とその対応策

高齢化に伴い80代や90代の患者でも手術治療を積極的に行うケースをよく見かけます．そのようなケースでは，事前にリスクを評価し，対策を病棟スタッフと共有することが必要だと考えています．そこで，術後せん妄のリスク因子やハイリスク患者への対応策について教えてください．

Answer

せん妄の発症要因には，直接因子，背景因子，誘発因子の3つがあります(p101，表1参照)．高齢者の術後では，せん妄のリスクは多々あります．残念ながら高齢であることも，手術を受けることもそれ自体せん妄のリスクであるため，その主たる原因を特定することは難しいと思います．疾患の悪化，入院，手術を受けるとなれば患者にとって大きな環境変化でありストレスであります．入院生活は，不安を抱き，家族との別居，手術室では見たことがない機械があり，さまざまな音が鳴っています．

ストレスはもちろん，それ以外にも高齢者の手術には多くのリスク因子が挙げられます．手術や苦痛を伴う検査など侵襲が大きい治療的介入，術前の絶食，術後の意識レベル回復の遅延，痛みや不快感，不安定な状態，身体拘束，ICU・手術室での常時灯，光刺激，音刺激など患者の感覚を刺激するもの，治療薬の影響(倦怠感，便秘など)，点滴，安静を強いられることなどです．身体疾患の治療が必要となる患者において，上記のようなせん妄のリスク因子はなかなか除去できるものではありません．完全に予防することは困難であるかもしれません．

術後は，全身状態・疾患の回復，ICUからの退室，内的・外的環境の改善がせん妄を起こす，あるいは生じているせん妄から回復へのカギとなります．術後，必要な治療的介入，薬剤や抑制帯の使用は極力最小限とします．自傷他害があるときなど緊急事態でない限り避けるべきです．

せん妄に対して用いる薬剤もありますが，その薬剤自体もせん妄を誘発することを覚えておかなければなりません．ましてやせん妄に対してなんの原因も特定せず，やみくもに薬剤を使用することは言語道断です．例えば，せん妄に対して抗精神病薬を投与し，患者が落ち着いたとします．これは，本当にせん妄が抑えられたのか，あるいは薬剤の効果で患者が過鎮静となり表面上落ち着いたように見えるだけであるのかは区別できません．一旦薬剤を用いてそれが有用と医師が判断すれば，なかなかその薬剤をやめることができません．このように漫然投与とならないためにも，せん妄に対して容易に薬剤を使用することはすべきでありません．

高齢者の多くは単一疾患ではなく何かしらの併存疾患があり，特に発症頻度の高い心疾患，認知症，脳の疾患，感染症はせん妄を起こすリスク因子と言われています．さらに多疾患となっているがために，たくさんの薬剤を服用しています．これもまたせん妄を引き起こすリスク因子です．80歳以上という加齢は，認知症の合併によらずリスク因子となります．ちなみに認知症では，脳血管性およびレビー小体型ではせん妄を起こしやすく，前頭側頭変性症では少ないと言われています．

高齢者が手術・入院となると，いつも行なっていることができなくなる，いつもと違うものがある，自分の思い通りにことが運ばない，日常使用する場所が異なる（トイレの場所がわからないなど）など，ADLの低下，不自由に陥ります．これらは患者にとってストレス以外の何物でもありません．患者を観察して注意することは，患者の落ち着きのない行動です．ベッドから度々降りて歩き回る，モニターを触る，ケーブルをいじる，そわそわしている，不眠などには注意が必要です．これらは患者の不安の現れです．これに対して，抑制帯や抗不安薬で対応するのではなく，できる限り看護師などの医療スタッフや介護者が傾聴することで解決を目指す方がよいでしょう．もしも使わざるを得ないときは，最短期間・最小限にすべきです．

（橋本 保彦）

多剤併用の効力とリスク，短期的，長期的使用の問題

精神疾患を有する患者の中には，多くの種類の薬剤を併用している例が多くみられます．多剤併用による薬剤の効力やリスクについて，短期的，長期的にどのように考えればよいか教えてください．

Answer

精神疾患の薬物治療において，多剤併用処方は決して少なくありません．ここでは多剤併用を“同効薬を2剤以上投与すること”と定義し，特に統合失調症の治療薬である抗精神病薬について述べていきます．

統合失調症の急性期では，いわゆる至適用量，抗精神病薬単剤で投与量（クロルプロマジン換算値として，1日量300～800mg）で精神症状を抑えることができないこともあります．このような場合，患者の安全を確保する目的で通常よりも多くの薬剤，投与量を用いることがあります．その結果，患者の症状がスムーズに改善します．多剤併用には厳しい意見もありますが，このように有用なことがあることも事実です．しかし，多剤併用処方を長期間続けると，副作用のリスクは確実に増します．

現在の日本で承認されているすべての抗精神病薬は，ドパミンD_2受容体（D2R）遮断作用により，抗精神病効果を示します．多剤併用処方ではD_2Rを過度に遮断するため，副作用が現われることとなります．患者の状況，薬剤のリスク・ベネフィットを考慮し，最適な処方を考えなければなりません．抗精神病薬投与中には錐体外路症状，患者が主観的に不快を感じる過鎮静，全身倦怠感，意欲低下などがあります．これらの副作用は，その後，薬剤の服薬アドヒアランス不良につながります．また錐体外路症状が生じると抗コリン作用を有する抗パーキンソン病薬を使用されることがあります．この薬剤により，新たに副作用，便秘や認知機能の低下などを生み出すので，使用に際しては注意が必要です．

多剤併用処方の問題は，このような処方が漫然と継続される点にあります．

ターゲットとしている精神症状が落ち着けば，徐々に至適用量にしていくことが重要です．一方，医師や家族の視点から考えると，患者の症状がもっとも悪い時を見ています．もし今の薬を減らすと症状が再発するのではないかと不安になり，継続しがちとなります．

なぜ多剤併用を長期間続けるといけないのか．D2Rを過度に遮断し続けると，生体反応としてドパミン刺激を伝えようとして，受容体を増やします．この受容体に内因性ドパミンが作用すると，精神症状が生じることになります．こうなると医師は，まだ薬が効いていないと思い，さらに薬剤を追加あるいは増量します．このようなことがくり返されると，高用量の抗精神病薬が投与されることとなります．薬剤の量が増えると，当然副作用のリスクが増していきます．抗精神病薬の投与量がクロルプロマジン換算値として，1,500mgを超えると突然死が増すとも言われています．その他の副作用も増していきます．これが多剤併用を長期間続けるといけない理由です．

（橋本 保彦）

不眠症治療薬を離脱していくためのプロトコル

2018年度診療報酬改定において，「不安の症状又は不眠の症状に対し，ベンゾジアゼピン系(BZD)の薬剤を12ヵ月以上連続して同一の用法・用量で処方されている場合」に処方料，処方箋料が減算されることになりました．また，2017年3月にPMDAからの『医薬品適正使用のお願いNo.11』で，「ベンゾジアゼピン受容体作動薬の依存性について」において，「BZD受容体作動薬を催眠鎮静薬及び抗不安薬として使用する場合，投与中止時は，漸減，隔日投与等にて慎重に減薬・中止を行ってください」とされてはいるものの，その具体的な方法については明記されていません．そのための具体的な方法について教えてください．

Answer

睡眠薬，特にベンゾジアゼピン受容体作動薬(BZ)の漫然処方は問題となっています．日本人は睡眠薬に対して，服用する前から「飲むとやめることができなくなる」「効果がなくなる」「認知症になる」「死んでしまう」など，強く不安を抱いています．しかし眠れなくなると，主観的に辛さを感じるので，睡眠薬を飲むことになります．今問題となっているのは，「眠れないから眠れるようになるために薬を使う」ことから始まりますが，「いつこの治療が終了するのか」ということが開始時より決められていないことです．患者は不安の中，苦痛の緩和を目指し薬物治療を始めますが，いつ終了するのかがわかりません．ここを医療者が示さないことが，漫然処方につながっていると考えます．もちろん明確に「何日間」「何ヵ月間の服用です」と決めることはできません．

不眠症の治療は，単に睡眠が取れるようになることだけではありません．睡眠を十分取ることで，患者の生活の質が上がること，社会機能障害の改善ができること，これらが治療の目的となります．したがって，治療を受けて十分に眠れるようになり，患者の生活の質および，当人の社会機能の改善を確認することが必要です．これらが確認でき，その後最低1～2ヵ月以上続けば，睡眠薬の漸減・中止を開始することができるようになります．

どのように減量・中止していくか．ここではBZについて述べていきます．

服用している薬剤が短時間・超短時間作用型の薬剤の場合，1～2週間ごとに服用量全体の25%ずつ，4～8週間かけて減量し，中止を目指します．一方，長時間作用型の薬剤の場合，全体服用量を減らすよりも，投与間隔を1日おきにすることを1～2週間，睡眠や生活に問題がなければ2日おきにするというように，徐々に投与間隔を伸ばしていき，中止を目指します．短時間・超短時間作用型の薬剤の中断時に離脱性の不眠が気になるときは，その薬剤より半減期が長い等力価の薬剤に置き換えてから，投与間隔をあけ中止を目指すことも可能です．また，投与量を徐々に減らす漸減法と投与間隔を徐々に伸ばす方法を組み合わせることも有効です．睡眠薬が多剤併用となっている場合は，半減期の短い薬剤から中止し，その後半減期の長い薬剤の中止を目指します．

これらの方法で示した減量速度は目安であり，患者と医療者とがよく話し合いをしながら進めていくべきでしょう．

（橋本 保彦）

精神科CKD患者で注意を要する薬剤

精神科の薬剤は肝代謝型薬剤が多いイメージですが，腎機能低下患者に注意が必要な主な薬剤を教えてください．

Answer

向精神薬は肝代謝型の薬剤が多いです．腎排泄型の薬剤だけでなく，腎機能障害時や薬剤そのものが，腎障害を生じる可能性があるもの，腎機能障害時には投与禁忌となる薬剤もあります．表には，腎機能障害時に投与禁忌となっている薬

表 腎機能障害時に注意すべき向精神薬

薬剤名（一般名）	販売名	禁忌	腎障害	備考
クロザリル	クロザピン	○	○	腎機能が悪化する恐れのため慎重投与
パリペリドン	インヴェガ	○	○	排泄が遅延し，血中濃度が上昇するため禁忌
パリペリドンパルミチン酸エステル	ゼプリオン水懸筋			中等度から重度腎機能障害患者では，排泄が遅延し，血中濃度が上昇するため禁忌
デュロキセチン	サインバルタ	○	○	ほとんど尿中排泄されないが，CCr30mL/min未満でAUC，Cmaxが約2倍に上昇するため禁忌
炭酸リチウム	リーマス	○	○	腎障害時は体内に蓄積するため投与量を減量
ガバペンチン	レグナイト	○	○	重度腎機能障害患者では，活性代謝物の排泄が遅延し，血中濃度が上昇するため禁忌
ジアゼパム	セルシン		○	腎機能低下とともに活性代謝物の蓄積が懸念される
ハロペリドール	セレネース		○	
ブロムペリドール	インプロメン		○	
リスペリドン	リスパダール		○	活性代謝物の蓄積が懸念される
アモキサピン	アモキサン		○	
イミプラミン	トフラニール		○	
セルトラリン	ジェイゾロフト		○	
フルボキサミンマレイン酸塩	ルボックス		○	
ミルナシプラン	トレドミン		○	腎障害の程度により投与量を考慮
カルバマゼピン	テグレトール		○	
トピラマート	トピナ		○	腎障害の程度により投与量を考慮

禁忌：高度腎機能不全患者には投与禁忌，腎障害：腎機能障害の原因となる薬剤

剤および腎機能障害を起こす可能性のある向精神薬をあげました．ただし，これらはあくまでも示された薬剤1つを服用しているときのものです．精神疾患患者は，たくさんの薬剤を服用している場合が多く，どの薬剤が腎機能障害を起こしているのか見当がつかないことがあります．腎機能を示す検査値のみならず，各薬剤に特徴的な副作用が生じていないかを見ることも必要です．

（橋本 保彦）

3章
がん

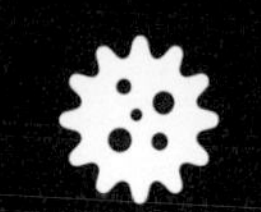

経口抗がん薬のアドヒアランスを評価せよ！

ステップアップのための注目ポイント

がん化学療法は入院治療から外来治療へ，そして注射剤から経口剤へ変化してきている．注射剤での治療に比べて経口剤での治療の方が患者QOLが高まるという報告があり[1)]，わが国でも多くの施設で外来がん化学療法が行われるようになってきた．胃癌の術後補助療法としてのS-1単剤，進行再発および術後の大腸癌患者に対してのXELOX療法（オキサリプラチン＋カペシタビン），非扁平上皮癌・*EGFR*遺伝子変異陽性肺癌に対するゲフィチニブ，慢性骨髄性白血病に対するイマチニブは，それぞれのがん種で標準療法として臨床現場で多く使用されている．

しかし，経口抗がん薬は医師が処方するだけでは治療効果が得られない．注射剤であれば，医療者が最終的に投与し医師が処方した量が確実に投与されるが，経口剤では，自宅で患者が決められた量を決められた方法で，決められた期間を服用しなければならない．海外の報告では，経口抗がん薬の飲み忘れ・飲み間違え（missed dose）は10％と報告されている[2)]ように，臨床現場では自己管理薬の飲み間違いは日々経験する事例だと考える．

レゴラフェニブ，アレクチニブ，アファチニブなど各がん種で治療効果が示されている経口抗がん薬が外来通院治療で多く使用される状況の中で，誰が，どのような方法で，いつ経口剤のアドヒアランスを確認するのかは重要な課題である．そこで今回は，アドヒアランスの評価方法およびアドヒアランスを低下させるリスク因子について考えてみたい．

1 経口剤のアドヒアランスを確認する方法

患者に薬を飲んでいるかを確認する方法としてどのような方法があるのだろうか．臨床現場では，カルテに「アドヒアランス良好」という記載を散見するが，多くが患者に「薬飲めていますよね？」などと聞いて，患者が「ハイ」と答えたらアドヒアランス良好とされている場合が多いと思われる．これは適切なアドヒアランス評価方法とは言えない．アドヒアランス評価についてはゴールドスタンダードがないといわれているが[3]，いくつか確立された方法があるので紹介する．アドヒアランスの評価方法としては主に，①客観的評価方法と②主観的方法がある．今回は代表的な4つの方法について説明する．

a 客観的評価方法

① 投薬事象監視システム（medication event monitoring system : MEMS）

これは，電子的なモニター機器を用いて，薬剤の箱やボトルが開封された日時を記録する方法である．すなわち，薬を飲むときにボトルを開けると，ボトルを開けた日時がボトルの内側に内蔵された機器に記録される仕組みである．最も客観的な方法で，MEMSを用いた経口抗がん薬のアドヒアランスを評価した報告はレベルの高い雑誌に報告されている[4, 5]．ただし，MEMSはボトルで薬を調剤する習慣のある欧米で使用されており，わが国では馴染みがない．また，この方法は，ボトルを開けた日時は客観的データとして残るが，1回が複数錠ある場合の治療では，1回量を適切に服用したかまではわからない．

② ピル·カウント

これは，受診時に飲み終わった薬の殻や残薬を患者に持参してもらい，その数を確認する方法である．経口抗がん薬の治験薬でもピル・カウントでアドヒアランスを確認している場合もあり，客観的にアドヒアランスを確認できる方法の一つである．患者が自宅から薬の殻や残薬を病院に持参しそれを医療者側が確認する必要があるので，患者と医療者側との信頼関係を十分構築する必要がある．ピル・カウントによりアドヒアランスを評価した論文も多く出版されている[6, 7]．

b 主観的評価方法

① 患者からの自己報告（Patients' self-reported）

これは，患者の自己報告（面接や質問表，治療日記などによる）や家族・医療者などの代理者による報告により評価する方法である．具体的には，治療手帳などを用いて経口剤を服用したら手帳にチェックを入れるなどして，その記録に基づきアドヒアランスを評価する．簡便でコストもかからず臨床研究で多く使用されている．ただし，治療を受ける患者が信頼する治療者（医師など）の期待に応えようと，薬を服用していないにもかかわらず薬を服用したと答えてしまう"ホーソン効果"が知られており，アドヒアランスを過大評価する傾向がある．

② Morisky服薬アドヒアランススケール
（Morisky medication adherence scale : MMAS-4, MMAS-8）

これは，信頼性と妥当性が検証されたアドヒアランス評価ツールの一つである．MMAS-4 [8]は4項目，MMAS-8 [9]は8項目の質問からなる．質問内容の中に，「この2週間で薬を飲まなかったことがありますか？」などの質問があるので，休薬がなく継続的に毎日服用する薬のアドヒアランス評価に適しており，MMASを用いて多くの論文が報告されている[10, 11]．

そのほかにも，投薬占有率（medication possession ratio : MPR）やmedication adherence rating scale（MARS）などのさまざまな方法がある．MPRは一定期間中の総投薬量に対する実服薬量の割合を示す指標であり，日本の薬剤師による研究成果も示されている[12]．MARSは精神疾患を特定の対象としてアドヒアランスを評価する尺度である[13]．

2 アドヒアランスは治療効果に直結する

服薬アドヒアランスの低下は，死亡率の上昇に関連すると報告されている[14]．また，がん領域においては，例えば慢性骨髄性白血病に対するイマチニブでは，3ヵ月間のアドヒアランスが90%以上の群では，6年間の分子遺伝学的効果が93.7%認められたのに対して，90%以下の群では13.9%だったと報告されている[15]．このように，経口抗がん薬のアドヒアランスは治療効果にも直結するが，薬剤師が十分にアドヒアランスを確認できる体制かと考えれば現状ではそうではないと思われる．さらに抗がん薬には，副作用対策として支持療法薬を多く使用するが，支持療法薬のアドヒアランスも同様に重要である．がん患者指導管理料3で外来患者へのケアに対しても保険点数を算定することが可能となったが，特に外来で経口抗がん薬治療をしている患者に対して，薬剤師外来や薬局窓口で薬剤師がアドヒアランス評価をすることが重要であると考える．

3 アドヒアランスを低下させる要因

アドヒアランスを低下させる要因として，2003年に発表されたWHOのアドヒアランスの指針では大きく5つに分けられると提唱されている[16]．具体的には，①患者に関連した要因　②社会的・経済的要因　③病態に関連した要因　④治療法に関連した要因　⑤保健医療システムと治療チーム側の要因（保健医療システム/ヘルスケアチーム）である．がん領域で主に報告がある①患者に関連した要因　②社会的・経済的要因　③病態に関連した要因について述べる．

a 患者に関連した要因

患者に関連したノンアドヒアランスの要因として，服用する認識が低い[17]，症状に対する懸念[18]，飲み忘れ[5]などが日常的に起こると考えられることが世界各国で報告されている．飲み忘れ・飲み間違いについては，筆者らが行った研究でも約5～12％程度あることが明らかになった（表1）[19, 20]．飲み忘れ・飲み間違えの理由としては，外食していて忘れた，具合が悪かったので何となく飲まなかったなどであった．これらのすべてのノンアドヒアランスを改善することは難しいが，担当している患者が薬を服用できているのかを明らかにすることは重要であると考える．

b 社会的・経済的要因

① 年　齢

若い患者と高齢の患者でアドヒアランスが低いことが報告されている．若い患者の定義は45歳以下の患者で，乳癌のホルモン剤を対象とした研究でノンアドヒアランスの原因と報告されている[21, 22]．高齢の患者について検討した報告では，

表1 抗がん薬の飲み忘れの発現頻度

a 進行再発大腸癌におけるXELOX療法のカペシタビンを服用できなかった理由

理　由	%（回）
下痢	22.5%（352）
悪心・嘔吐	13.8%（215）
発熱	12.7%（198）
飲み忘れ・飲み間違い	12.1%（189）
イレウス・便秘	6.5%（102）
病勢進行	5.6%（ 87）
手足症候群	5.3%（ 83）
末梢神経障害	4.6%（ 72）
出血	3.0%（ 47）
血栓	2.6%（ 40）
口内炎	2.4%（ 37）
異常臨床検査値	1.8%（ 28）
めまい	1.6%（ 25）
オーバーアドヒアランス	1.5%（ 23）
その他	3.7%（ 57）

b 進行再発大腸癌におけるトリフルリジン/チピラシルを服用できなかった理由

理　由	%（回）
悪心・嘔吐・食欲不振	27.1%（23）
腹痛	25.9%（22）
好中球減少	11.8%（10）
イレウス	11.8%（10）
発熱	10.6%（ 9）
飲み忘れ・飲み間違い	4.7%（ 4）
下痢	2.4%（ 2）
その他	5.9%（ 5）

（文献19，20より引用，一部改変）

80歳以上での報告[19]と85歳以上でアドヒアランスが低下する報告[22]があり，大腸癌に対するXELOX療法におけるカペシタビンにおいて80歳以上でアドヒアランスが有意に低いことが示されている（図）[19]．

今回紹介したポジティブな報告はあるが，ほかは年齢の影響がなかったという報告もあり，一概に「すべての治療法において高齢だからアドヒアランスが低く，若いとアドヒアランスが高い」とは言えない．一般的に高齢者はアドヒアランスが低いということは理解できるが，乳癌のホルモン療法においては45歳以下の若年者もアドヒアランスが低いことが報告されている[21]．日常臨床でも慢性骨髄性白血病の患者が，イマチニブが高価なので1回服用量を自己調整していたケースや，アプレピタントは高価であることを確認し自己判断であえて服用してこないケースなどもあるため，若年者はアドヒアランスが高いと思い込まずに対応する必要がある．

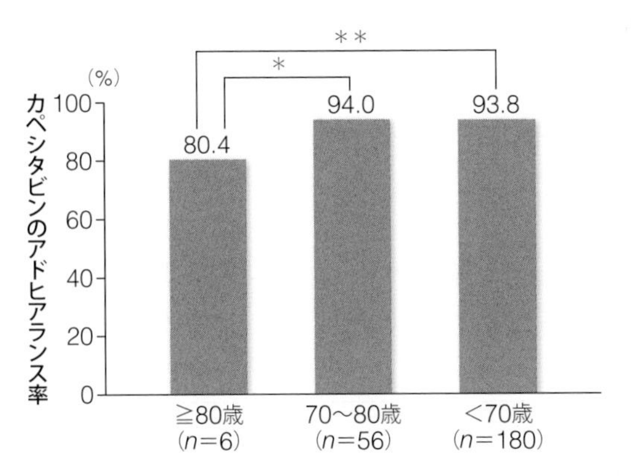

図 年齢とXELOX療法におけるカペシタビンのアドヒアランス率との関係

それぞれ1コース目のアドヒアランス率を示す．アドヒアランス率は，服用できた回数/服用するべき回数×100とした．
≧80歳の群では135回/168回，70～80歳群では1,474回/1,568回，<70歳の群では4,725回/5,040回であった．
＊p<0.001（≧80歳 *vs* 70～80歳），＊＊p<0.001（≧80歳 *vs*<70歳）
（文献19より引用）

がん

② 生活状況

患者の生活状況（独居か家族などと住んでいるか）がアドヒアランスに影響を与えるかも検討されている．カペシタビン，イマチニブ，レナリドミドなどさまざまな抗がん薬のアドヒアランスを評価し，95%以上のアドヒアランス率の患者を調べたところ，独居ではない生活状況であることが独立した因子として関連していた[6]．さらに，スウェーデンのオンコロジストを対象とした研究で，オンコロジストが治療決定時に生活状況を重要視することも報告[23]されている．

日本においても高齢者が多くなっており，高齢者で独居の患者は今後多くなってくると考えられる．今まではケアにあたる時に生活状況など気にしないことが多かったと思うが，アドヒアランスを適切に保つためには生活状況も把握することが重要である．独居の場合は，アドヒアランスが低下する可能性があること，アドヒアランス低下を回避するために治療の理由づけを丁寧に説明する，治療手帳に記載してもらいそれを外来ごとに薬剤師が確認する仕組みづくりなど，薬剤師として必要なケアを行う必要がある．

③ 医療費

医療費の自己負担額はアドヒアランスに影響する[21, 24, 25]．例えば，1回の処方あたりの自己負担額が$30を超えるとノンアドヒアランスの要因となることが報告されている[21]．今後，高価な経口分子標的薬が臨床現場で使用されるようになるので，医療費も考えながら現場で対応しなければならない．

C 病態に関連した要因

患者の病態や健康状態によりアドヒアランスが低下することも報告されている．例えば，抗がん薬治療を行いGrade 3以上の副作用が出た患者ではアドヒアランスが低下することが示されている[17, 26]．具体的には，乳癌の術後補助療法としてタモキシフェンを使用した患者のノンアドヒアランスの理由として，副作用が46％を占めていた．進行再発大腸癌に対するレゴラフェニブのアドヒアランスに関する筆者らの研究においても，ノンアドヒアランスの回数（全965回）を調査したところ，手足症候群34.3％，肝機能障害15.3％，発熱12.3％，発疹8.5％と全体の3/4以上は副作用であった（表2）[27]．

また，パフォーマンスステータス（PS）の低下によりアドヒアランスが低下す

表2　レゴラフェニブのノンアドヒアランスの理由（全965回分）

理　由	％（回）
手足症候群	34.3％（331）
肝機能障害	15.3％（148）
発熱	12.3％（119）
発疹	8.5％（ 82）
病勢進行	8.2％（ 79）
疼痛	4.5％（ 43）
下痢	3.8％（ 37）
腎機能障害	2.9％（ 28）
便秘	2.2％（ 21）
飲み忘れ・飲み間違い	1.6％（ 15）
高血圧	1.6％（ 15）
その他	4.9％（ 47）

（文献27より引用）

ることが示されている論文もある[20]．この報告は，トリフルリジン/チピラシルのアドヒアランスに絞った研究であるが，PSが低下した患者ではアドヒアランスが低いことが示されている．PSが低下した状態でがん薬物療法を行うと副作用が重篤化することが知られており，その結果としてアドヒアランスが低下すると考えられる．

4 薬剤師のケアによりアドヒアランスは高められる！

薬剤師の主な仕事は医師の処方箋に基づき調剤を行うことであるが，今や調剤し薬を患者に渡すだけでなく，患者が薬を適切に服用できているかを確認し，副作用対策を医師と共に行う治療マネジメントすることが求められている．すなわち，薬剤師が提供するべきは，薬というモノから，副作用なく薬を飲んでもらい，その結果得られる治療効果に変わってきている．そのためにも，アドヒアランスの評価方法を知り臨床現場で実践し，ノンアドヒアランスとなる因子を知り患者ケアを行い，最終的にはアドヒアランスを高めていくことが必要である．

以下に薬剤師のかかわりによってアドヒアランスが高まったという研究報告を紹介する[28]．心不全の患者を対象に，患者を薬剤師介入群，通常ケア群にランダム化し，12ヵ月間フォローアップした．主要評価項目としてはMEMSを用いて評価した心不全治療薬のアドヒアランスと救急外来通院回数とした．薬剤師介入群では，心疾患に対して使用する薬の薬理学や患者教育法などの教育を受けた薬剤師が薬の使用状況・体重などを定期的に評価した．また，決められたプロトコル(患者が薬を飲んでいないと考えられた時の対応，患者の心疾患の知識が不足していると考えられた時の対応)に従いケアを行った．一方，通常ケア群では，特別な教育を受けていない薬剤師が患者対応を行った．介入群の薬剤師ともコンタクトは取らないようにした．その結果，介入群122例，通常ケア群192例の患者が対象となり，すべての薬のアドヒアランスは介入群で78.8% [95%CI：74.9 to 82.7]，通常ケア群で67.9% [63.8 to 72.1]であり，約10%アドヒアランスが上昇した．

がん領域では，主に乳癌や大腸癌でカペシタビンを使用した患者を対象とした研究が報告されている[29]．この研究では，アドヒアランスが低い患者(アドヒアランス率が90%以下)を対象に薬剤師がベーシックな薬剤師によるケアに加えて，副作用マネジメントを行うことにより，アドヒアランス率は85.7%から97.6%へ改善したことが報告されている．

最初に取り上げた報告は2007年に米国，次に取り上げた報告は2013年にドイツで報告された薬剤師が筆頭著者である論文である．日本では，服薬指導や持参薬確認などは多くの施設で行うようになってきた．それらの業務の評価は実施件数だけで評価していないだろうか．例えば，服薬指導の結果により副作用が軽減した事例，アドヒアランスが低かった患者が薬を飲むようになった事例などを把握しているだろうか．薬剤師が患者に提供するものは，薬だけでなく，治療効果であるということを考えると，何の項目で評価するべきかおのずと見えてくる．

ここが勘所！ しっかり押さえておこう！

▶経口抗がん薬のアドヒアランスを保つことは治療効果を引き出すために重要！

▶アドヒアランスを評価する方法としては，患者からの自己報告，ピル・カウント，MEMS，MMASなどがある！

▶まずは，適切な評価方法で薬剤師が評価することが重要！

▶アドヒアランスを低下させる要因としては，①患者に関連した要因　②社会的・経済的要因　③病態に関連した要因などがある！

▶薬剤師の仕事は，薬を調剤するだけでなく，患者に投与されるまで責任をもって治療効果を提供すること！

▶引用文献

1）Fallowfield L, et al : Patients' preference for administration of endocrine treatments by injection or tablets : results from a study of women with breast cancer. Ann Oncol, 17 : 205-210, 2006.

2) Weingart SN, et al : Medication errors involving oral chemotherapy. Cancer, 116 : 2455-2464, 2010.

3) Ruddy K, et al : Patient adherence and persistence with oral anticancer treatment. CA Cancer J Clin, 59 : 56-66, 2009.

4) Partridge AH, et al : Adherence and persistence with oral adjuvant chemotherapy in older women with early-stage breast cancer in CALGB 49907 : adherence companion study 60104. J Clin Oncol, 28 : 2418-2422, 2010.

5) Eliasson L, et al : Exploring chronic myeloid leukemia patients' reasons for not adhering to the oral anticancer drug imatinib as prescribed. Leuk Res, 35 : 626-630, 2011.

6) Timmers L, et al : Adherence and patients' experiences with the use of oral anticancer agents. Acta Oncol, 53 : 259-267, 2014.

7) Del Prete S, et al : Adherence and safety of regorafenib for patients with metastatic colorectal cancer : observational real-life study. Future Oncol, 13 : 415-423, 2017.

8) Morisky DE, et al : Concurrent and predictive validity of a self-reported measure of medication adherence. Med Care, 24 : 67-74, 1986.

9) Morisky DE, et al : Predicitive validity of a medication adherence measure in an outpatient setting. J Clin Hypertens (Greenwich), 10 : 348-354, 2008.

10) Kesmodel SB, et al : Patient-reported adherence to adjuvant aromatase inhibitor therapy using the Morisy Medication Adherence Scale. Am J Clin Oncol, 41 : 508-512, 2018.

11) Efficace F, et al : Investigating factors associated with adherence behaviour in patients with chronic myeloid leukemia : an observational patient-centered outcome study. Br J Cancer, 107 : 904-909, 2012.

12) 岩井 大ほか：閉経後乳がん患者に対する術後ホルモン療法の副作用発現と服薬アドヒアランスとの関連. 日本病院薬剤師会雑誌, 53 : 62-66, 2017.

13) Tompson K, et al : Reliability and validity of a new Medication Adherence Rating Scale (MARS) for the psychoses. Schizophr Res, 42 : 241-247, 2000.

14) Murphy CC, et al : Adherence to adjuvant hormonal therapy among breast cancer survivors in clinical practice : a systematic review. Breast Cancer Res Treat, 134 : 459-478, 2012.

15) Marin D, et al : Adherence is the critical factor for achieving molecular responses in patients with chronic myeloid leukemia who achieve complete cytogenetic responses on imatinib. J Clin Oncol, 28 : 2381-2388, 2010.

16) World Health Organization : Adherence to long-term therapies : evidence for action, 2003.

17) Grunfeld EA, et al : Adherence beliefs among breast cancer patients taking tamoxifen. Patient Educ Couns, 59 : 97-102, 2005.

18) Noens L, et al : Prevalence, determinants, and outcomes of nonadherence to imatinib therapy in patients with chronic myeloid leukemia : the ADAGIO study. Blood, 113 : 5401-5411, 2009.

19) Kawakami K, et al : Patients' self-reported adherence to capecitabine on XELOX treatment in metastatic colorectal cancer : findings from a retrospective cohort analysis. Patient Prefer Adherence, 9 : 561-567, 2015.

20) Sugita K, et al : Self-reported adherence to trifluridine and tipiracil hydrochloride for metastatic colorectal cancer : a retrospective cohort study. Oncology, 91 : 224-230, 2016.

21) Sedjo RL, et al : Predictors of non-adherence to aromatase inhibitors among commercially insured women with breast cancer. Breast Cancer Res Treat, 125 : 191-200, 2011.

22) Partridge AH, et al : Nonadherence to adjuvant tamoxifen therapy in women with primary breast cancer. J Clin Oncol, 21 : 602-606, 2003.

23) Cavalli-Björkman N, et al : Equal cancer treatment regardless of education level and family support? A qualitative study oncologists' decision-making. BMJ Open, 2 : e001248, 2012.
24) Kirk MC, et al : Insight into barriers against optimal adherence to oral hormonal therapy in women with breast cancer. Clin Breast Cancer, 8 : 155-161, 2008.
25) Kahn KL, et al : Patient centered experiences in breast cancer : predicting long-term adherence to tamoxifen use. Med Care, 45 : 431-439, 2007.
26) Winterhalder R, et al : Self-reported compliance with capecitabine : findings from a prospective cohort analysis. Oncology, 80 : 29-33, 2011.
27) Kawakami K, et al : Self-reported adherence to regorafenib for metastatic colorectal cancer : a retrospective study. 2017 Gastrointestinal Cancers Symposium, abstract 783, 2017.
28) Murray MD, et al : Pharmacist intervention to improve medication adherence in heart failure : a randomized trial. Ann Intern Med, 146 : 714-725, 2007.
29) Krolop L, et al : Adherence management for patients with cancer taking capecitabine : a prospective two-arm cohort study. BMJ Open, 3 : e003139, 2013.

（川上　和宜）

薬剤師が行う抗がん薬による末梢神経障害のマネジメント

ステップアップのための注目ポイント

抗がん薬の副作用は多種多様である．支持療法薬の進歩により，悪心・嘔吐や好中球減少に対して効果的な支持療法薬が使用できるようになり，重篤な副作用の発現率は減少してきていると考えられる．

一方，末梢神経障害や味覚異常，倦怠感は患者としては苦痛に感じるが医療者側としては客観的に評価しにくい副作用の一つであり，さらに支持療法薬も確立されておらず対応に苦慮することが多い．

今回テーマとする抗がん薬による末梢神経障害について，有効な支持療法薬が開発されないことが問題だろうか？ 有効な支持療法薬が開発されるのは何年後になるのであろうか？ 本節では，目の前で苦しんでいる患者を前にして，医療の担い手である薬剤師が，今やるべきこと，できることについて考えていきたい．

1 患者が感じる副作用の程度と医療者が評価する副作用の程度との乖離

抗がん薬による副作用は，患者が感じる副作用の程度と医療者が評価する副作用とでは乖離があることが知られている．図1は，縦軸に患者が感じる副作用の累積発生率，横軸に治療継続期間(月)を示しており，患者が感じる副作用と医療者が評価する副作用の累積発生率の違いを示している．具体的には倦怠感については治療継続25ヵ月目で患者の約80%が，倦怠感があると感じている．しかし，医療者の評価では約50%の患者しか倦怠感を感じていると評価していないこと

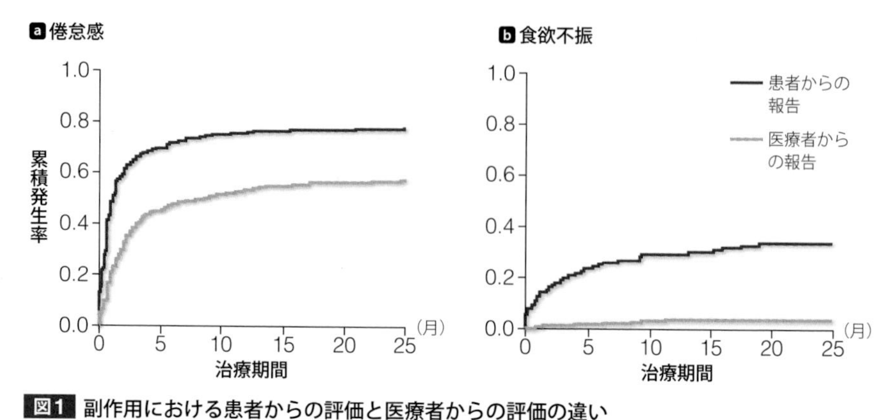

図1　副作用における患者からの評価と医療者からの評価の違い

肺癌や乳癌および婦人科がん467症例の抗がん薬治療中の患者の副作用について評価した.

（文献1より引用，一部改変）

が示されている．同様に，食欲不振では約30%の患者が，食欲不振があると感じているが，医療者は約5%の患者が食欲不振を感じていると評価している[1]．

副作用を重篤度に合わせて客観的に数値化していくことにより，その副作用が軽症なのか重症なのかを評価できる．当たり前のことであるが，副作用マネジメント前の状態を適切に評価できていなければ，副作用マネジメント自体を評価することはできない．例えば，好中球数や血小板数というパラメータを使用すれば，副作用を客観的数字として評価でき，副作用を見える化できる．嘔吐は嘔吐回数，下痢は下痢回数（ストーマの場合は便の排泄量）と副作用を数値化でき評価ができる．

今回のテーマである抗がん薬による末梢神経障害はどうだろうか．表1aに示す「有害事象共通用語規準（common terminology criteria for adverse events：CTCAE）v4.0」では，Grade 2やGrade 3では身の回り以外の日常生活動作の制限や，身の回りの日常生活動作の制限といった評価基準であり，評価する医療者によって評価が異なることがある．すなわち，患者が感じる症状を客観的に評価するのが難しく見えにくい副作用といえる．好中球減少や嘔吐，下痢よりも患者が感じる副作用の程度を評価しにくい副作用の一つと考えられる．

表1 末梢神経障害の評価ツールとその内容

a 有害事象共通用語規準 v4.0 日本語訳JCOG 版での末梢神経障害の評価基準

	Grade 1	Grade 2	Grade 3	Grade 4
末梢性運動ニューロパチー	症状がない；臨床所見または検査所見のみ；治療を要さない	中等度の症状がある；身の回り以外の日常生活動作の制限	高度の症状がある；身の回りの日常生活動作の制限；補助具を要する	生命を脅かす；緊急処置を要する
末梢性感覚ニューロパチー	症状がない；深部腱反射の低下または知覚異常	中等度の症状がある；身の回り以外の日常生活動作の制限	高度の症状がある；身の回りの日常生活動作の制限	生命を脅かす；緊急処置を要する

注：この表ではGrade 5は表記していない

（有害事象共通用語規準 v4.0 日本語訳JCOG版〈http://www.jcog.jp〉より引用，一部改変）

b Debiopharm社 神経症状−感覚性毒性規準(DEB−NTC)の評価基準

有害事象	Grade 1	Grade 2	Grade 3
冷たいものに誘発される知覚不全/感覚異常 無痛性の知覚不全/感覚異常 痛みを伴う知覚不全/感覚異常 日常生活に支障を来す機能障害	末梢神経症状の発現 ただし7日未満で消失	7日以上持続する末梢神経症状 ただし機能障害はない	機能障害の発現

2 PRO-CTCAE™

PRO−CTCAE™とは，patient-reported outcome (PRO) −CTCAE (患者報告による症状モニタリング)の略であり，医療者によるアウトカム評価だけではなく，患者自身による主観的評価として開発された．既存のCTCAEを活かしつつPROの要素を導入し，患者の自己評価に基づいて有害事象を測定できるシステムツールである．がん臨床試験の有害事象評価に適応し，より正確度と精度の高いグレーディングを行う評価システムを構築することを目的として，米国国立がん研究所の研究班(研究代表者：Ethan Basch)によって開発された．

図2は，2017年の米国臨床腫瘍学会で発表された報告[2]で，進行がんでがん薬物療法を受けている患者を対象に，PRO−CTCAE™を行い，対照群として通常の症状モニタリングのみと比較する大規模なランダム化比較試験(RCT)を実施したものである．その結果，766人の患者が対象となり生存率は対照群と比べてPRO−CTCAE™群で5ヵ月延長した．生存期間中央値はPRO−CTCAE™群で

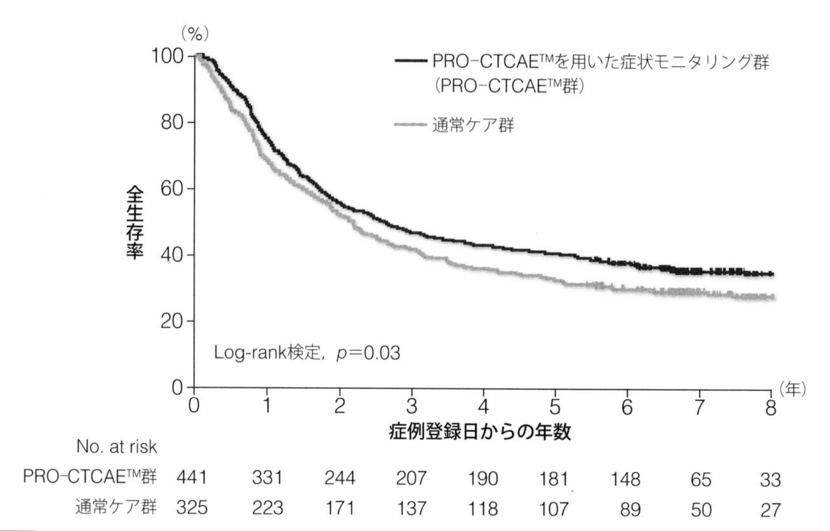

図2　がん薬物療法実施中にPRO-CTCAE™を用いた症状モニタリングと通常モニタリングとの生存率

転移性の固形がん患者を対象に766人を対象とした.　　(文献2より引用，一部改変)

31.2ヵ月，対照群26.0ヵ月となった($p = 0.03$)．多変量解析でも，ハザード比は0.832 [95%CI：0.696 to 0.995]であった．また，副次評価項目であるQOLについては，ベースラインとの比較で対照群よりもPRO-CTCAE™群で31%改善していた($p < 0.001$)．また，救急治療室の利用頻度も，対照群と比べて介入群で試験期間を通して7%減少した($p = 0.02$)．

この結果は，患者が感じる副作用の程度を適確に評価でき，副作用が重症になる前に医療チームにより適切な副作用マネジメントが行われた結果，抗がん薬治療を長く継続でき生存率も延長することができたと考えられる．医療者は患者の副作用の程度を過小評価する傾向にあり，その結果，Reactive Approach (問題が起こってからのアプローチ)となることが多いが，PRO-CTCAE™によりProactive Approach (先に行動を起こすアプローチ)が可能となると考えられる．

3 見えにくい副作用を見えやすくするスキル

抗がん薬による末梢神経障害や味覚異常，倦怠感は客観的評価が難しく定量化がしにくい副作用である．すなわち，見えにくい副作用と考えられる．このような副作用は有効な支持療法薬が開発されたとしても，支持療法薬投与前の評価が定量化できていなければ，支持療法薬の効果も評価ができない．副作用を適切に評価するスキルを身につけ見えない副作用を，見える副作用にしていくことが求められる．

抗がん薬による末梢神経障害の重篤度評価は，がん領域では一般的に使用されるCTCAE v4.0（表1a）を用いることが多い．しかし，前述したように末梢神経障害は抽象的な評価基準であり評価がばらつく可能性がある．ここで大切なスキルの一つは，「日常生活動作の制限」を患者にわかりやすく言い換えて確認することである．例えば，「洋服のボタンがはめられるか」「階段や段差を登るときや降りるときに転ぶことはないか」など，より具体的な行動を聞くことが重要である．ここでも，手と足の症状を確認するためにあえて手で行う行動として「ボタン」，足を使用する日常生活動作として「階段や段差を登るとき，降りるとき」など部位を意識しながら質問を考える. 特に足に関する質問は注意して聞く必要がある. 足の症状悪化による転倒や転落は，頭部を打撲することにつながるので，症状があれば早めの対応が必要となる．さらに歩行に関して話をしたときに，杖などの補助具を使用していることがわかればGrade 3と評価する一つの指標になる.

抗がん薬による末梢神経障害は，抗がん薬による蓄積毒性と重篤度が報告されておりオキサリプラチンであればGrade 3が約15%発現する累積投与量が780～850mg/m^2 [3]，国内でもオキサリプラチン累積投与量が799mg/m^{2}でオキサリプラチンを中止する例が16.2%であったことが報告されている[4]．シスプラチンに関しても報告されており，総用量が250～500mg/m^{2}で神経毒性が出現し，900mg/m^{2}で50%，1,300mg/m^{2}で100%に発現するとされる[5]．患者の日常生活への動作に影響してくるのは急性期の症状より慢性期の症状であり，症状持続期間を聞くスキルが必要である．表1bに示したDebiopharm社が開発したDEB-NTC（neurotoxicity criteria of Debiopharm）では各症状に対して症状持続期間が7日未満か7日以上かでGrade 1もしくはGrade 2かの評価が分かれる．すなわち，末梢神経障害を評価するときには持続期間の変化を把握することにより，症状の程度を把握しやすくなるので持続期間を聞くスキルを身につける．

現在多くの病院でオキサリプラチンやパクリタキセル，ボルテゾミブを含むがん薬物療法が外来で行われるようになってきている．医師の診察時間は限られており，末梢神経障害のような見えにくい副作用を評価するには，抗がん薬ごとの末梢神経障害の発現時期や発現リスクなどに詳しい薬剤師が行うべきことが多くある．薬剤師が患者と面談し，副作用を評価するスキルを身につけ，医薬品情報を考慮しながら副作用を適切に評価することが求められている．さらに，今後はPRO-CTCAE™が現場に普及し，副作用が重篤化する前に対応できるように薬剤師のさらなる関与が必要である．

4 抗がん薬による末梢神経障害に対する治療薬のエビデンス

抗がん薬による末梢神経障害に対する治療薬についてはいくつかの報告があるが，治療対象となった患者背景や評価項目について知っておく必要がある．プレガバリンは多くの施設で抗がん薬による末梢神経障害に対して使用されるが，その根拠となる報告[6]は単施設でオキサリプラチン投与後の末梢神経障害を発現した23例の患者を対象とした報告である．その報告の結果を表2に示す．消化器癌に対するオキサリプラチン投与後による末梢神経障害に対してプレガバリンを使用した結果，末梢神経障害Grade 3がGrade 2に軽減した症例が3人(13%)，Grade 3からGrade 1に軽減した症例が2人(9%)，Grade 2からGrade 1へ軽減した症例が5人(22%)であった．それ以外は症状が変化なかった症例や治療効果がなかった症例で，全体の56%であることがわかる．さらに，単施設の少数例を対象とした報告であること，オキサリプラチン投与後の末梢神経障害を対象としていることを理解することが重要である．

デュロキセチン(サインバルタ®)については，多施設共同ランダム化・クロスオーバー二重盲検比較試験で抗がん薬による末梢神経障害に対する治療効果について報告[7]されている(図3)．NCI-CTCAE v3.0に基づき，Grade 1以上の末梢神経障害を有すると判定され，さらに疼痛の重症度(スコアは0～10)で4以上になる患者231人を対象とした．対象患者はパクリタキセルの治療を受けた患者が87人(39.5%)，オキサリプラチンの治療を受けた患者が129人(58.6%)，パ

表2 オキサリプラチンによる末梢神経障害に対するプレガバリンの効果

末梢神経障害	患者数（人）	患者数（%）
Grade 3 変化なし	0	0
Grade 3 → 2	3	13
Grade 3 → 1	2	9
Grade 2 変化なし	6	26
Grade 2 → 1	5	22
効果なしのため治療中断	4	17
副作用のため治療中断	3	13

米国イェール大学病院単施設による23症例を対象とした報告.
（文献6より引用，一部改変）

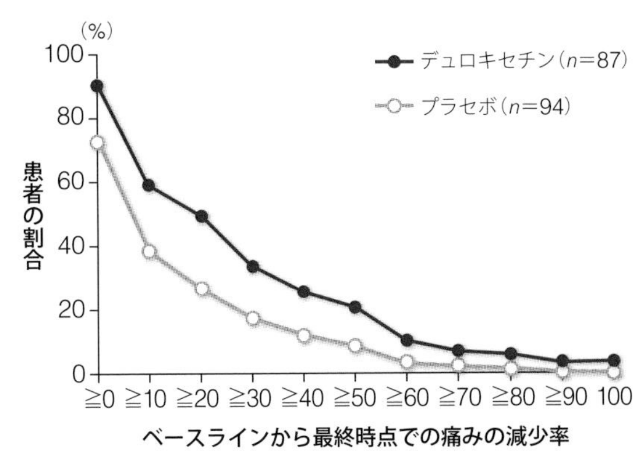

図3 抗がん薬による末梢神経障害の痛みに対するデュロキセチンとプラセボの除痛効果

抗がん薬（パクリタキセル，オキサリプラチンなど）投与後，末梢神経障害Grade 1以上で疼痛の重症度（スコア0〜10）で4以上の患者を対象.
（文献7より引用，一部改変）

がん

クリタキセル以外のタキサン系抗がん薬が4人（1.9%）であった．その結果，主要評価項目である痛み（スコアは0〜10，10が最悪）の評価では，クロスオーバー前の評価で多少なりとも痛みの軽減を感じた患者の割合は，デュロキセチン群では59%，プラセボ群では38%だった．疼痛の30%低減を経験する可能性を相対リスクで示すと，プラセボ群に比べデュロキセチン群では1.96 [95%CI : 1.15 to 3.35]となった．さらにタキサン系抗がん薬を使用していた患者とオキサリプラチンを使用していた患者を分けて分析したところ，デュロキセチンの利益はプラチナ製剤を使用していた患者で大きい傾向がみられた．有用な研究ではあるが，デュロキセチンについては末梢神経障害の痛みに対して効果があったということであり，末梢神経障害の重症度を軽減したということではない．

また，漢方薬である牛車腎気丸については，オキサリプラチンによる治療を受けた患者を対象に第Ⅲ相試験を実施したが，中間解析で効果が不十分と判断されて試験そのものが中断された[8)]．ガバペンチンについては，オキサリプラチンやパクリタキセル投与後の末梢神経障害を発現した患者に対して，ランダム化・クロスオーバー二重盲検比較試験が行われたが，末梢神経障害の重篤度（Grade）については，ガバペンチンの効果がなかったことが報告されている[9]．

今回取り上げた抗がん薬による末梢神経障害は，見えにくい副作用であり支持療法薬が確立していない副作用である．そして，抗がん薬による末梢神経障害の対処方法で確立された方法の一つは，抗がん薬の休薬や減量である．薬剤師が行う副作用マネジメントの基本は，副作用を適切に評価することである．どの支持療法薬が効果的かということに注目しがちであるが，副作用がどの程度重症化しているのかなどを評価するスキルをもち，薬剤師が得意とする医薬品情報と融合させてマネジメントを行うことが重要である．

抗がん薬による末梢神経障害は，重症化（CTCAEの評価でGrade 3相当）すると抗がん薬を中止してもGrade 3以下に症状が軽減する期間の中央値が約13週と報告されている[10]．早めに抗がん薬の減量や休薬を必要とする場合がある．治療を進めていく中で，治療効果がある場合に抗がん薬の減量や休薬を医師に提案するのは勇気がいることであるが，だからこそ見えにくい副作用を客観的データ（例えば症状持続期間や具体的な日常生活への影響具合）を用いて見えるようにして，医師に示し協議していくことが重要である．有効な支持療法薬が確立していないから目の前の患者から逃げて患者とのかかわりを避けるのではなく，確立していないからこそ薬剤師として患者の症状を評価することに力を入れ，できることを実践していくことが求められている．

ここが勘所！　しっかり押さえておこう！

- **抗がん薬による副作用は，医療者が評価するより患者は苦痛に感じている！**
- **特に，血液検査値などの客観的パラメータがない末梢神経障害の重症度の評価は難しい！**
- **副作用の重症度を適切に評価するために，患者への問診スキルを身につける！**

▶抗がん薬による末梢神経障害に対する予防薬や治療薬は少ない．それらの治療効果を示した研究で，どの抗がん薬を対象としているか，何を評価項目としているかを把握し治療薬による限界を知る！

▶抗がん薬による末梢神経障害をマネジメントする方法の一つは，抗がん薬の減量や休薬である．支持療法薬だけでなく，抗がん薬自体を調整することも考えてマネジメントを行う！

▶引用文献

1) Basch E : The missing voice of patients in drug-safety reporting. N Engl J Med, 362 : 865-869, 2010.
2) Basch E, et al : Overall survival results of a trial assessing patient-reported outcomes for symptom monitoring during routine cancer treatment. JAMA, 318 : 197-198, 2017.
3) Grothey A : Oxaliplatin-safety profile : neurotoxicity. Semin Oncol, 30 (Suppl 15) : 5-13, 2003.
4) 今田洋司ほか：FOLFOX4療法の副作用集計データに基づく患者向け説明書の作成．癌と化学療法，34 : 1425-1430, 2007.
5) Ongerboer de Visser BW, et al : Polyneuropathy induced by cisplatin. Prog Exp Tumor Res, 29 : 190-196, 1985.
6) Saif MW, et al : Role of pregabalin in treatment of oxaliplatin-induced sensory neuropathy. Anticancer Res, 30 : 2927-2933, 2010.
7) Smith EM, et al : Effect of duloxetine on pain, function, and quality of life among patients with chemotherapy-induced painful peripheral neuropathy : a randomized clinical trial. JAMA, 309 : 1359-1367, 2013.
8) Oki E, et al : Preventive effect of Goshajinkigan on peripheral neurotoxicity of FOLFOX therapy (GENIUS trial) : a placebo-controlled, double-blind, randomized phase Ⅲ study. Int J Clin Oncol, 20 : 767-775, 2015.
9) Rao RD, et al : Efficacy of gabapentin in the management of chemotherapy-induced peripheral neuropathy : a phase 3 randomized, double-blind, placebo-controlled, crossover trial (N00C3). Cancer, 110 : 2110-2118, 2007.
10) de Gramont, et al : Leucovorin and fluorouracil with or without oxaliplatin as first-line treatment in advanced colorectal cancer. J Clin Oncol, 18 : 2938-2947, 2000.

（川上 和宜）

がん領域における薬剤師の職能を考える

ステップアップのための注目ポイント

薬剤師の役割は何か. 調剤や服薬説明など日々の業務に追われていると, 立ち止まって考える機会は少ない. 本節では薬剤師の職能を考え, その中でがん領域に特化して今後何をするべきかを考える.

薬剤師は何をするべきかについては, ファーマシューティカルケアで定義されている. 米国薬剤師会のファーマシューティカルケアの定義では, 「患者のQOLを改善するという成果が目的であり, そのために責任をもって薬に関するケアを直接患者に提供することである.」と記載されている[1]. 世界保健機関(WHO)の定義では, 「患者の保健およびQOLの向上のため, 明確な治療効果を達成するとの目標をもって, 薬物療法を施す際の, 薬剤師の姿勢・行動, 関与, 関心, 倫理, 機能, 知識・責務ならびに技能に焦点を当てるものである.」とされている.

日常業務を行っていると, その業務をいかに効率的に早く終わらせるかという視点にのみとらわれてしまいがちである. しかし, ファーマシューティカルケアの記載を再度読み返してみると, 日常業務は手段でありその目的を意識して業務を行っているかが問われていることに気づく. さらに, どのようなパラメータを使用して薬剤師の職能を評価すればいいのか, どのような方法で評価すればいいのか, それをどのように日常業務に反映させればいいのかといった疑問が生まれてくる.

専門薬剤師認定を取得することは, 目的ではなく手段である. 専門薬剤師の資格を取得した者が次にやるべきことの一つは, 薬剤師として新しい業務の確立, 現在行っている業務の質の向上などである. 本節ではがん領域において薬剤師の職能をさらに向上させるために今後何をするべきなのかを考えたい.

1 がん領域以外の薬剤師職能を評価した臨床研究から読み解く

a 集中治療領域における薬剤師職能

米国や欧州では，患者への直接的なメリットについて検討した臨床研究が多く報告されている．海外では，循環器領域や救急医療において薬剤師職能を評価した臨床研究が報告されているので，それらを参考にしながらがん領域において薬剤師が何をやるべきなのかを考えてみたい．

米国のMassachusetts General Hospitalで行われた臨床研究で，薬剤師が集中治療室(ICU)に常駐してその効果を示した報告がある[2]．この研究の方法は，シニアの薬剤師が医師や看護師と共にICU患者のモニタリングやラウンドを行い，薬物療法の相談や処方変更について提案を行った効果を評価した．評価項目は，処方エラーによる有害事象を回避した数，薬剤師が処方提案を行った件数とその受け入れ率とした．その結果，処方エラーによる有害事象発生率は薬剤師介入前10.4% [95%CI：7 to 14]であったが，介入後には3.5% [95%CI：1 to 5]へ減少した．

この時に薬剤師が行ったことを表1に示す．最も多いのは処方オーダーの修正であり，ここには不完全な処方の修正，間違った投与量の修正，間違った用法の修正などが含まれる．次に全体の25%を占めたのが医薬品情報の提供であった．具体例として，ドロペリドールの過量投与時に発現する錐体外路系の副作用のリスクや対応方法について，病棟スタッフに教育を行ったことが挙げられる．

また，本研究で注目したいのが処方修正(もしくは処方提案)であり，処方提案を行った件数は366件であり，そのうち医師が提案を受け入れ，処方変更した件数は362件であった．つまり，医師の受け入れ率は99.0%であったということである．調剤室で疑義照会するより，病棟に常駐して医師とface-to-faceで仕事を共にすることで，薬剤師の意見が通りやすいと考えられる．この臨床研究は1999年に報告されている．わが国では，多くの病院で薬剤師が病棟に常駐して業務を行うようになったきっかけとなった「病棟薬剤業務実施加算」が2012年の診療報酬改定で新設された．本研究は，その13年前に薬剤師がICUに常駐してその効果を検討しているということになる．わが国の薬剤師は海外で先進的に

表1 薬剤師による介入項目

項　目	*n* (%)
処方オーダーの修正	178 (45)
医薬品情報の提供	100 (25)
他の治療への推奨	47 (12)
薬物間相互作用の同定	14 (4)
システムエラーの同定	12 (3)
薬物アレルギーの同定	8 (2)
適応外使用の承認	7 (2)
特殊処方に関する薬の提供	7 (2)
有害事象の特定	6 (2)
その他	19 (5)
合　計	398

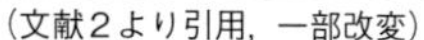
(文献2より引用，一部改変)

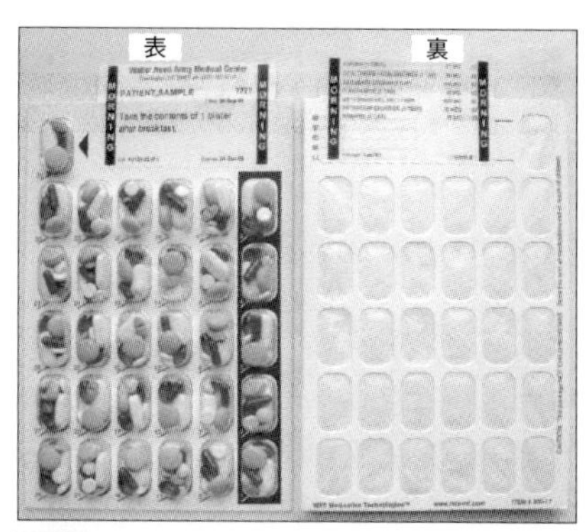

図1 ブリスター包装を用いた服薬援助（朝食後服用分）

行われている薬剤師業務を学ぶ必要がある．

b 循環器領域における薬剤師職能

循環器領域では，薬剤師による薬学的ケアの実践により患者にメリットがあるということが報告されている[3)]．Leeらは少なくとも4種類以上の薬剤を服用している65歳以上の高齢者を対象に臨床研究を行った．この研究の薬剤師介入群で薬剤師は，①患者個別の薬物療法の教育(標準化された資料を用いた)　②ブリスター包装(図1)を用いた服薬援助　③2ヵ月に1回の定期的フォローアップ訪問を行った．③のフォローアップは，約1時間かけて服用している薬剤の名前や有害事象，使用方法について説明している．さらに，内服薬のアドヒアランス評価や必要時に薬の説明を約30分かけて行った．薬剤師によるケアは薬剤師介入群，通常ケア群共に期間は6ヵ月間であった．

その結果，内服薬のアドヒランスは通常ケア群が69.1%であったが，薬剤師介入群では95.5%であった($p < 0.001$)．さらに，収縮期血圧は通常ケア群では133.3mmHgであったが，薬剤師介入群では124.4mmHgであり統計学的有意差があった($p = 0.005$)．拡張期血圧は通常ケア群で68.6mmHg，薬剤師介入群で

67.5mmHgであり統計学的有意差はなかった($p = 0.54$)(表2)[3].

また，数種類の降圧薬を服用している314人の心不全患者を対象とし，薬剤師の介入による効果を検討した結果が報告されている[4]．介入群の薬剤師は，心不全に対する薬物治療学や老年医学などを学習し，認知心理学についてもトレーニングを行った．重要なポイントは，高齢者に対する薬学的ケアやコミュニケーション技術，心不全に対する心血管治療薬を用いた薬物治療学について学習したことである．これらの教育を受けた薬剤師は，患者の病歴や市販薬の使用状況を聞き取り，患者の体重や薬の使用状況を評価した．そして患者と面談を行い，電話，電子メールを使い担当の医師や看護師と連絡を取り合った．介入群の薬剤師が行ったことを表3に示す．通常ケア群では，介入群の薬剤師が受けたようなトレーニングを受けていない薬剤師が，薬を調剤して患者に渡した．また，介入群の薬剤師とは連絡を取らなかった．介入期間は9ヵ月であり，フォローアップ期間はその後の3ヵ月間であった．

その結果，介入期間の9ヵ月では心不全治療薬のアドヒアランス率は介入群で78.8%であり，通常ケア群は67.9%で差は10.9%であった[95%CI：5.0 to 16.7]．しかし，フォローアップの3ヵ月後では介入群が70.6%であり，通常ケア群は66.7%で差は3.9%であった[95%CI：－5.9 to 6.5]．副次評価項目である緊急時の来院回数は，介入群では通常ケア群に比べて19.4%低下した．医療費については介入群では通常ケア群に比べて2,960ドル[95%CI：－7,603 to 1,338]減少した．

がん

表2 薬剤師による介入後の結果

	通常ケア群	薬剤師介入群	p値
全患者	n=76	n=83	
アドヒアランス率，%(標準偏差)	69.1 (16.4)	95.5 (7.7)	<0.001
アドヒアランス率中央値，%(範囲)	67.9 (33.0 ～ 97.0)	99.1 (47.0 ～ 100.0)	
アドヒアランス率80%以上の患者の割合	21.7%	97.4%	<0.001
降圧薬を服用している患者	n=62	n=73	
収縮期血圧(mmHg)，平均(標準偏差)	133.3 (21.5)	124.4 (14.0)	0.005
拡張期血圧(mmHg)，平均(標準偏差)	68.6 (10.5)	67.5 (9.9)	0.54

(文献3より引用，一部改変)

表3　主な薬剤師介入プロトコル

プロブレム分類	プロブレム	解決方法
アドヒアランスが低下した場合	患者が処方された薬を飲んでいないと疑われる	・患者のことを気にかけていることを示す． ・アドヒアランスが低い理由を患者と話し合う． ・下記の介入リストを用いて，患者に問題の原因や解決方法を説明する． 　・薬物治療が単純にならないか確認する（徐放製剤の使用，服用回数を減らせないかなど）． 　・市販薬などを用いた治療方法が，患者にとって複雑ではないかを確認する． 　・薬が必要でない場合は，医師に薬を中止できるかを提案する． 　・主治医とコンタクトを取り，医師の治療方針を推奨したり，治療の重要性について前向きなメッセージを患者に説明する．
MEMS（アドヒアランス電子測定機器）を用いてアドヒアランスが低下している場合	患者が服用タイミングや服用量を間違って服用していると疑われる	・薬を服用したタイミングや服用量を調査する． ・患者が服用できなかった理由を確認する（仕事で忙しくて服用できなかったなど）． ・患者に間違えて服用していた量や間違えて服用したタイミングの電子的記録を見せ，その理由を明らかにする． ・問題解決の方法を見つけ，その方法を実践するように患者と約束する．
知識	患者が，心不全の薬物療法に対する理解不足や食事療法の理解不足がある	・心不全の原理やその患者管理について，患者にわかるまで説明する．
	患者が，心不全をマネジメントするためには，高血圧や糖尿病のマネジメントが重要であるということを理解していない	・高血圧と糖尿病をマネジメントしないと，心不全が悪化することを説明する． ・降圧薬と血糖降下薬が重要であるという説明書を患者に提供する．
コミュニケーションスキル	患者が，主治医と問題を話し合うのが難しいと感じている	・患者に示された治療方針について，患者からの質問を準備するよう説明する．その質問を次回の診察日や医師に電話して確認して，患者の認識と医師が示した治療方針とのギャップをうめる．
	患者が，主治医の指示を忘れている	・医師や看護師からの指示を紙に書いたのかを尋ねる． ・医師からの指示を忘れた場合には，医師に電話するよう促す．
	患者が，主治医の治療方針に同意していない	・治療効果が不十分である場合には，代わりとなる治療について患者と医師が話し合うように促す． ・副作用について，医師と話すように患者に促す． ・薬剤師は，医師に対して副作用のことや次の治療について，患者に説明するように伝える．

（文献4より引用，一部改変）

主に米国において，薬剤師業務は循環器領域で活発に行われている．薬剤師のケアにより患者の血圧コントロールや，治療薬のアドヒアランス率，緊急時の来院回数で，薬剤師ケア群で通常ケア群に比べて患者に良い影響を与えているということを示しているのは興味深い．医療制度や業務体系はわが国と異なるところもあるが，客観的データに基づき薬剤師のケアの質を評価しているということは，がん領域での薬剤師職能の評価でも参考になる．

2 看護師職能を評価した先行研究から読み解く

大腸癌と乳癌に対して，カペシタビンによる治療を受けている患者を対象に看護師によるhome care nursing programに基づいた看護ケアの有用性を示した試験が報告されている[5)]．この試験では，home care nursing programに従い看護師がケアを行った群（看護ケア介入群）と看護ケア通常群に患者をランダマイズし，その効果を検討した．

Home care nursing programとは，症状評価や患者教育などについて記載されたものである．このプログラムに基づき看護師が看護ケアを行った群を看護ケア介入群とした．このプログラムのポイントは，カペシタビンを投与開始1週間後に自宅に訪問することである．訪問した時には，抗がん薬治療とその副作用について説明し，患者からの質問に答え患者をサポートした．1回の訪問時間は1～1.5時間であった．その後の訪問は，患者がグレード3以上の副作用を発現した場合とした．この研究では，患者は24時間看護師のサービスを受けることができた．一方，看護ケア通常群では，薬の薬効や副作用について医師より説明があり，吐き気止めや下痢止めは患者が必要時に使える体制となっていた．

本試験の主要評価項目は副作用の重篤度であった．その結果，カペシタビン投与開始より4コース投与終了までの副作用の重篤度は，9項目（口内炎，手足症候群，下痢，便秘，悪心，嘔吐，疼痛，倦怠感，不眠症）の中で，7項目（口内炎，下痢，便秘，悪心，疼痛，倦怠感，不眠症）について看護ケア介入群の方が，重篤度が低下していた（すべて$p<0.05$）．副次評価項目として，開業医への受診回数や緊急ホットラインへの電話回数，その他の健康サービス（救急車，救急外来への受診）の利用回数，1～2コースの入院日数が設定された．緊急ホットラインへの電話回数，その他の健康サービス（救急車，救急外来への受診）の利用回数，1

がん

表4 2つのグループでのサービスの利用状況

使用したサービス項目	看護ケア介入群	看護ケア通常群	p値
開業医への受診回数	38回	58回	0.09
緊急ホットラインへの電話回数	32回	91回	0.005
その他の健康サービスの利用回数(救急車，救急外来への受診)	33回	74回	0.008
入院日数(1～2コースのみ)	57日	167日	0.02

(文献5より引用，一部改変)

～2コースの入院日数については，看護ケア介入群が看護ケア通常群に比べて統計学的有意に優れていたことが示された(表4).

この報告では，カペシタビンによる治療を受けている患者をランダマイズしてその副作用の重篤度を評価している．カペシタビンによる副作用は，口内炎や下痢などの粘膜障害や手足症候群などと限られており，看護ケア介入群と看護ケア通常群で比較しやすい．また，患者が緊急ホットラインを使用した頻度や入院日数といったパラメータを用いて，看護ケアの質について評価している．これは患者が重篤な状態になるような場面を回避しているということを示しており，安全・安心に抗がん薬治療を受けられるという看護ケアの質を評価している．職能研究においては，適切なパラメータだと考えられる.

3 がん領域における薬剤師職能が有用性を示した臨床研究

慢性骨髄性白血病でチロシンキナーゼ阻害薬(TKI)を投与している患者23人を対象として，薬剤師のかかわりによる治療薬のアドヒアランスや副作用発現への影響を検討した臨床研究が報告されている[6]．この研究では，TKIが処方される1ヵ月ごとに，薬剤師が患者に対して慢性骨髄性白血病の治療内容やTKI服用の必要性について説明した．医師の診察は3ヵ月ごとであった．評価項目はTKIのアドヒアランス率や患者からの副作用報告件数としている．これらの項目を，薬剤師のかかわり前後で比較検討している.

その結果，アドヒアランス不良な患者(薬の飲み忘れや飲み間違えがある患者)

は薬剤師介入前は8人いたが，介入後は0人となり，アドヒアランス良好な患者は15人から23人に増加した．さらに治療に関連する症状は，薬剤師介入前は悪心が35.0%発現していたが介入後には4.3%，筋肉痛は35.0%が4.3%へ，下痢は8.7%が4.3%に減少した．全体で症状を訴えていない患者数は，薬剤師介入前39.0%から70.0%へ増加した．一方，嘔吐や浮腫，けいれんは薬剤師介入後の評価はされていない．

この研究では，医師の診察回数が少ない患者に対して，薬剤師がかかわることにより治療薬のアドヒアランスが上昇することや副作用の一部が軽減することが示されている．ただし，単施設の23例といった少数例を対象とした臨床研究であること，副作用は患者からの訴えであり重篤度については評価されていないなどの課題もあり，質の高い研究とは言えない．

わが国でも，がん領域において薬剤師のかかわりについて評価した臨床研究がいくつか報告されている．がん研有明病院では，医師の診察前に薬剤師が患者と面談し支持療法薬を提案している．薬剤師が提案した支持療法薬について，医師が処方した割合は95.4%であることが報告されている[7]．岐阜大学医学部附属病院薬剤部では，がん薬物療法を受けている患者に対して薬剤師が「診察前面談」を行い，その結果を報告している[8]．薬剤師が「診察前面談」を行う前の2010年度と，「診察前面談」を開始した2011年度を全期間制吐率[がん化学療法施行日から5日後までに嘔吐がなく，悪心が軽度(グレード1)であった率]で比較している(図2)．その結果，催吐性リスクにより抗がん薬を分類した場合，最小度リスク＋軽度リスクにおける制吐率では差はみられなかったが，中等度リスク＋高度リスクにおける制吐率は有意に増加した(83%，$p=0.038$)．また，オキサリプラチンやパクリタキセルの投与歴がある患者やそれらの抗がん薬を投与中の末梢神経障害を発現している患者を対象に，プレガバリンを薬剤師が処方提案した際の効果を示している．プレガバリン処方により末梢神経障害は有意な重篤度の改善がみられ($p<0.001$)，症状が中等度(グレード2)以上の患者割合は61%から21%に減少した．

がん領域での薬剤師のかかわりにより，抗がん薬の副作用が軽減したことなどがわが国でも報告されてくるようになった．多くは後ろ向きであり前向きに計画された臨床試験ではないが，その中でも薬剤師がかかわったことをパラメータを用いて客観的データで示せるようになってきている．国立がん研究センター東病

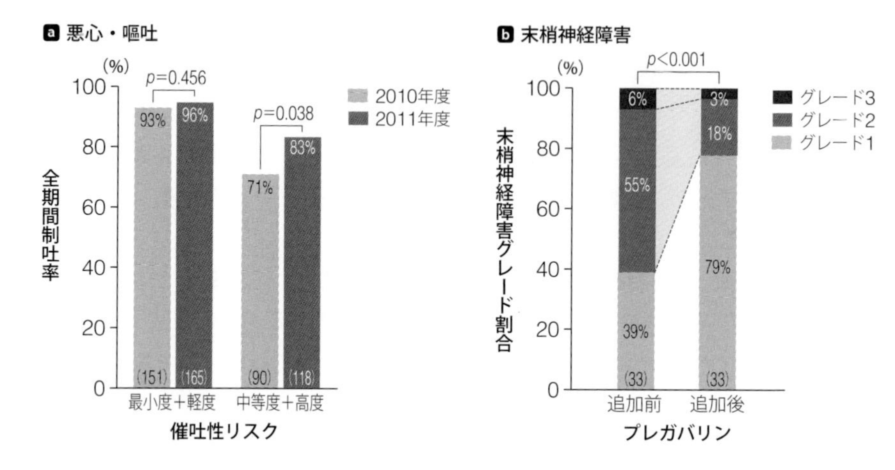

図2 薬剤師による診察前面談による悪心・嘔吐と末梢神経障害への効果

（　）はn数.　　（文献8より引用，一部改変）

院薬剤部では，胃癌の術後補助療法を受けている患者を対象に，薬剤師外来の有用性を治療完遂率や緊急入院件数というパラメータを用いて報告している[9]．治療完遂率は，術後補助療法では効果と関係するパラメータとして知られており，薬剤師のケアが患者に与える影響を検討するものとして適切だと考えられる．

4 では，薬剤師は次に何をするべきか

薬剤師による患者への影響を検討した臨床研究は，主に海外で多く報告されている．特に，前向きに患者をランダム化して比較検討している試験は質が高く，海外の有名雑誌に掲載されている．ただし，このような臨床研究は急に実現できるわけではない．質の高いプロトコルを作成することが必要であり，その際には統計学的な知識や臨床研究における倫理指針も理解していなければならない．また，日常業務を行いながらこれらのことを行っていくので，時間が取れない上に，職場の上司や同僚の理解や協力も必要となる．

そのため，まずは自分たちが行っている業務の評価から行うのがやりやすいと考える．その際に実施数だけでなく，ほかの医療者への影響や患者への影響を示

すパラメータが追加されると質が高くなる．その時には，質の高い臨床研究を参考にするとよい．本節でも触れているが，具体的には薬剤師の処方提案に対して医師がその提案をどの程度受け入れたか，緊急入院件数，内服薬のアドヒアランス率などである．そのように考えることで，上述のパラメータを日常業務で意識していないことに気がつくこともあり，その結果，業務改善や業務の質の向上にもつながる．

そして，次のステップとしてそれらのデータをまとめるスキルをもつことである．これも非常に大切であり，症例をサマリー化して医師や看護師に伝える場合にも必要な能力である．著者は，出身大学に通い大学の教員に一つひとつを教わった．大学教員からの厳しい指摘に対応していくことをくり返し行っていけばスキルは身につく．現在は博士の学位を取得した病院薬剤師も多いので環境は恵まれていると考える．大学に行かなくても，学会発表を行うことで多くの視点より意見をもらえることもあり，そのような経験を通じてスキルを身につけることが必要である．

今回は，がん領域における薬剤師の職能を考えるために，がん専門薬剤師の立場から，薬剤師の職能を確立するための方法を検討した．海外では，薬剤師の職能や看護師の職能を評価する前向きの臨床研究が行われており，近い将来わが国でも同じようなことが実施されるべきであると考える．実際に，病院薬剤師が中心となり多施設共同ランダム化比較試験を行い，抗がん薬による悪心・嘔吐に対する制吐療法を検討した結果が報告されている[10]．専門薬剤師の資格取得はゴールではないことを再認識し，今より質の高い業務や患者のためになる新しい業務を多くの施設で展開できるよう努力を続けていかなければならない．

ここが勘所！ しっかり押さえておこう！

▶**海外では循環器領域などにおいて，薬剤師の職能を評価した質の高い臨床試験が実施されている！**

▶**薬剤師の職能評価に用いられているパラメータとして，緊急入院件数や内服薬のアドヒアランス率，有害事象発現率がある！**

- 現在行っている業務の評価から始めることが重要である！ そう考えるとパラメータを出せる業務体系の構築がまず必要であることがわかる！
- データが出たらそれをまとめることを習慣づける！ そして，データをまとめるスキルを身につける！
- 専門薬剤師として，より質の高い業務や新しい業務を構築していくことが求められている！

▶引用文献

1) Hepler CD, et al : Opportunities and responsibilities in pharmaceutical care. Am J Hosp Pharm, 47 : 533-543, 1990.
2) Leape LL, et al : Pharmacist participation on physician rounds and adverse drug events in the intensive care unit. JAMA, 282 : 267-270, 1999.
3) Lee JK, et al : Effect of a pharmacy care program on medication adherence and persistence, blood pressure, and low-density lipoprotein cholesterol : a randomized controlled trial. JAMA, 296 : 2563-2571, 2006.
4) Murray MD, et al : Pharmacist intervention to improve medication adherence in heart failure : a randomized trial. Ann Intern Med, 146 : 714-725, 2007.
5) Molassiotis A, et al : Effectiveness of a home care nursing program in the symptom management of patients with colorectal and breast cancer receiving oral chemotherapy : a randomized, controlled trial. J Clin Oncol, 27 : 6191-6198, 2009.
6) Moulin SM, et al : The role of clinical pharmacists in treatment adherence : fast impact in suppression of chronic myeloid leukemia development and symptoms. Support Care Cancer, 25 : 951-955, 2017.
7) 前 勇太郎ほか：XELOX療法における薬剤師外来の有用性．医療薬学，37 : 611-615, 2011.
8) 吉見千明ほか：外来がん化学療法室でのチーム医療における薬剤師の役割：診察前患者面談の有用性評価．癌と化学療法，40 : 349-354, 2011.
9) 洞澤智至ほか：胃がん術後補助化学療法における薬剤師外来の有用性についての検討．癌と化学療法，43 : 1091-1095, 2016.
10) Suzuki K, et al : Randomized, double-blind, phase Ⅲ trial of palonosetron versus granisetron in the triplet regimen for preventing chemotherapy-induced nausea and vomiting after highly emetogenic chemotherapy : TRIPLE study. Ann Oncol, 27 : 1601-1606, 2016.

（川上 和宜）

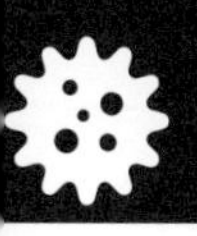

Hand-foot syndromeとhand-foot skin reactionの違いを理解する！

ステップアップのための注目ポイント

抗がん薬による“手足症候群”は有名で，多くの薬剤師に知られている．しかし，hand-foot syndrome（HFS；手足症候群）とhand-foot skin reaction（HFSR；手足皮膚反応）を明確に分けて考えている薬剤師はそれほど多くない．HFSとHFSRでは，重篤化するまでの症状経過や発現時期が異なる．大腸癌ではHFSを引き起こすカペシタビンを含む治療が一次・二次治療で行われ，三次・四次治療ではHFSRを引き起こすレゴラフェニブが使用される．薬剤師が説明時にこの２つの「手足症候群」を，同じような症状が発現します，と説明したら，患者はどのように感じるだろうか．

薬剤師は，以前は抗がん薬の説明をすることが主な仕事であったが，現在では有害事象を軽減し治療全体をマネジメントすることが求められている．抗がん薬の休薬や減量，支持療法薬の提案を通して治療全体をマネジメントするためには，薬のことを説明するのも一つの武器であるが，患者と面談し症状を評価することも大きな武器となる．本節では多くの薬剤師が患者と面談し，抗がん薬治療をマネジメントできるようになるために，HFSとHFSRの特徴的な臨床症状や発現時期，予防方法や対処方法について記載する．

1 手足症候群

「手足症候群」とは，抗がん薬によって手や足の皮膚の細胞が障害されることで発現し，自覚症状としては手掌や足裏が赤くなる，皮がむける，水ぶくれになるという症状である．手足症候群を引き起こす薬剤として，①フルオロウラシル系抗がん薬　②分子標的薬　③その他（ドキソルビシンリポソーム製剤，ドセタキセル）がある．手足症候群の発症メカニズムは明確になっていないが，フルオロウラシル系抗がん薬では，汗腺の一つであるエクリン汗腺からの薬剤分泌が原因と考えられている報告[1)]がある．分子標的薬では，ソラフェニブとスニチニブにおいて表皮角化細胞に対する増殖抑制作用に皮膚の恒常性維持に関与するといわれているSTAT3（signal transducer and activator of transcription 3）の活性阻害が寄与していることが報告[2)]されている．特に分子標的薬では手足症候群を含む皮膚障害の重篤度と治療効果の相関性が検討されている．転移性腎細胞癌を対象とした臨床研究では，重篤な皮膚障害が生存期間延長に寄与していることが報告されている[3)]．

2 Hand-foot syndrome（手足症候群）と hand-foot skin reaction（手足皮膚反応）

HFS，HFSRは共に手先・足先，手掌，足裏に発現する．重症化すると皮がむけ痛みを伴い痛くて長時間歩けない，ペンを持って字を書く時に痛みがあるなど，日常生活に影響が出ることもある．日本語では手足症候群とされているが，海外ではhand-foot syndrome（HFS）とhand-foot skin reaction（HFSR）とに区別されている．その違いを表に示す[4)]．

HFSは主にフルオロウラシル系抗がん薬により発現し，臨床症状の特徴は色素沈着や亀裂である．発現部位は手掌全体や足裏で，びまん性に発現する．症状の進行は，まず乾燥や色素沈着が発現する．治療期間が長くなると手指先，足先に黒色の色素沈着が強くなり，爪の変形が発現してくるのが一般的である（図1）．圧力がある一定の部位にかかる場合には重症化することがある．具体的には，長時間歩くと足裏の地面に接する部位に，字を書くことが多い場合はペンを持つ指先に腫脹や痛みが発現する．発現時期は比較的遅いと報告されており，CAPOX（カペシタビン＋オキサリプラチン）療法でのHFS Grade 2が発現する中央値は113.0日（約5コース）と報告されている[5)]．抗がん薬治療開始後1，2コースでHFSが発現した場合には，特定の部位に圧力がかかっている場合があり，その理由を聴取することが必要である．筆者が経験した事例としては，動物の美容師で

表 Hand-foot syndrome (HFS)とhand-foot skin reaction (HFSR)の違い

	Hand-foot syndrome (HFS)	Hand-foot skin reaction (HFSR)
原因となる主な薬剤	・フルオロウラシル系抗がん薬 ・シタラビン ・ドキソルビシンリポソーム製剤	・マルチキナーゼ阻害薬(ソラフェニブ，スニチニブ，レゴラフェニブ)
臨床症状の特徴	・びまん性 ・左右対称性 ・色素沈着 ・亀裂 ・紅斑，浮腫	・限局性 ・圧力がかかった部位や摩擦があった部位に限局的に紅斑，皮むけ ・皮むけが起こる前に皮膚が黄色くなる ・水疱 ・角化亢進
発現時期	・比較的遅い	・比較的早い

(文献4より引用，一部改変)

あるトリマーを職業としていた女性で，指先に力を入れて動物の毛を洗うことをしていた．ゴム手袋をして動物に接していたが指先に力をかけなければうまく洗えないため，カペシタビン投与2コース目にHFS Grade 3が発現した．また，足裏や足爪に痛みを伴うHFSが早い時期に発現した患者は，モデルルームの案内をする仕事をしており，多くのパンフレットを持ってモデルルームを回り説明していたため症状が重篤化していた．HFSは比較的症状発現が遅いので，非典型例では職業や趣味などを把握して対応することが重要である．

HFSRはソラフェニブやスニチニブ，レゴラフェニブにより引き起こされる．臨床症状の特徴は水疱や角化症，びらんである．発現部位は，HFSが手掌や足裏にびまん性に発現するのに対し，限局性であることが特徴である．症状の進行は，指を動かす関節部分(図2)や，圧力がかかる踵が黄色く変色し，その部分の皮がむける．多くが黄色く変色した時点でピリピリ，ヒリヒリとした違和感があり，皮がむけるとその部分が腫脹し痛みを感じ日常生活に影響が出るほどに重篤化する．HFSRの発現時期はHFSと比較すると早いといわれている．レゴラフェニブのHFSRの主な発現時期は2サイクル以内であるという報告がある[6]．HFSRは圧力がかかる部分に限局的に症状が進行することが多い．一時的に圧力がかかっただけでもその部位の症状が重篤化することがある．スーパーで買い物をして，買った物をビニール袋に入れ，そのビニール袋を持って手の親指と人差し指

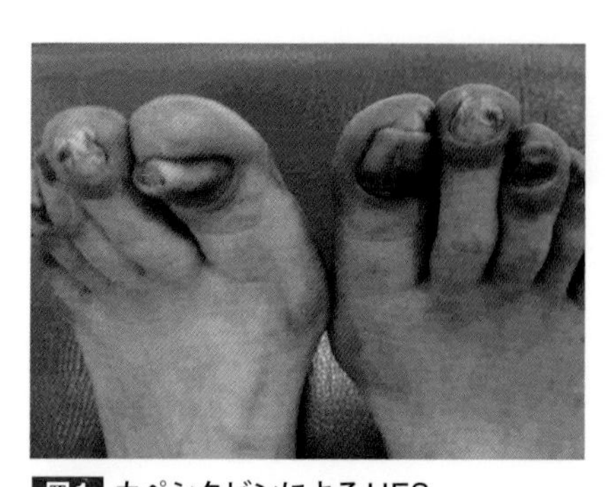

図1 カペシタビンによるHFS
カペシタビンを継続すると爪の変形が発現する．主に巻き爪傾向になる．爪先がもろくなり，爪が欠けてくる症状も発現する．足指先の腫脹や赤黒く変色するのも特徴である．

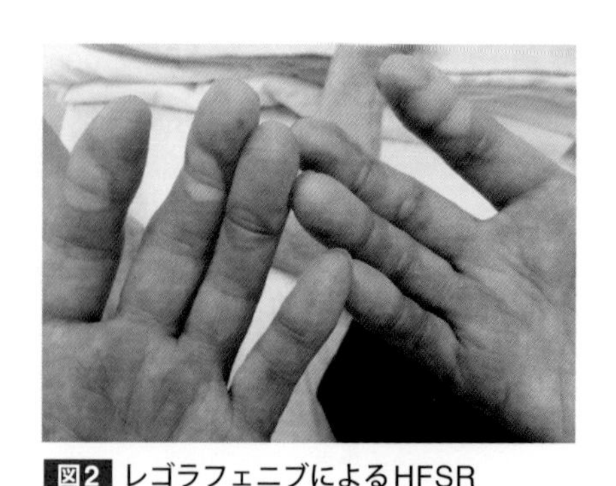

図2 レゴラフェニブによるHFSR
レゴラフェニブ投与7日目である．1コース内でも症状が強く発現する．可動する部分である指の関節が黄色く変色し，その後皮がむける．黄色く変色した後に，その部分の皮がむけ刺激に敏感になる．手であればペンを握る時に痛みが出る，足であれば歩く時に痛みがあり歩けないという日常生活に影響を及ぼす症状が発現する．

の間にかけて自宅まで持って帰った後に，親指と人差し指のビニール袋を持っていた部分に皮むけやびらんが発現した症例も経験した．レゴラフェニブでは，足裏の方が手掌より症状が重篤化しやすいことが報告されている[7]．これは，常に体重の圧力がかかる足裏の方が手掌より症状が重篤化しやすいということである．有害事象を確認するときには，手掌だけでなく足裏も観察することが必要である．

HFSとHFSRは，圧力がかかる部位で重症化しやすい，手掌や足裏に発現するなど共通の事項もあるが，発現時期はHFSに比べてHFSRの方が早いこと，HFSはびまん性に症状が発現しHFSRは限局的に症状が発現するというように違う点もある．同じ手足症候群でも発現時期や症状が違うことを理解し，薬剤師の視点よりそれぞれマネジメントできるスキルをもつことが必要である．

3 HFSとHFSRの予防のエビデンス

HFSに対してはピリドキシン錠による予防効果が報告されている．ピリドキシン錠を予防内服することにより重篤化を予防できたという後ろ向きの臨床研究が報告されている[8]．ただしこの報告では，乳癌でカペシタビンを含む治療を受けピリドキシン錠を服用した38例と，historical dataとしてピリドキシン錠の内服をしていない40例を対象としており，エビデンスレベルは高いとは言えない．一方，2010年に約400例を対象としたランダム化比較試験では，消化器癌に対してカペシタビンを含む治療を行った患者を対象に，ピリドキシン錠200mg/日を予防内服した群と，プラセボを内服した群での検討を行った．その結果，HFS Grade 2以上の発現率はピリドキシン内服群では31.7%であり，プラセボ内服群では30.6%であり統計学的に差がなかった[9]．この2つの報告からエビデンスレベルを考えると，後者は前向きの臨床試験で，ピリドキシン錠を予防的に投与してもHFS Grade 2以上の発現率に差がなかったので，ピリドキシン錠の予防効果はないと考えられる．

また，保湿剤のヘパリン類似物質含有軟膏や尿素軟膏，ビタミンA含有軟膏などを予防的に使用することが各種抗がん薬の適正使用ガイドなどに記載されている．しかし，尿素製剤については，前向き臨床試験においてカペシタビンのHFSに対して予防効果がないことが報告されている[10]．一方，ヘパリン類似物質含有軟膏を使用した後ろ向きの臨床研究が行われている．この臨床研究では，軟膏剤のアドヒアランスに注目しており，1日2回以上ヘパリン類似物質含有軟膏を使用した群($n=50$)と，1日2回未満使用した群($n=32$)とでHFS Grade 2以上の発現率を調査したところ，1日2回以上使用した群が1日2回未満した群と比較して，HFS Grade 2以上の発現率が低かったことが報告されている(図3)[11]．この臨床研究は後ろ向きで少数例であるが，保湿剤を予防的に使用する場合は外用剤のアドヒアランスという視点も考え対応することが重要であることを示唆している．

HFSRに対する予防としては，尿素配合クリームを使用した前向きの臨床試験が報告されている[12]．この臨床試験では，肝細胞癌に対するソラフェニブを投与した患者を対象として，10%尿素配合クリームを予防的に1日3回塗布した群と，軟膏類を予防的に使用しない群で治療開始後12週間以内のHFSR発現率を主要評価項目として比較した．その結果，HFSR Grade 1以上の発現率は，尿素配合クリーム予防投与群で56.0%，予防投与なし群で73.6%であり，HFSR Grade 2以上の発現率はそれぞれ20.7%，29.2%で統計学的に有意差をもって尿素配合クリームの予防投与の効果が示された．この臨床試験の結果より，臨床

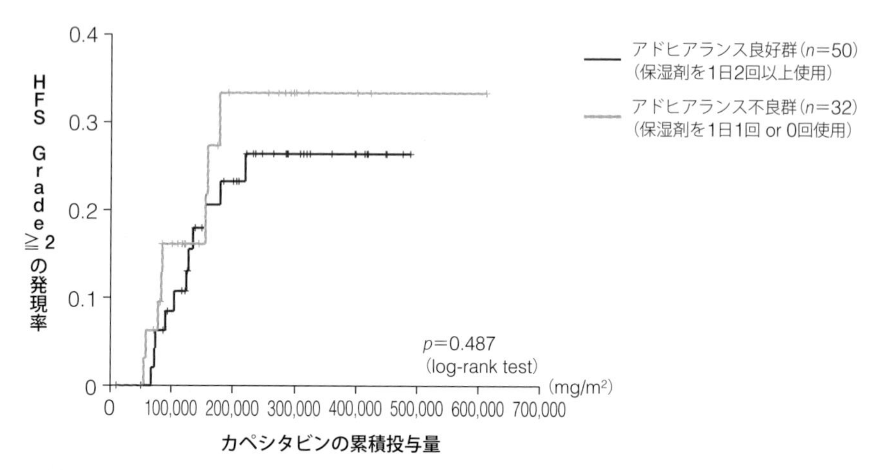

図3 HFS Grade≧2の発現率とカペシタビン累積投与量のKaplan-Meier曲線
保湿剤はヘパリン類似物質を使用.

(文献11より引用)

現場ではHFSRに対しては尿素配合クリームが用いられることが多い. この臨床試験では1日3回尿素配合クリームを使用することになっており, 日常臨床においても外用剤のアドヒアランスを説明し, 確認することが必要である.

4 HFSとHFSRの治療

Grade 3以上のHFS, HFSR発現時の対応としては, Grade 1以下になるまで抗がん薬を休薬し, その後に抗がん薬を1段階減量して治療再開することである. Grade 2の場合は, 1回目であればGrade 1以下になるまで抗がん薬を休薬し, その後は休薬前の用量で抗がん薬治療を開始する. Grade 2の発現が2回目であれば, Grade 1以下になるまで抗がん薬を休薬後に1段階減量して開始する. 対症療法はHFSとHFSRで同じでVery StrongやStrongタイプの副腎皮質ステロイド外用剤を症状がある部分に塗布する. しかし, 原因となる抗がん薬を休薬することが対症療法としても最も有効である.

薬剤師としては, 自分でHFS, HFSRの臨床症状の特徴を見て, 日常生活への影響を聞き，HFS，HFSRの好発時期を考え対応する．特に，HFSRは症状発現から重篤化までの期間が短く，1コース内であっても症状が重篤化する場合がある．この場合は，早めに発見して原因となる抗がん薬の休薬や減量を医師と検討する．レゴラフェニブは，日本人におけるHFSR Grade 3以上の発現率は28%であるのに対し，日本人以外の人種でのHFSR Grade 3以上の発現率が15%であることが示されている[13]．レゴラフェニブを160mg/日で継続できる患者は少ないので，1週間に1回程度の頻回での来院を医師に提案して，早期に症状を発見してレゴラフェニブの休薬・減量を行うことが必要である．

5 薬剤師だからデキる副作用マネジメント

手足症候群は抗がん薬によりHFSとHFSRに分類されることを示してきた．薬剤師は薬の副作用としてHFSやHFSRを説明することは重要であるが，説明するだけでなく，自分の目で見て，自分の耳で患者に状態を聞き，重篤度を評価して抗がん薬治療をマネジメントすることが求められている．特に，がん領域を専門とする薬剤師は，1つにまとめられがちな手足症候群をHFSとHFSRに明確に区別し，副作用マネジメントを行うことが求められる．多くの薬剤師が本稿を読み，HFSとHFSRの知識と対応方法のスキルを身につけ，実際に患者と面談し，より良い治療効果を患者に提供してくれることを望む．

ここが勘所！ しっかり押さえておこう！

- 手足症候群には，hand-foot syndrome（HFS；手足症候群）とhand-foot skin reaction（HFSR；手足皮膚反応）の２種類がある！
- HFSの症状の特徴は，びまん性で，手掌・足裏が赤くなる，発現が比較的遅いことである！
- HFSRの症状の特徴は限局性で，手の関節部分が黄色くなる，皮がむける，発現が早いことである！

▶ソラフェニブによるHFSRに対しては，保湿剤の予防投与が証明されているが，アドヒアランス(1日3回以上)を保つことが前提である！

▶外用剤のアドヒアランスを保つ指導と確認が必要である！

▶HFSとHFSRのマネジメントは，患者に説明するだけでなく，症状を自分で把握し，抗がん薬の休薬や減量，支持療法薬の提案を行う！

▶引用文献

1) Diasio RB, et al : Oral DPD-inhibitory fluoropyrimidine drugs. Oncology, 14 (Suppl 9) : 19-23, 2000.
2) Yamamoto K, et al : Association of toxicity of sorafenib and sunitinib for human keratinocytes with inhibition of signal transduction and activator of transcription 3 (STAT3) . PLoS One, 9 : e102110, 2014.
3) Poprach A, et al : Skin toxicity and efficacy of sunitinib and sorafenib in metastatic renal cell carcinoma : a national registry-based study. Ann Oncol, 23 : 3137-3143, 2012.
4) Espinosa Lara P, et al : Hand-foot skin reaction to regorafenib. Actas Dermosifiliogr, 107 : 71-73, 2016.
5) 中外製薬株式会社：ゼローダ®錠300適正使用ガイド：「結腸・直腸癌」に用いる際に，p 42, 2016.
6) Grothey A, et al : Regorafenib monotherapy for previously treated metastatic colorectal cancer (CORRECT) : an international, multicentre, randomised, placebo-controlled, phase 3 trial. Lancet, 381 : 303-331, 2013.
7) Nonomiya, Y, et al : Regorafenib-induced hand-foot skin reaction is more severe on the feet than on the hands. Oncol Res, 27 : 551-556, 2019.
8) Yoshimoto N, et al : Impact of prophylactic pyridoxine on occurrence of hand-foot syndrome in patients receiving capecitabine for advanced or metastatic breast cancer. Breast Cancer, 17 : 298-302, 2010.
9) Kang YK, et al : Pyridoxine is not effective to prevent hand-foot syndrome associated with capecitabine therapy : results of a randomized, double-blind, placebo-controlled study. J Clin Oncol, 28 : 3824-3829, 2010.
10) Wolf SL, et al : Placebo-controlled trial to determine the effectiveness of a urea/lactic acid-based topical keratolytic agent for prevention of capecitabine-induced hand-foot syndrome : North Central Cancer Treatment Group Study N05C5. J Clin Oncol, 28 : 5182-5187, 2010.
11) Kawakami K, et al : Effect of moisturizers on prevention of hand-foot syndrome associated with capecitabine plus oxaliplatin. ASCO-GI abstract #681, 2012.
12) Ren Z, et al : Randomized controlled trial of the prophylactic effect of urea-based cream on sorafenib-associated hand-foot skin reactions in patients with advanced hepatocellular carcinoma. J Clin Oncol, 33 : 894-900, 2015.
13) Yoshino T, et al : Randomized phase Ⅲ trial of regorafenib in metastatic colorectal cancer : analysis of the CORRECT Japanese and non-Japanese subpopulations. Invest New Drugs, 33 : 740-750, 2015.

（川上 和宜）

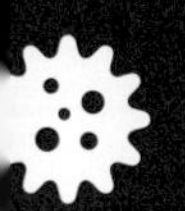

発熱性好中球減少症後の抗がん薬の投与計画

発熱性好中球減少症後の抗がん薬治療について，抗がん薬の減量やG-CSF製剤の使用などで対応していくことが多いと思います．これらの対応方法は，治療目的やレジメンの種類によって変わり得ますが，発熱性好中球減少症後に抗がん薬治療を継続していく場合の対応方法を教えてください．

Answer

がん化学療法を行う場合，最も問題となる用量規定因子は骨髄抑制です．骨髄抑制の中でも好中球が減少すると発熱する危険性が高く，発熱性好中球減少時に発熱すると，急速に重症化して死に至る危険性が高くなります．乳がんに対するドセタキセル＋シクロフォスファミド療法では発熱性好中球減少症の発現率は68.8%[1)]，前立腺がんに対するカバジタキセル＋プレドニゾロン療法では54.5%[2)]と標準療法においても発熱性好中球減少症の発現率が高いレジメンがあり，その対応は薬剤師にとっても重要です．発熱性好中球減少症が発現した場合は，基本的には抗がん薬を減量して投与することや，予防的にG-CSF製剤を使用していくなどの対応をします．これは，好中球が減少すると敗血症など生命を脅かす可能性が高い病態となる場合があるからです．

ただし，抗がん薬治療により根治が考えられる抗がん薬治療では，抗がん薬を減少せず投与する場合があります．具体的には，精巣胚細胞腫瘍に対する標準導入化学療法のBEP（ブレオマシイン，エトポシド，シスプラチン）療法です．

『精巣腫瘍診療ガイドライン2015年版』では「骨髄抑制に関しては，前治療における白血球（好中球）数や血小板数のNadir値を目安として次コースの投与量を減量する必要はない[3)]．」という記載があります．これはあくまでガイドラインの記載なので，日常臨床では患者の状態や発熱性好中球減少症の発現リスクを考え対応するべきです．特に通院治療では，対応が遅れて敗血症などの重篤な状態になりやすいことが考えられます．BEP療法では，抗がん薬は連日投与なので，その期間は入院治療を行いますが，好中球が低下してくる時期には在宅となる可能性が高くなります．入院期間を延長することや，好中球が低下する時期に，外来診察日の設定し好中球数をチェックするなどの治療マネジメントに薬剤師が関わっていく必要があると思います．

▶引用文献

1） Kosaka Y, et al : Phase III placebo-controlled, double-blind, randomized trial of pegfilgrastim to reduce the risk of febrile neutropenia in breast cancer patients receiving docetaxel/cyclophosphamide chemotherapy. Support Care Cancer, 4 : 1137-1143, 2015.

2） Nozawa M, et al : Japanese phase I study of cabazitaxel in metastatic castration-resistant prostate cancer. Int J Clin Oncol, 20 : 1026-1034, 2015.

3） Williams SD, et al : Treatment of disseminated germ-cell tumors with cisplatin, bleomycin, and either vinblastine or etoposide. N Engl J Med, 316 : 1435-1440, 1987.

（川上 和宜）

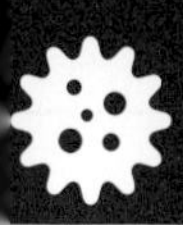

精神疾患患者の痛みの感受性

精神疾患患者は，がん性疼痛に対する感受性が精神疾患でない患者と異なるといわれます．また，統合失調症では痛みの閾値が高く，麻薬の使用量も精神疾患でない患者より少ないと言われていますが，なぜでしょうか．

Answer

統合失調症の病態については不明な部分が多いですが，①脳構造の変化（脳室の拡大，皮質の菲薄化，海馬前部および他の脳領域の縮小），②神経伝達物質の変化（特にドパミンおよびグルタミン酸の活性変化）が起こるといわれています．

麻薬性鎮痛薬は，中枢神経や末梢神経に存在するオピオイド受容体へ結合し鎮痛効果を発揮します．また，麻薬性鎮痛薬は主に，中枢のμ受容体に作用して強力な鎮痛効果を発揮します．

一方，脊髄よりも上位にある脳幹部から脊髄後角に下行し，痛覚情報の中枢神経系への入り口である脊髄後角で痛みの伝達を抑制する下行性疼痛抑制系が神経系には存在しており，中脳や延髄のオピオイド受容体が活性化されると，この下行性疼痛抑制系が作動します．特に，下行性疼痛抑制系については，脳幹部から神経線維が脊髄後角に下行し，そこで痛みの伝達を遮断するシステムです．ノルアドレナリンやセロトニンを伝達物質とする下行性疼痛抑制線維がよく知られていますが，そのほかにもGABAやドパミンを伝達物質とする下行性疼痛抑制線維もあるといわれています．下行性疼痛抑制系はオピオイドだけでなく，精神的興奮，精神的集中，恐怖などでも作動すると考えられています．実際に，興奮状態（交通事故，観衆の前でのスポーツ選手の運動中）では，けがをしても痛みをあまり感じないのはこの下行性疼痛抑制系が作動していると考えられます．

以上より，統合神経失調症では下行性疼痛抑制系が作動しており，痛みの閾値が高く，麻薬性鎮痛薬の使用量が少なくなると考えられます．ただし，これは統合失調症の病態が明確になっていないので，あくまで著者一個人の推察です．

（川上 和宜）

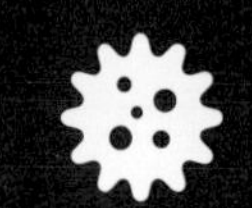

乳癌患者の妊娠を考慮した薬物療法

乳癌患者において長期的に使用する可能性のあるタモキシフェンなどは，今後の妊娠に向けて児への影響などを心配される女性が見受けられます．長期的に使用する可能性のある薬剤はどのようなのもがあるのか，妊娠を考慮して使用期間を短縮した場合にどのような問題があるのか教えてください．

Answer

乳癌のホルモン療法で，5年～10年間内服する薬剤としてはタモキシフェン，アナストロゾール，エキセメスタンがあります．これらはそれぞれ術後の補助療法として5～10年間内服することにより乳癌の再発を抑制することが知られています．

妊娠を考慮してホルモン療法の使用期間を短縮した場合については，タモキシフェンについてデータがあります．乳癌術後に，タモキシフェンを内服していない場合に比べ，タモキシフェンを5年間内服することにより，エストロゲン受容体陽性乳癌の再発リスクと死亡リスクが減少することが報告されています[1,2]．さらに，タモキシフェン5年未満の治療期間と比較したデータもありますが，タモキシフェン内服なしと比較した場合の「再発率」は，タモキシフェン1～2年間内服と5年間内服で，それぞれ0.74と0.59，「乳がん死亡比率」はそれぞれ0.82と0.66でした．また，タモキシフェンの1～2年間内服による効果は，5年間内服による効果よりも明らかに劣っていることが示されました[1]．さらに大規模臨床試験において，タモキシフェンを10年間内服することより乳癌の再発リスクと死亡リスクをさらに低下されることが示されています[3,4]．

以上より，乳癌の再発リスクと乳がん死亡リスクの軽減を第一に考えると，術後ホルモン療法としてのタモキシフェンは5年間か，それ以上の内服期間が適切です．これらのエビデンスはタモキシフェンで検討されていますが，アナストロゾールやエキセメスタンも同様に考えらます．術後のホルモン治療を中断もしくは早期に終了して妊娠を試みることは，乳癌の再発リスクと死亡リスクが上昇する可能性があります．

挙児希望のためホルモン製剤の内服中断や早期終了を考慮する場合には，ホルモン製剤内服中止によって予想される乳癌再発リスクへの影響，ホルモン製剤を中止した場合の妊娠や分娩の可能性を考慮して慎重に判断する必要があります．

▶引用文献

1）Early Breast Cancer Trialists' Collaborative Group (EBCTCG), et al : Relevance of breast cancer hormone receptors and other factors to the efficacy of adjuvant tamoxifen: patient-level meta-analysis of randomised trials. Lancet, 378 : 771-784, 2011.

2）Early Breast Cancer Trialists' Collaborative Group (EBCTCG) : Effects of chemotherapy and hormonal therapy for early breast cancer on recurrence and 15-year survival : an overview of the randomised trials. Lancet, 365 : 1687-1717, 2005.

3）Davies C, et al : Long-term effects of continuing adjuvant tamoxifen to 10 years versus stopping at 5 years after diagnosis of estrogen receptor-positive breast cancer : ATLAS, a randomised trial. Lancet, 381 : 805-816, 2013.

4）Gray RG, et al : aTTom: Long-term effects of continuing adjuvant tamoxifen to 10 years versus stopping at 5 years in 6,953 women with early breast cancer. J Clin Oncol, suppl abstra5, ASCO Annual Meeting, 2013.

（川上 和宜）

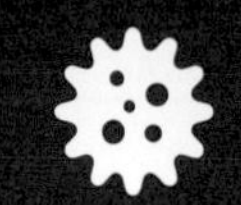

がん治療関連心毒性のマネジメントや薬物療法

アントラサイクリン系抗がん薬，トラスツズマブなどをはじめとした抗悪性腫瘍薬の治療に関連した心毒性，いわゆるcancer therapy related cardiac disease（CTRCD）が問題となることは以前から知られています．また，近年使用頻度が増加している免疫チェックポイント阻害薬によって心筋炎などが引き起こされることも明らかになってきました．しかし，それらの抗悪性腫瘍薬によって引き起こされた心毒性に対して，具体的にどのような管理や薬物療法を行うべきか教えてください．また，心毒性によって該当する抗悪性腫瘍薬が使用できない場合の代替薬などについても教えてください．

Answer

アントラサイクリン系抗がん薬であるドキソルビシンでの心筋障害については，累積投与量が550mg/m^2で26.0%，700mg/m^2で48.0%と報告されています[1)]．また，トラスツズマブでは対象患者1,682人のうち4.1%と報告されています[2, 3)]．さらに，WHOのデータベースを用いた免疫チェックポイント阻害薬使用患者での心筋障害については，心筋炎（報告オッズ比：11.21），心膜疾患（3.80），血管炎（1.56）と報告されています[4)]．心膜疾患の報告は肺がん患者で多く，心筋炎・血管炎はメラノーマ患者でした．心筋障害については悪心や骨髄抑制と比較して発現頻度は高くありませんが，発現すると重症化することが考えられ，薬剤師として対応が必要な副作用となっています．

心毒性に対する基本的なマネジメントは，心毒性が発現した場合には原因となる抗がん薬を中止することです．そのためにも，抗がん薬開始前の心機能評価は必要であり，アントラサイクリン系抗がん薬やトラスツズマブ投与前には，左室駆出率(LVEF)や脳性ナトリウム利尿ペプチド(BNP)を測定します．特に，LVEFが50～55％未満の場合には循環器科にコンサルトを行うことが重要です．BNPは血液検査で比較的容易に測定できるので，治療コースごとに測定します．LVEFについては，トラスツズマブ投与中は3～4ヵ月ごとに，そして投与終了後1年間は半年に1回のペースで心機能評価をすることがEUの添付文書に記載されています[5)]．肥満患者や心臓を照射範囲に含む過去の放射線治療歴がある患者，治療開始前のLVEFが50%以下の患者などリスクが高い患者では，アントラサイクリン系抗がん薬時には同様のマネジメントが必要だと考えられます．

心毒性によって該当する抗がん薬が使用できない場合の代替薬についてですが，アントラサイクリン系抗がん薬が原因の場合は，アントラサイクリン系抗がん薬の再投与は行わないことが多いです．これは心毒性が重症化することにより生命予後にも影響すると考えられるからです．トラスツズマブが原因の場合は，LVEFが改善後に再投与が可能であるとする報告もありますが[6)]，日常臨床の場合では投与を避けることが多いと思います．その理由は，進行再発乳癌や胃癌の場合では，ほかに使用できる抗がん薬がいくつかあるためです．また術後補助療法では，治療を完遂することを優先して考えますが，生命予後に関わるような重篤な心毒性のリスクを背負ってまで術後補助療法をやることは一般的には行わないと思います．

▶引用文献

1) Swain SM, et al : Congestive heart failure in patients treated with doxorubicin: a retrospective analysis of three trials. Cancer, 97 : 2869-2879, 2003.

2) Guenancia C, et al : Obesity As a Risk Factor for Anthracyclines and Trastuzumab Cardiotoxicity in Breast Cancer : A Systematic Review and Meta-Analysis. J Clin Oncol, 34 : 3157-3165, 2016.

3) Goldhirsch A, et al : 2 years versus 1 year of adjuvant trastuzumab for HER2-positive breast cancer (HERA): an open-label, randomised controlled trial. Lancet, 382 : 1021-1028, 2013.

4) Salem JE, et al : Cardiovascular toxicities associated with immune checkpoint inhibitors: an observational, retrospective, pharmacovigilance study. Lancet Oncol, 12 : 1579-1589, 2018.

5) Curigliano G, et al : Cardiovascular toxicity induced by chemotherapy, targeted agents and radiotherapy : ESMO Clinical Practice Guidelines. Ann Oncol, Suppl 7 : vii155-66, 2012.

6) Ewer MS, et al : Reversibility of trastuzumab-related cardiotoxicity: new insights based on clinical course and response to medical treatment. J Clin Oncol, 23 : 7820-7826, 2005.

(川上 和宜)

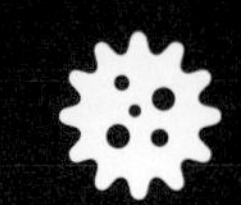

シスプラチンで腎機能障害となったときの許容範囲

日本腎臓病薬物療法学会の腎機能別薬剤投与量一覧やUp to Dateでは，腎機能に応じてシスプラチンの投与量を調節するように記載されています．一方，シスプラチンで腎機能障害が起こった場合には，

①シスプラチンの投与量を減量する
②ほかのレジメンに変更する

という対応が考えられますが，どの程度の腎機能低下までならシスプラチンが許容されるのかを教えてください．

Answer

シスプラチンは胆汁中や腸管からの排泄がほとんどない尿排泄型の薬剤であり，シスプラチンとその代謝物は糸球体ろ過とともに腎尿細管での能動分泌と再吸収を受けます．シスプラチンによる腎障害は主に尿細管傷害によるものであり，尿細管にシスプラチンが蓄積し，尿細管細胞の壊死を引き起こすためと考えられています[1)]．日常臨床においてもシスプラチンによる腎障害が問題となるケースがあったり，腎機能低下患者に対へのシスプラチン投与量について問題となることが多くあります．

『がん薬物療法時の腎障害診療ガイドライン』では，腎機能の低下した患者に対して，腎毒性を軽減するための抗がん薬投与量の減量は弱く推奨する（提案する）とされています[2)]．シスプラチンの添付文書では，腎障害のある患者では腎機能が低下しているので，副作用が強く現れることがある，とされていますが，明確な基準による減量規定はありません．

減量基準については，クレアチニンクリアランス46～60mL/分であればシスプラチンの投与量を75%に減量する，クレアチニンクリアランスが31～45mL/分ではシスプラチンの投与量を50%に減量することが報告されています[3)]．以上よりクレアチニンクリアランスが30mL/分以上ではシスプラチンを減量して投与することを検討しますが，30mL/分以下であればシスプラチンは投与せず，ほかのレジメンを検討することを考えます．しかし，ほかのレジメンで対応できない場合，クレアチニンクリアランス30mL/分以下でシスプラチンを50%に減量して投与することもあります．このような投与は推奨されるだけのエビデンスはありませんが，医師や看護師と十分検討し，患者への説明と同意を得て実施するべきと考えます．

▶引用文献

1） Townsend DM, et al : Metabolism of Cisplatin to a nephrotoxin in proximal tubule cells. J Am Soc Nephrol, 1 : 1-10, 2003.
2） 日本腎臓学会・日本癌治療学会・日本臨床腫瘍学会・日本腎臓病薬物療法学会編：がん薬物療法時の腎障害診療ガイドライン2016, pp15-17, 2016.
3） Kintzel PE, et al : Anticancer drug renal toxicity and elimination: dosing guidelines for altered renal function. Treat Rev 21 : 33-64, 1995.

（川上 和宜）

4章
妊婦・授乳婦

不育症の治療は可能か？

ステップアップのための注目ポイント

妊娠，出産を希望する女性において，妊娠することができない「不妊」と，妊娠しても出産までに至らない「不育」は大きな問題である．

「不育症」はくり返す流産・死産によって生児を得られない状態をいう．習慣性流産とほぼ同義語とされるが，妊娠22週以降の胎内死亡や死産をくり返す例も含まれる．一般的に自然流産の発生割合は，全妊娠中の約15％とされているが，習慣性流産は3回以上連続する流産と定義されており，約1％程度の頻度とされている．

不育症のリスク因子として，子宮形態異常7.8％，甲状腺機能異常6.8％，夫婦どちらかの染色体異常4.6％，抗リン脂質抗体異常10.2％，第Ⅻ因子欠乏7.2％，プロテインC欠乏0.2％，プロテインS欠乏7.4％，原因不明65.3％であった[1)]．

不育症（ならびに習慣性流産）の治療は可能であろうか？

1 要因によって治療法を決定する

習慣性流産の要因が不明の場合については，現在治療法は確立していない．ある疫学研究では，原因不明の流産患者364人において，低用量アスピリン（LDA）＋低分子ヘパリン群と，LDA単独群，プラセボ群の3群に分けて生産児を得た確率を比較したが，有意差は認められなかった[2)]．

子宮奇形が習慣性流産の原因であると考えられる症例においては，妊娠中期以降に流産となることが多いとされている[3)]．しかし，子宮奇形の診断方法や治療は確立されていない．手術による外科的治療を行うこともあるが，2回以上の流産歴をもつ子宮奇形のある患者において，手術を行わなくても生児を得たという研究報告もある[4)].

甲状腺機能異常も流産の原因となる．甲状腺機能は亢進症も低下症もどちらも問題となるため，抗甲状腺薬または甲状腺ホルモン補充療法などの治療を行うことがある．

もう一つ治療可能な要因として抗リン脂質抗体症候群(anti-phospholipid antibody syndrome : APS)による習慣性流産がある．APSの場合はLDAとヘパリン併用療法が積極的に行われている．

2 APSの疫学・診断

欧州では抗リン脂質抗体陽性者は一般人口のおよそ1～2%といわれており，APSの約半数は全身性エリテマトーデス(systemic lupus erythematosus : SLE)などの膠原病に合併する二次性APSである[5)]．わが国におけるAPS患者数は原発性，二次性ともに5,000～10,000人程度と推定されている[6)]．また，原発性，二次性ともに女性が大半を占める．APSは，さまざまな箇所で動脈血栓症や静脈血栓症，習慣性流産などの妊娠合併症を引き起こす．表にAPSの診断基準を示す[7)].

3 APSによる習慣性流産の薬物治療

APSによる習慣性流産の標準的治療はLDA＋ヘパリン併用療法である．

アスピリンは81～100mg/日を妊娠前または妊娠初期に内服を開始する．初期流産の症例に対しては妊娠判明後では治療が遅れることがある．投与終了の時期については，妊娠28週から妊娠36週までが目安とされている．わが国では添付文書上で妊娠28週以降禁忌となっているが，欧米では妊娠36週までLDAが投与されているため，国内でも患者の同意を得て長期で使用する場合がある．また，症例によっては産褥期の血栓症発症リスクが高まることから，産後も抗血小板療法が行われることがある．

ヘパリンに関しては，一般的に妊娠判明後から開始になることが多く，10,000～12,000単位/日の未分画ヘパリンの皮下注射または持続点滴が用い

表　抗リン脂質抗体症候群改訂分類基準（Sapporo criteria，2006年シドニー改変）

臨床所見
1. 血栓症 1回以上の動脈，静脈あるいは小血管血栓症 （血栓症は画像検査や病理検査で確認され，血管炎による閉塞を除く） 2. 妊娠合併症 a. 1回以上の妊娠10週以降の原因不明子宮内胎児死亡（胎児形態異常なし） b. 1回以上の子癇，重症妊娠高血圧腎症や胎盤機能不全*による妊娠34週未満の早産（新生児形態異常なし） *胎盤機能不全には，胎児低酸素症を疑わせる胎児心拍パターン異常，ドップラー血流速度波形異常，羊水過少，10パーセントタイル未満のlight for gestational age児が含まれる c. 3回以上の連続した妊娠10未満の原因不明流産（子宮形態異常，内分泌異常，染色体異常を除く）
検査基準（12週以上の間隔で2回以上陽性）
1. ループスアンチコアグラント（LA）陽性 2. 抗カルジオリピン抗体（IgG/IgM）が中高力価（40GPL/MPL以上，または健常人の99%タイル以上） 3. 抗β_2GPI抗体（IgG/IgM）が陽性（健常人の99%タイル以上）
診断
臨床所見の1項目以上，かつ検査基準の1項目以上が存在する

（文献7より引用）

られる．投与期間としては，妊娠36週または分娩前まで継続する．自己注射においては，手技獲得や副作用発現時の対応，薬剤管理のために，短期入院による在宅自己注射導入が推奨される[9]．ヘパリンの副作用としては，出血傾向や肝機能，腎機能などに注意が必要であり，定期的に血液学的検査を行う．重篤な副作用としてヘパリン起因性血小板減少症があるので，治療開始2週間前後で血小板をチェックする必要がある．

LDA＋ヘパリン併用療法でも流産に至る場合やハイリスク例では，次回妊娠時にプレドニゾロン（PSL）を追加することがある．低用量PSL（10mg/日）をLDA＋ヘパリン併用療法と用いることで妊娠予後が改善する可能性を示唆する報告がある[10]．しかし，PSLの有効性を示すエビデンスとなる研究はなく，高用量PSL（20～40mg/日）では早産や妊娠糖尿病が増加する[11]とされるため注意が必要である．また，現在，APSの難治症例や原因不明の習慣性流産に対して，大量ガンマグロブリン療法（20g/日×5日間）の臨床研究が行われている．今後，副腎皮質ステロイドや大量ガンマグロブリン療法の有効性や至適な投与量などを示すエビデンスが望まれる．

APS患者は，LDA＋ヘパリン併用療法を行っても妊娠経過の中で子宮内胎児死亡や胎児発育不全，妊娠高血圧症候群などの合併症を起こすことがある．近年，欧州や米国では重症妊娠高血圧症候群に対するプラバスタチンの臨床研究や症例報告がなされている[12, 13]．APS患者が妊娠を完遂するために，新たな薬剤の有効性が示されることが期待される．

4 薬剤による胎児へのリスク

前述のように，習慣性流産は，妊娠初期から全妊娠期間を通して薬物治療が必要である．薬剤を器官形成期に用いることによる胎児への影響などについて，現在までの報告から注意点を解説する．

a アスピリン

アスピリンを妊娠初期に使用した場合についてのメタ分析や大規模な疫学研究では先天奇形の頻度は増加しなかったと報告されている[14, 15]．LDAの妊娠後期の使用についても，胎児，新生児への影響は認められないと報告されている[16, 17]．

ただし，手術の1週間前の使用で，手術時の失血量が有意に増加するという報告があるため，添付文書上「手術前1週間以内の患者には慎重に投与すること」とされており，LDA療法を行っている場合でも通常分娩の1週間以上前には中止することが望ましい．

b ヘパリン

抗凝固薬であるヘパリンは分子量が大きく，胎盤を通過しない．また，複数の疫学研究で妊娠中にヘパリンを使用して先天奇形に関し問題がなかったと報告されている[18-20]．また，1989年に発表された報告では，100例の妊娠結果の調査では流産，死産，早産，先天奇形の発生率は通常と変わらなかったとされている[21]．

こうした情報から，ヘパリンを妊娠中に使用しても先天奇形の発生率を上昇させるようなことはないと考えられる．

C 副腎皮質ステロイド(プレドニゾロン：PSL)

副腎皮質ステロイドの妊娠時使用については，複数の疫学研究で奇形全体の発生率を増加させるリスクは低いと考えられる[22-25]．ただし，口唇口蓋裂の発生リスクについてはリスクが増加するという症例対照研究がいくつかある[26-29]．

妊娠中期以降に経胎盤移行した副腎皮質ステロイドによる胎児毒性としては，長期間曝露による胎児発育不全や児の副腎機能が抑制されている可能性があるので注意が必要である．母体の治療を目的に用いられるPSLは，胎盤で代謝されて不活化される．PSLの母体血中濃度と胎児血中濃度を比較すると約1/10程度となるので，胎児への影響が少ない副腎皮質ステロイドであると考えられる[30]．

ここが勘所！　しっかり押さえておこう！

- ▶不育症でも，治療可能なものもある！
- ▶習慣性流産のAPSの難治症例や原因不明例においては，新しい治療法が研究されてきているため，注目する！

▶引用文献

1) 厚生労働科学研究費補助金成育疾患克服等次世代育成基盤研究事業「不育症治療に関する再評価と新たなる治療法の開発に関する研究(研究代表者：齋藤 滋)」平成22年度総括・分担研究報告書，2011.

2) Kaandorp SP, et al : Aspirin plus heparin or aspirin alone in women with recurrent miscarriage. N Engl J Med, 362 : 1586-1596, 2010.

3) 日本産科婦人科学会/日本産婦人科医会 編：産婦人科診療ガイドライン−産科編2014, pp 119-124, 2014.

4) Sugiura-Ogasawara M, et al : Midline uterine defect size is correlated with miscarriage of euploid embryos in recurrent cases. Fertil Steril, 93 : 1983-1988, 2010.

5) Tektonidou MG, et al : Risk factors for thrombosis and primary thrombosis prevention in patients with systemic lupus erythematosus with or without antiphospholipid antibodies. Arthritis Rheum, 61 : 29-36, 2009.

6) 難病情報センター：原発性抗リン脂質抗体症候群(指定難病48)．Available at : 〈http://www.nanbyou.or.jp/entry/4102〉

7) Miyakis S, et al : International consensus statement on an update of the classification criteria for definite antiphospholipid syndrome (APS). J Thromb Haemost, 4 : 295-306, 2006.

8) 平成27年度日本医療研究開発機構成育疾患克服等総合研究事業「抗リン脂質抗体症候群合併妊娠の治療及び予後に関する研究」研究班 編:抗リン脂質抗体症候群合併妊娠の診療ガイドライン, 南山堂, 2016.

9) 日本産科婦人科学会ほか：ヘパリン在宅自己注射療法の適応と指針, 2011. Available at : 〈http://www.jsognh.jp/common/files/society/demanding_paper_07.pdf〉

10) Bramham K, et al : First-trimester low-dose prednisolone in refractory antiphospholipid antibody-related pregnancy loss. Blood, 117 : 6948-6951, 2011.

11) Empson M, et al : Prevention of recurrent miscarriage for women with antiphospholipid antibody or lupus anticoagulant. Cochrane Database Syst Rev, CD002859, 2005.

12) Lefkou E, et al : Pravastatin improves pregnancy outcomes in obstetric antiphospholipid syndrome refractory to antithrombotic therapy. J Clin Invest, 126 : 2933-2940, 2016.

13) Lefkou, E, et al : Clinical improvement and successful pregnancy in a preeclamptic patient with antiphospholipid syndrome treated with pravastatin. Hypertension, 63 : e118-e119, 2014.

14) Kozer E, et al : Aspirin consumption during the first trimester of pregnancy and congenital anomalies : a meta-analysis. Am J Obstet Gynecol, 187 : 1623-1630, 2002.

15) Slone D, et al : Aspirin and congenital malformations. Lancet, 1 : 1373-1375, 1976.

16) CLASP : a randomised trial of low-dose aspirin for the prevention and treatment of pre-eclampsia among 9364 pregnant women. CLASP (Collaborative Low-dose Aspirin Study in Pregnancy) Collaborative Group. Lancet, 343 : 619-629, 1994.

17) Di Sessa TG, et al : Cardiac function in fetuses and newborns exposed to low-dose aspirin during pregnancy. Am J Obstet Gynecol, 171 : 892-900, 1994.

18) Chan WS, et al : Anticoagulation of pregnant women with mechanical heart valves : a systematic review of the literature. Arch Intern Med, 160 : 191-196, 2000.

19) Ginsberg JS, et al : Risks to the fetus of anticoagulant therapy during pregnancy. Thromb Haemost, 61 : 197-203, 1989.

20) Hanania G, et al : Pregnancy and prosthetic heart valves : a French cooperative retrospective study of 155 cases. Eur Heart J, 15 : 1651-1658, 1994.

21) Ginsberg JS, et al : Heparin therapy during pregnancy. Risks to the fetus and mother. Arch Intern Med, 149 : 2233-2236, 1989.

22) Park-Wyllie L, et al : Birth defects after maternal exposure to corticosteroids : prospective cohort study and meta-analysis of epidemiological studies. Teratology, 62 : 385-392, 2000.

23) Gur C, et al : Pregnancy outcome after first trimester exposure to corticosteroids : a prospective controlled study. Reprod Toxicol, 18 : 93-101, 2004.

24) Heinonen OP, et al : Birth defects and drugs in pregnancy, pp 388-400, Publishing Sciences Group, 1977.

25) Czeizel AE, et al : Population-based case-control study of teratogenic potential of corticosteroids. Teratology, 56 : 335-340, 1997.

26) Rodríguez-Pinilla E, et al : Corticosteroids during pregnancy and oral clefts : a case-control study. Teratology, 58 : 2-5, 1998.

27) Pradat P, et al ; Contributors to the MADRE database : First trimester exposure to corticosteroids and oral clefts. Birth Defects Res A Clin Mol Teratol, 67 : 968-970, 2003.

28) Källén B : Maternal drug use and infant cleft lip/palate with special reference to corticoids. Cleft Palate Craniofac J, 40 : 624-628, 2003.

29) Carmichael SL, et al : Maternal corticosteroid use and risk of selected congenital anomalies. Am J Med Genet, 86 : 242-244, 1999.

30) Beitins IZ, et al : The transplacental passage of prednisone and prednisolone in pregnancy near term. J Pediatr, 81 : 936-945, 1972.

（中島 研）

妊娠中の抗菌薬の使用は安全といえるのか？

ステップアップのための注目ポイント

妊娠中も抗菌薬はさまざまな感染症の治療目的で使用される．当然のことながら，妊娠中に薬剤を使用すれば，胎児や妊娠そのものへの影響が懸念される．著者らが「妊娠と薬情報センター」においてカウンセリングを行っていると，妊婦が抗菌薬に対して抱くイメージはあまりよいものではないように感じる．抗菌薬は胎児へのリスクがある薬剤として捉えられ，妊娠中の使用について不安な気持ちを抱く場合も多い．

妊娠中の薬剤使用についての安全性に関して，結論を出せるような精度の高い疫学研究は基本的に存在しない．このため常に「不完全な」情報と捉え，多くの情報を総合的に判断することが重要となってくる．最近になって妊娠中の抗菌薬使用に関する比較的規模の大きな研究結果が発表された[1)]．こうした結果をどのように捉え，利用していくべきなのだろうか？

1 妊娠と抗菌薬

現在の薬物療法において抗菌薬の果たす役割は大きく，誰にでも使用される可能性のある医薬品である．妊娠中の医薬品の使用で最も問題となるのは器官形成期にあたる妊娠初期の使用と先天異常の関連であるが，妊娠と気づかず偶発的に医薬品を使用してしまう例は多数ある．このため，妊娠中にも抗菌薬が使用される例は非常に多いと考えられる．

妊娠中の抗菌薬の使用と安全性について，これまで報告されている研究の代表的なものは以下のとおりである．

a ペニシリン系抗菌薬

米国テネシー州メディケイドの加入者データベースを利用した後ろ向きコホート研究では，妊娠4ヵ月までにアモキシシリンに曝露した児7,216人と抗菌薬の曝露のない児3,400人を比較したが，先天奇形全体のリスク増加はみられなかった［リスク比(RR)：1.09［95%CI：0.86 to 1.37］］[2]．

b マクロライド系抗菌薬

デンマークの病院レジストリ，処方レジストリなどの情報をリンクさせて行われた研究では，クラリスロマイシンと流産の関連を調べたところ，クラリスロマイシン曝露群で40/401例(10.0%)，非曝露群で8.3%の流産が認められ，調整ハザード比は1.56［95%CI：1.14 to 2.13］であった．先天大奇形はクラリスロマイシン群の生産児253人中9人(3.6%)にみられ，非曝露群では3.5%，調整オッズ比(OR)は1.03［95%CI：0.52 to 2.00］であった[3]．

イスラエル，イタリア，チェコ，オランダ，ドイツの奇形情報サービス(teratology information services：TIS)の多施設共同前向き観察研究では，新規マクロライド系抗菌薬(クラリスロマイシン，アジスロマイシン，ロキシスロマイシン)を妊娠第1三半期に曝露した女性の妊娠転帰(大奇形，心奇形)を調査した．対照群は催奇形性のない物質(アセトアミノフェン，ペニシリン，セファロスポリン，ヘアダイ，レボチロキシン)を妊娠第1三半期に曝露した女性とした．妊娠中にマクロライド系抗菌薬に曝露した女性608人のうち511人は第1三半期に曝露し，そのうち392人は妊娠4～13週の曝露であった．対照群の733人と比較し，生産例における大奇形発生率に有意差は認められなかった［15/441 (3.4%) *vs* 17/705 (2.4%)，$p=0.36$，OR：1.42［95%CI：0.70 to 2.88］］．また，心血管奇形発生率についても有意差は認められなかった［7/441 (1.6%) *vs* 6/705 (0.9%)，$p=0.265$，OR：1.91［95%CI：0.63 to 5.62］］[4]．

スウェーデン出生レジストリの1996～2011年の出産データを利用した研究では，妊娠初期にエリスロマイシン曝露のあった児($n=2{,}531$)と全新生児($n=1{,}575{,}847$)の先天異常の発生割合を比較した．先天異常全体は，エリスロマイシン曝露群137例で，OR：1.14［95%CI：0.96 to 1.36］だった．心血管系奇形は43例で，OR：1.70［95%CI：1.26 to 2.39］となり，有意差が認められた[5]．

c セファロスポリン系抗菌薬

1980～1996年のHungarian Case-Control Surveillance of Congenital Abnormalitiesの一般集団ベースのデータを使用した研究では，先天奇形をもつ症例22,865人とコントロールとして奇形のない児38,151人とを比較した．その結果，セファロスポリン系薬剤の使用は先天奇形群308人(1.35%)，コントロール440人(1.15%)で差は認められなかった[6)]．

d キノロン系抗菌薬

テネシー州メディケイドの加入者データベースを利用した後ろ向きコホート研究では，妊娠4ヵ月までにシプロフロキサシンに曝露した児439人と抗菌薬を使用しなかった3,400人を比較したが，先天奇形全体のリスク増加はみられなかった(RR : 0.64 [95%CI : 0.31 to 1.30])[2)]．

ドイツ・ベルリンTISの前向きコホート研究では，妊娠第1三半期にキノロン系薬剤を使用した母親から生まれた児779人中19人(2.4%)に先天大奇形がみられ，催奇形性物質曝露のない母親から生まれた児の大奇形発生率(2.8%)と有意差はみられなかった(調整OR：0.91 [95%CI : 0.6 to 1.5])．使用されたキノロン系薬剤の主なものは，シプロフロキサシン(336人)，オフロキサシン(137人)，レボフロキサシン(112人)，モキシフロキサシン(93人)，ノルフロキサシン(77人)であった[7)]．

妊娠中にキノロン系薬剤を使用した200人(シプロフロキサシン105人，ノルフロキサシン93人，オフロキサシン2人)から生まれた児には，筋骨格系の発達異常は認められなかった．第1三半期にキノロン系薬剤を使用した母親から生まれた133人の児のうち3人(2.3%)に大奇形(いずれも心奇形)を認め，催奇形性のない薬剤を使用した母親から生まれた児の大奇形発生率(2.7%)と同程度であった[8)]．

e テトラサイクリン系抗菌薬

テネシー州メディケイドの加入者データベースを利用した後ろ向きコホート研究で，妊娠4ヵ月までにドキシサイクリンに曝露した児1,691人と抗菌薬を使用しなかった3,400人を比較したが，先天奇形全体のリスク増加はみられなかった

(RR : 0.85 [95%CI : 0.59 to 1.23])[2].

先天異常データベースの登録例を使用した症例対照研究で，先天奇形の児13,155例(うち心奇形が5,269例)とコントロール4,941例が比較された．テトラサイクリン系薬剤については4つのORを算出しており，心奇形2.2 [95%CI : 0.8 to 5.9]，左室流出路閉塞異常3.5 [95%CI : 1.0 to 12.6]，中隔欠損1.8 [95%CI : 0.5 to 6.2]，口蓋裂2.0 [95%CI : 0.6 to 6.7]だった[9].

2 妊娠中の抗菌薬使用に関する大規模研究

a 研究内容

このように妊娠中の抗菌薬使用に関する研究は数多く発表されてきた．こうした中，今回発表されたのは，カナダのケベック州のデータを基にした報告である[1]．これまでにもこのデータベース(実際にはいくつかのデータベースをリンクさせて)を使用して，研究報告が行われてきた[10]．本研究では先天大奇形に注目し，データの解析が行われた．

対象は単生児の生産例のみとしている．自然流産や人工妊娠中絶となった例，多胎などは除外された．染色体異常例，小奇形の症例，妊娠第1三半期に複数の抗菌薬に曝露した例，催奇形性物質への曝露例も除外された．最終的に，妊娠第1三半期に単一の抗菌薬に曝露した例と非曝露の例と比較した．

b 結果と解釈

研究の規模としては曝露例15,469例と非曝露例124,469例となっている．妊娠第1三半期の抗菌薬曝露例の主なものは，ペニシリン系9,106例，マクロライド系2,332例，セファロスポリン系1,005例，キノロン系782例，テトラサイクリン系410例であった．

抗菌薬の分類ごとの結果と，薬剤ごとの結果の抜粋を表1，2に示す．

この研究は，やはり研究の規模が大きいため，検出力が増加し，いくつかの項目で先天大奇形に関して発生率の増加が認められる結果も含まれた．

こうした中においても，まずペニシリン系，セファロスポリン系薬剤については調査された項目において先天大奇形の発生率の増加は認められなかった．これ

表1 抗菌薬分類ごとの先天異常発生率の比較

大奇形の種類		非曝露 (n=124,469)	ペニシリン系 (n=9,106)	マクロライド系 (n=2,332)	セファロスポリン系 (n=1,005)	キノロン系 (n=782)	テトラサイクリン系 (n=410)
先天大奇形全体	n (%)	12,225 (9.82%)	894 (9.82%)	265 (11.36%)	116 (11.54%)	92 (11.76%)	43 (10.49%)
	OR [95%CI]	1.00 Reference	0.96 [0.89 to 1.03]	1.08 [0.95 to 1.23]	1.12 [0.92 to 1.36]	1.08 [0.87 to 1.35]	1.04 [0.75 to 1.43]
循環器系	n (%)	2,817 (2.26%)	225 (2.47%)	58 (2.49%)	33 (3.28%)	18 (2.30%)	11 (2.68%)
	OR [95%CI]	1.00 Reference	1.02 [0.89 to 1.18]	0.99 [0.76 to 1.29]	1.35 [0.94 to 1.93]	0.89 [0.55 to 1.43]	1.13 [0.62 to 2.06]
消化器	n (%)	1,099 (0.88%)	88 (0.97%)	35 (1.50%)	10 (1.00%)	11 (1.41%)	3 (0.73%)
	OR [95%CI]	1.00 Reference	0.99 [0.79 to 1.24]	1.46 [1.04 to 2.06]	0.99 [0.53 to 1.86]	1.33 [0.73 to 2.43]	0.75 [0.24 to 2.34]
生殖器	n (%)	1,150 (0.92%)	75 (0.82%)	18 (0.77%)	15 (1.49%)	10 (1.28%)	3 (0.73%)
	OR [95%CI]	1.00 Reference	0.90 [0.71 to 1.14]	0.84 [0.52 to 1.34]	1.61 [0.96 to 2.70]	1.29 [0.64 to 2.57]	0.78 [0.24 to 2.53]
泌尿器	n (%)	937 (0.75%)	79 (0.87%)	23 (0.99%)	10 (1.00%)	14 (1.79%)	3 (0.73)
	OR [95%CI]	1.00 Reference	1.12 [0.88 to 1.42]	1.26 [0.83 to 1.92]	1.25 [0.67 to 2.33]	1.89 [1.09 to 3.28]	0.98 [0.31 to 3.10]
心奇形	n (%)	2,416 (1.94%)	192 (2.11%)	47 (2.02%)	30 (2.99%)	14 (1.79%)	9 (2.20%)
	OR [95%CI]	1.00 Reference	1.02 [0.87 to 1.18]	0.93 [0.69 to 1.25]	1.43 [0.98 to 2.08]	0.81 [0.48 to 1.39]	1.07 [0.55 to 2.07]
心室/心房中隔欠損	n (%)	1,868 (1.50%)	150 (1.65%)	35 (1.50%)	23 (2.29%)	13 (1.66%)	9 (2.20%)
	OR [95%CI]	1.00 Reference	1.02 [0.86 to 1.21]	0.90 [0.64 to 1.27]	1.41 [0.93 to 2.13]	0.97 [0.56 to 1.68]	1.39 [0.72 to 2.69]
狭頭症	n (%)	633 (0.51)	41 (0.45%)	15 (0.64%)	9 (0.90%)	3 (0.38%)	1 (0.24%)
	OR [95%CI]	1.00 Reference	0.94 [0.68 to 1.29]	1.26 [0.75 to 2.12]	1.82 [0.94 to 3.54]	0.77 [0.25 to 2.40]	0.49 [0.07 to 3.47]

ORは，母親の年齢などの多くの変量について調整したadjusted OR
（網掛け）は有意差が認められているもの

（文献1より引用）

までもこの系統の抗菌薬についてリスクを認める研究はなく，安全性が高い薬剤であると認識されていたが，それがあらためて確認された．

マクロライド系抗菌薬については，先天大奇形全体について発生率の増加は認められなかったものの，消化器系の先天大奇形の発生率の増加が認められた．これについて，この研究の筆者らは，探索的な段階であり，さらなる研究を必要と

表2 薬剤ごとの先天異常発生率の比較

大奇形の種類		エリスロマイシン (*n*=697)	クラリスロマイシン (*n*=658)	オフロキサシン (*n*=6)	ドキシサイクリン (*n*=164)	ミノサイクリン (*n*=166)
先天大奇形全体	*n* (%)	64 (9.18%)	77 (11.70%)	3 (50.00%)	23 (14.02%)	15 (9.04%)
	OR [95%CI]	0.98 [0.75 to 1.27]	1.11 [0.87 to 1.41]	8.30 [1.60 to 43.00]	1.46 [0.93 to 2.28]	0.86 [0.50 to 1.46]
循環器系	*n* (%)	17 (2.44%)	16 (2.43%)	0 (0.00%)	9 (5.49%)	2 (1.20%)
	OR [95%CI]	1.09 [0.67 to 1.78]	0.96 [0.59 to 1.58]	*NA*	2.38 [1.21 to 4.67]	0.49 [0.12 to 2.02]
消化器	*n* (%)	10 (1.43%)	10 (1.52%)	0 (0.00%)	1 (0.61%)	1 (0.60%)
	OR [95%CI]	1.56 [0.83 to 2.92]	1.44 [0.77 to 2.70]	*NA*	0.62 [0.09 to 4.50]	0.62 [0.09 to 4.44]
生殖器	*n* (%)	2 (0.29%)	7 (1.06%)	1 (16.67%)	2 (1.22%)	0 (0.00%)
	OR [95%CI]	0.34 [0.08 to 1.40]	1.15 [0.55 to 2.42]	17.40 [1.52 to 198.82]	1.33 [0.31 to 5.64]	*NA*
泌尿器	*n* (%)	9 (1.29%)	2 (0.30%)	1 (16.67%)	1 (0.61%)	1 (0.60%)
	OR [95%CI]	2.12 [1.08 to 4.17]	0.40 [0.10 to 1.58]	22.69 [2.88 to 335.32]	0.80 [0.11 to 5.84]	0.80 [0.11 to 5.94]
心奇形	*n* (%)	15 (2.15%)	12 (1.82%)	0 (0.00%)	8 (4.88%)	1 (0.60%)
	OR [95%CI]	1.11 [0.66 to 1.87]	0.84 [0.48 to 1.49]	*NA*	2.46 [1.21 to 4.99]	0.29 [0.04 to 2.10]
心室／心房中隔欠損	*n* (%)	11 (1.58%)	9 (1.37%)	0 (0.00%)	8 (4.88%)	1 (0.60%)
	OR [95%CI]	1.05 [0.58 to 1.92]	0.82 [0.43 to 1.59]	*NA*	3.19 [1.57 to 6.48]	0.38 [0.05 to 2.67]
狭頭症	*n* (%)	3 (0.43%)	4 (0.61%)	1 (16.67%)	0 (0.00%)	1 (0.60%)
	OR [95%CI]	1.01 [0.32 to 3.17]	1.24 [0.46 to 3.31]	41.36 [4.57 to 374.20]	*NA*	1.17 [0.16 to 8.34]

ORは，母親の年齢などの多くの変量について調整したadjusted OR
（網掛け）は有意差が認められているもの

（文献1より引用）

している．マクロライド系抗菌薬のうちクラリスロマイシンについては今回解析された あらゆる項目において発生率の上昇は認められなかったが，エリスロマイシンについては泌尿器系の先天大奇形の発生率の増加が認められている．筆者らはこの結果は偶然によるものか，交絡因子の影響と考えており，比較対照をペニシリン系抗菌薬使用例に変更すると有意差は認められなかったとしている．

キノロン系抗菌薬については，先天大奇形の発生率の増加は認められず，これまでの結果と一致している．泌尿器系の大奇形の発生率の増加が認められた．比較対照をペニシリン系抗菌薬に変更しても発生率の増加傾向は依然として認められたが，統計学的な有意差は認められなかった．個々の薬剤に注目すると，オフロキサシンで臓器別の先天大奇形が認められたが，曝露例が少ないので結論とすることはできない．

テトラサイクリン系抗菌薬については，全体として先天大奇形発生率の増加は認められなかった．個々の薬剤としてはミノサイクリンでは先天大奇形の発生率の増加は認められなかったが，ドキシサイクリンでは心奇形を中心に大奇形発生率の増加が認められた．これまでもテトラサイクリン系抗菌薬と心奇形の関連を示す結果が報告されており，この結果と同様の内容となっている．

c 研究の限界

本研究では，かなり多くの統計解析を行っていること，生産例のみを対象としていることが結果に影響を与えている可能性がある．例えば，抗菌薬への曝露群で先天大奇形の発生率が全体として高い値となっているが，抗菌薬を使用しなかった対照群においても9.82％というかなり高い値であり，調査方法を含め何らかの問題があるのかもしれない．同一コホートで比較を行っているので，調査法に関する問題は排除されているのかもしれないが，影響は気になるところである．

d この研究結果から考える今後の抗菌薬の使用

妊娠中の医薬品の使用については，リスク・ベネフィットを考慮し，本当に必要な医薬品を使用するという大原則は変わるものではない．今回の研究結果をみても，ペニシリン系，セファロスポリン系抗菌薬の安全性が高いことがあらためて示されたが，だからといって妊娠中にも漫然と使用してよいというわけではない．また，結果としてリスクが示された薬剤については，今後さらなる症例の集積と評価が必要であり，これまでよりも慎重に使用する必要がある．しかし，こうした薬剤が必要とされる場合には使用を禁止するものではない．

3 大規模データの取り扱い

今回紹介した研究は大規模であるというメリットがあり，ペニシリン系やマクロライド系といった分類ごとの解析だけでなく，個々の薬剤まで解析されている．さらに，先天大奇形についても全体だけでなく臓器別の解析も行われている．検出力が高いので，これまで明らかにされてこなかった奇形についても有意差が認められるような結果となった．しかし，その解釈には注意が必要である．例えばオフロキサシン曝露例は6例しかいないが，そのうちたった1例に認められた生殖器の奇形，泌尿器の奇形，狭頭症などで有意差が認められる結果となってしまう．こうした結果は，有意差が認められていても断定的な結論ではないので，今後の研究がさらに必要である．

一方で，スウェーデンでも同様に国民ベースで情報が登録され，多くの研究結果が報告されている．こちらは大規模な解析が行われる中で，一定の曝露例のあるもののみ結果が示されるなどの配慮が行われている[11]．今後もこうした形の大規模な報告が行われることが考えられるが，1つの結果だけにとらわれず，慎重な解釈を行うことが重要である．

ここが勘所！　しっかり押さえておこう！

- 妊娠中も抗菌薬を使用する例は多いが，先天異常のリスクを調査した規模の大きな研究は少ない！
- 最近発表された研究では，多くの抗菌薬と先天異常との関連について評価されており，リスクを示す結果も含まれた！
- 今回安全性が確認された抗菌薬を含め，リスク・ベネフィットを考慮し，必要な薬剤を使用するという大原則は変わらない！
- 大規模研究にはパワーにおいてメリットがあるが，慎重な解釈が必要とされる点もある！

▶引用文献

1）Muanda FT, et al : Use of antibiotics during pregnancy and the risk of major congenital malformations : a population based cohort study. Br J Clin Pharmacol, 83 : 2557-2571, 2017.

2）CooperWO, et al : Antibiotics potentially used in response to bioterrorism and the risk of major congenital malformations. Paediatr Perinat Epidemiol, 23 : 18-28, 2009.

3）Andersen JT, et al : Clarithromycin in early pregnancy and the risk of miscarriage and malformation : a register based nationwide cohort study. PLoS One, 8 : e53327, 2013.

4）Bar-Oz B, et al : The outcomes of pregnancy in women exposed to the new macrolides in the first trimester : a prospective, multicentre, observational study. Drug Saf, 35 : 589-598, 2012.

5) Källén B, et al : Fetal safety of erythromycin. An update of Swedish data. Eur J Clin Pharmacol, 70 : 355-360, 2014.

6) Czeizel AE, et al : Use of cephalosporins during pregnancy and in the presence of congenital abnormalities : a population-based, case-control study. Am J Obstet Gynecol, 184 : 1289-1296, 2001.

7) Padberg S, et al : Observational cohort study of pregnancy outcome after first-trimester exposure to fluoroquinolones. Antimicrob Agents Chemother, 58 : 4392-4398, 2014.

8) Loebstein R, et al : Pregnancy outcome following gestational exposure to fluoroquinolones : a multicenter prospective controlled study. Antimicrob Agents Chemother, 42 : 1336-1339, 1998.

9) Crider KS, et al : Antibacterial medication use during pregnancy and risk of birth defects : National Birth Defects Prevention Study. Arch Pediatr Adolesc Med, 163 : 978-985, 2009.

10) Nakhai-Pour HR, et al : Use of nonaspirin nonsteroidal anti-inflammatory drugs during pregnancy and the risk of spontaneous abortion. CMAJ, 183 : 1713-1720, 2011.

11) Källén B : Use of antihistamine drugs in early pregnancy and delivery outcome. J Matern Fetal Neonatal Med, 11 : 146-152, 2002.

（中島 研）

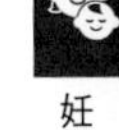

妊娠中の解熱鎮痛薬といえば……

ステップアップのための注目ポイント

妊娠中の医薬品の使用は胎児へのリスクが懸念されるが，安全性を正確に評価することは難しい．倫理的な問題からリスクを評価するための介入試験を行うことができないため，観察研究の結果に情報が限定されるのが原因となる．一般的には十分な情報がない場合には，リスクを懸念して妊娠中の薬剤の使用を控えるようになるが，一方で安全性が高いと考えられている医薬品については，情報が乏しい医薬品の代替となることもあり，むしろ積極的に使用されているような印象を受ける．

こうした医薬品の代表となるのがアセトアミノフェンである．妊娠中のNSAIDsの使用は，流産との関連を示唆する報告がある[1,2]．そして，最も注意しなければならないのは妊娠後期に使用した場合の胎児動脈管早期閉鎖である[3,4]．これらのリスクについては本節での解説は避けるが，妊娠後期のNSAIDs使用は避けるべきである．アセトアミノフェンは妊娠初期の使用で重大な先天異常との関連を結論づける報告はなく，妊娠後期の使用でも動脈管早期閉鎖との関連もないとされる．

こうした中，2017年には，注意欠如多動性障害（attention deficit hyperactivity disorder：ADHD）との関連を示唆する研究結果が発表された[5]．この結果については欧米ではテレビニュースでも取り上げられ[6]，大きな話題となった．

1 ADHDとの関連を示唆する大規模研究

a 研究内容

母親の妊娠中のアセトアミノフェン使用ならびに父親の妊娠前のアセトアミノ

フェンの使用と児のADHD発症リスクを調査することを目的としており，ノルウェーのレジストリのデータを解析して行われた．

妊娠18週で妊婦に研究への参加を依頼し，40.6％が参加した．参加したのは1999年から2009年の間にノルウェー全土で出生した114,744人の児と，95,242人の母親，75,217人の父親であり，出生日データの欠落や死亡した例などを除外し，最終的に112,973人の児が解析対象となった．

b 結　果

2,246人の児がADHDと診断され，親のアセトアミノフェン使用状況との関連を解析した．

表1に，親のアセトアミノフェン使用と児のADHDのリスクを示す．母親が妊娠中にアセトアミノフェンを使用しなかった群と比較し，妊娠中に使用した群ではハザード比(HR)が高かった．妊娠の時期を三半期に分けた場合，いずれかの三半期の1期のみで母親が使用，いずれかの三半期のうち2期で母親が使用していた場合，いずれの時期でも使用していた場合，HRは高い傾向が認められた．ただし，有意差が認められたのは，いずれかの2期で使用していた場合だけだった．妊娠6ヵ月前に使用していた場合では，リスクの上昇は認められなかった．父親

表1 親のアセトアミノフェン使用と児のADHDのリスク

アセトアミノフェンの使用	aHR	95％CI
妊娠中に不使用	1.00 (Reference)	—
妊娠中に使用	1.12	1.02 to 1.24
いずれかの1期で使用	1.07	0.96 to 1.19
いずれかの2期で使用	1.22	1.07 to 1.38
3期すべてで使用	1.27	0.99 to 1.63
妊娠6ヵ月前まで使用	0.95	0.85 to 1.06
父親が使用	1.27	1.08 to 1.49

aHR：出生年，親のADHD，妊娠中の飲酒，喫煙，不安やうつ，母親の教育，社会的な地位，妊娠17週でのBMI，母体年齢，妊娠歴で調整したハザード比を示す．

（文献5より引用）

のアセトアミノフェン使用については，児のADHDのリスク上昇が認められた．

表2に母親のアセトアミノフェンの使用目的別にした，使用日数と児のADHDとの関連を示す．使用目的を特定しない場合，妊娠中に母親がアセトアミノフェンを使用しなかった群と比較して，母親のアセトアミノフェンの使用日数が7日以下の場合にはむしろリスクは低い結果となった．それを超える使用日数となった場合には，母親のアセトアミノフェン使用日数が増加するに従い，児のADHDリスクも上昇する傾向が認められた．これらの解析の中で特にリスクが高い結果となったのは，熱と感染でアセトアミノフェンを22～28日使用した場合で，調整ハザード比(aHR) 6.15 [95%CI：1.71 to 22.05] であった．

父親のアセトアミノフェン使用と児のADHDのリスク解析では，妊娠の6ヵ月前から父親がアセトアミノフェンを使用した日数とで群を分けて比較した．まったく使用しなかった群と比較し，1～7日使用した群ではaHR 1.10 [95%CI：0.92 to 1.30]，8～28日使用した群ではaHR 1.81 [95%CI：1.26 to 2.60]，29日以上使用した群ではaHR 2.06 [95%CI：1.36 to 3.13] だった．なお，調整

表2 母親のアセトアミノフェンの使用目的別，使用日数と児のADHDのリスク

使用日数	aHR [95%CI]			
	すべての使用目的	熱と感染	鎮痛	詳細不明
使用なし	1.00 [Reference]	1.00 [Reference]	1.00 [Reference]	1.00 [Reference]
1～7日	0.90 [0.81 to 1.00]	0.90 [0.75 to 1.09]	0.89 [0.76 to 1.04]	1.30 [0.98 to 1.73]
8～14日	1.18 [0.98 to 1.42]	1.02 [0.55 to 1.89]	1.12 [0.83 to 1.50]	1.96 [1.36 to 2.82]
15～21日	1.35 [1.00 to 1.81]	0.98 [0.24 to 3.95]	1.43 [0.96 to 2.14]	1.79 [0.95 to 3.35]
22～28日	1.60 [0.70 to 3.69]	6.15 [1.71 to 22.05]	1.08 [0.34 to 3.39]	—
29日以上	2.20 [1.50 to 3.24]	2.40 [0.34 to 16.78]	2.56 [1.54 to 4.25]	2.13 [0.88 to 5.15]

aHR：出生年，母体年齢，妊娠歴，それぞれの使用目的での併用薬，それぞれの使用目的での妊娠6ヵ月前と，出産後6ヵ月でのアセトアミノフェン使用で調整したハザード比を示す．

（文献5より引用）

は出生年と父親の年齢，子供をもうけた歴などで行われた．

著者らの考察では以下の3つの要因を挙げている．①胎児がアセトアミノフェンに曝露することにより，脳から派生した向神経因子のレベルを変化させ，行動や学習能力に影響することが動物実験で示されており，これが要因の1つである．ほかの要因として，②アセトアミノフェンが母親の甲状腺ホルモンや性ホルモンを阻害し，胎児の脳の発達に影響すること，③アセトアミノフェンが酸化ストレスを誘導することによりニューロンの死を引き起こし，脳発達に悪影響を及ぼすことが挙げられている．

また，母親のアセトアミノフェンの使用日数が8日未満であれば，ADHD発生を抑制する方向に結果が出ていたが，解熱効果が児の発達に良い影響をもたらしたとしている．

なお，長期間のアセトアミノフェン使用と，病気の重症度の関連は調査されていない．また，ADHDの診断にも限界がある．

2 本研究の結果について

今回取り上げた研究では，母親の短期間にとどまらないアセトアミノフェン使用が，児のADHDのリスク増加につながるとしている．しかし，これらの結果は十分な証拠とは言えず，明確なメカニズムが示されてもいない．著者らが考察しているとおり，ADHDの判断も正確ではなく，何よりアセトアミノフェンを長期に使用する状態，つまり母親の病態そのものが結果に影響しているのではないかという疑問は解消されていない．欧米の専門家も，この結果については懐疑的な意見を述べている．

3 妊娠中のアセトアミノフェン使用

では，妊娠中のアセトアミノフェン使用はやめるべきか．少なくとも，今回取り上げた研究結果だけから判断し，妊娠中のアセトアミノフェン使用を禁止とすべきではないと筆者らは考える．妊娠中の高熱が児へのリスクとなり得ることも知られており[7, 8]，特に解熱を目的としたアセトアミノフェンの使用を制限するものではないと考える．

一方で，妊娠中のアセトアミノフェンの使用により，先天異常以外のリスクについて，ほかにもいくつか報告がある．例えば，喘息については関連するというもの[9, 10]，関連は認められなかったとするもの[11, 12]がある．

また，今回取り上げた研究以外にも，児の精神発達を調査した研究があり，影響が認められたとするものもある[13, 14]．わが国の産婦人科診療ガイドラインでも，妊娠中のアセトアミノフェンの長期使用は，児の神経運動発達障害との関連が指摘されていることもあり，漫然と投与することは避けるべきである[15]，と記載されている．しかし，アセトアミノフェンの妊娠中の使用が先天異常のリスクを増加させると結論づける報告はないため，妊娠中の使用も「絶対に安全」と考えられることが多く，使用頻度もかなり高くなるのではないだろうか．事実，今回取り上げた研究においても妊娠中47％の女性がアセトアミノフェンを使用していた．

当然のことであるが，妊娠中は安全性が高いと考えられる薬剤であっても，リスク・ベネフィットを十分に考慮し使用していかなくてはならない．アセトアミノフェンについても，漫然と長い期間使用することを避け，必要な場合に適切に使用していくことが重要である．

ここが勘所！　しっかり押さえておこう！

- 妊娠中の高熱は児へのリスクとなり得るので，解熱を目的としたアセトアミノフェンの使用は一概に制限されるものではない！
- 妊娠中のアセトアミノフェンの長期使用と児の神経運動発達障害との関連が指摘されており，アセトアミノフェンの漫然とした投与は避けるべきである！
- アセトアミノフェンはこれまで先天異常に関して重大なリスクが明確に示されておらず，NSAIDsで問題となる妊娠後期の使用での胎児動脈管早期閉鎖とも関連しないとされているが，リスクとベネフィットを十分に考慮して使用することが基本である！

▶引用文献

1) Li D-K, et al : Exposure to non-steroidal anti-inflammatory drugs during pregnancy and risk of miscarriage : population based cohort study. BMJ, 327 : 368, 2003.

2) Nielsen GL, et al : Danish group reanalyses miscarriage in NSAID users. BMJ, 328 : 109, 2004.

3) Van Marter LJ, et al : Persistent pulmonary hypertension of the newborn and smoking and aspirin and nonsteroidal antiinflammatory drug consumption during pregnancy. Pediatrics, 97 : 658-663, 1996.

4) Alano MA, et al : Analysis of nonsteroidal antiinflammatory drugs in meconium and its relation to persistent pulmonary hypertension of the newborn. Pediatrics, 107 : 519-523, 2001.

5) Ystrom E, et al : Prenatal exposure to acetaminophen and risk of ADHD. Pediatrics, 140, 2017. (doi : 10.1542/peds.2016-3840)

6) CNN : Study links acetaminophen in pregnancy to ADHD, but experts question results, October 30, 2017. Available at : 〈https://edition.cnn.com/2017/10/30/health/acetaminophen-adhd-pregnancy-study/index.html〉

7) Werenberg Dreier J, et al : Fever and infections in pregnancy and risk of attention deficit/hyperactivity disorder in the offspring. J Child Psychol Psychiatry, 57 : 540-548, 2016.

8) Dreier JW, et al : Systematic review and meta-analyses : fever in pregnancy and health impacts in the offspring. Pediatrics, 133 : e674-e688, 2014.

9) Shaheen SO, et al : Prenatal paracetamol exposure and risk of asthma and elevated immunoglobulin E in childhood. Clin Exp Allergy, 35 : 18-25, 2005.

10) Liu X, et al : Association of prenatal exposure to acetaminophen and coffee with childhood asthma. Pharmacoepidemiol Drug Saf, 25 : 188-195, 2016.

11) Bakkeheim E, et al : Paracetamol in early infancy: the risk of childhood allergy and asthma. Acta Paediatr, 100 : 90-96, 2011.

12) Källén B, et al : Maternal drug use during pregnancy and asthma risk among children. Pediatr Allergy Immunol, 24 : 28-32, 2013.

13) Thompson JM, et al ; ABC study group : Associations between acetaminophen use during pregnancy and ADHD symptoms measured at ages 7 and 11 years. PLoS One, 9 : e108210, 2014.

14) Liew Z, et al : Acetaminophen use during pregnancy, behavioral problems, and hyperkinetic disorders. JAMA Pediatr, 168 : 313-320, 2014.

15) 日本産科婦人科学会 / 日本産婦人科医会 監修：産婦人科診療ガイドライン産科編 2017, p 84, 日本産科婦人科学会, 2017.

（中島 研）

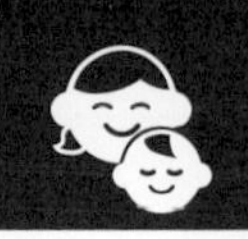

妊娠中の免疫抑制薬の使用は安全か？

ステップアップのための注目ポイント

免疫抑制薬は移植領域のほか，ベーチェット病，尋常性乾癬，再生不良性貧血，ネフローゼ症候群，クローン病，重症筋無力症など多くの疾患で使用されている．しかし，薬剤の作用から，妊娠中に使用した場合の児への影響が懸念される．こうした中，2018年7月に，タクロリムス，シクロスポリン，アザチオプリンの添付文書が改訂された．これら3薬剤は，それまで妊娠中の使用が禁止されていたが，この改訂により，いわゆる有益性投与となった(表)．果たして，これら3薬剤は妊娠中にも安全に，そして安心して使用できるのであろうか．

1 添付文書改訂の経緯

国立成育医療研究センター 妊娠と薬情報センターが行っている「妊婦・授乳婦を対象とした薬の適正使用推進事業」において，妊娠と薬情報センターのスタッフならびに外部の専門家でワーキンググループを組織し，前述の免疫抑制薬3剤について検討が行われた．この検討内容をもとに報告書が作成され，平成30年度第3回薬事・食品衛生審議会医薬品等安全対策部会安全対策調査会で審議が行われた．この内容については厚生労働省のウェブサイト(https://www.mhlw.go.jp/stf/shingi2/0000213222.html)や，「医薬品・医療機器等安全性情報No.355」で確認することができる．

報告書に記載された主な情報は以下のとおりである．

①動物試験では，過去に催奇形性が報告されている．

②妊娠と薬情報センターで網羅的に収集し，評価した国内外の疫学研究の結果で

表 改訂後の添付文書の記載

タクロリムス[プログラフ®カプセル添付文書2018年7月改訂(第39版)]
妊婦等：妊婦又は妊娠している可能性のある女性には治療上の有益性が危険性を上回ると判断される場合にのみ投与すること．[動物実験(ウサギ)で催奇形作用，胎児毒性が報告されている．ヒトで胎盤を通過することが報告されている．妊娠中に本剤を投与された女性において，早産及び児への影響(低出生体重，先天奇形，高カリウム血症，腎機能障害)の報告がある．]
シクロスポリン[サンディミュン®カプセル添付文書2018年7月改訂(第22版)]
妊婦又は妊娠している可能性のある女性には治療上の有益性が危険性を上回ると判断される場合にのみ投与すること．[動物実験(ラット)で催奇形作用，また，難産及び周産期死亡が報告されている．ヒトで胎盤を通過することが報告されている．妊娠中に本剤を投与された女性において，早産及び児への影響(低出生体重，先天奇形)の報告がある．]
アザチオプリン[アザニン®添付文書2018年7月改訂(第16版)]
妊婦又は妊娠している可能性のある女性には治療上の有益性が危険性を上回ると判断される場合にのみ投与すること．妊娠する可能性のある女性には，本剤が有するリスクを説明すること．可能な限り，投与期間中の妊娠を避けさせることが望ましい．[ヒトで胎盤を通過することが報告されている．リンパ球に染色体異常を有する児が出生したとの症例報告，出生した児で先天奇形，血球数の減少，免疫担当細胞数の減少が認められたとの報告がある．本剤を妊娠期間中に投与された女性(特に副腎皮質ステロイドを併用した場合)において，早産及び低出生体重児の出産が報告されている．両親のいずれかへの本剤投与に引き続き，自然流産が発現したという報告もある．また，動物実験(ウサギ，ラット，マウス)で催奇形性が報告されている．] パートナーが妊娠する可能性のある男性に投与する場合には，本剤が有するリスクを説明すること．可能な限り，投与期間中はパートナーの妊娠を避けさせることが望ましい．[細菌を用いた復帰突然変異試験及びマウス，ラットを用いた小核試験において，遺伝毒性が報告されている．]

は，免疫抑制薬を投与された妊婦において胎児の先天奇形の発生率が有意に上昇したという報告はない．

③国内外のガイドライン等において，妊娠中であっても使用可能な医薬品とされている．

④海外の添付文書において，妊婦への投与は基本的に禁忌とされておらず，胎盤への移行が認められていることなどから，潜在的有益性が胎児への潜在的危険性を上回る場合にのみ投与できるとされている．

⑤その他の情報として，アザチオプリンについては，非臨床試験において遺伝毒性が認められている．

2 添付文書の改訂内容

厚生労働省では，調査会での審議を踏まえて，2018年7月10日に免疫抑制薬3剤について添付文書の改訂指示通知を発出した．主な改訂内容を以下に記す．

①「禁忌」の項から「妊婦又は妊娠している可能性のある婦人」を削除．
②「妊婦，産婦，授乳婦等への投与」の項において「治療上の有益性が危険性を上回ると判断される場合にのみ投与する」旨を追記．
③「妊婦，産婦，授乳婦等への投与」の項において，妊娠転帰，児への影響などの臨床データを追記．
④（アザチオプリンのみ）「重要な基本的注意」の項の避妊に関する記載を削除し，「妊婦，産婦，授乳婦等への投与」において，投与期間中の妊娠を可能な限り避けさせることが望ましいこと，妊娠する可能性のある女性およびパートナーが妊娠する可能性のある男性には，本薬が有するリスクを説明する旨を追記．

3 安全に安心して使用できるのか？

このように国内の専門機関ならびに専門家によるワーキンググループでの評価を経て，添付文書の審議が行われ，今回改訂が行われた．これまで妊娠中の使用が禁忌となっていたため，非常にリスクが高い薬剤のような印象を受けていたが，実際にはリスクを示す情報は限られている．母体の疾患コントロールに必要であれば，妊娠中も使用できる薬剤と考えられる．

しかし，報告書で取り上げられたヒトの臨床使用に関する情報は，症例報告や移植患者を対象とした症例集積データによるものが多く，対照群を設定して比較検討はなされていない．これら薬剤が新規に使用された当時に比べ，情報が積み重なってきたため，一律に禁止とするべきではなくなったという状況である．安全性について結論を出すためには今後も継続して情報を集積し評価を行っていく必要がある．添付文書上で禁忌ではなくなったからといって，何のリスクもなく安心して使用できることが証明されたのではない点には十分に注意したい．これら薬剤を使用している女性については，これまで同様，妊娠する前から継続的な使用についてリスク・ベネフィットを十分に検討するべきである．

ここが勘所！ しっかり押さえておこう！

- 免疫抑制薬のタクロリムス，シクロスポリン，アザチオプリンに関する情報が集積されてきており，妊娠中の使用が禁忌でなくなった！
- 完全に安全と結論されたものではなく，今後はリスク・ベネフィットの評価をさらに慎重に行いながら臨床の場で使用していくことが重要である！

さらなる視点・論点

臨床現場での情報の収集・評価が添付文書情報のアップデートにつながる！

免疫抑制薬は疾患のコントロールのためになくてはならない患者も多い．この薬剤でコントロールしているからこそ初めて妊娠を考えられる患者も多数存在する．添付文書はリスク・ベネフィットを検討する上では，より安全性に重点をおいて記載されている印象である．薬剤が新規に使用されるようになった時点では動物実験の結果を中心とした情報に限られることが多く，厳しい制限となってしまう例もある．今回の改訂は妊娠と薬情報センターが行っている事業によりさまざまな情報が収集・評価され，添付文書を記載するための情報の大幅なアップデートが行われた結果と言えるだろう．この事業では今後もさらに多くの薬剤について情報の収集と評価を行いながら添付文書の改訂へ向けた報告書を作成していく計画となっている．これらの内容についても注目していきたい．

（中島 研）

妊婦に対する無症候性細菌尿の治療

妊婦で無症候性細菌尿の治療が必要とされる理由を教えてください．また，治療の際に推奨される抗菌薬や投与期間を教えてください．

Answer

無症候性細菌尿は妊婦の約2～10％にみられるといわれています．また，無治療の場合，20～35％が症候性の尿路感染症や腎盂腎炎を発症するといわれ，早産，低出生体重，周産期死亡，妊娠高血圧腎症のリスク増加も報告されています．また，腎盂腎炎についても早産のリスク増加が報告されています．

抗菌薬の投与により腎盂腎炎の発症や妊娠転帰への悪影響のリスクを低下させることが可能なため，薬剤による治療が推奨されます．

治療薬は尿培養結果をもとに選択します．『JAID/JSC 感染症治療ガイドライン2015』では，妊婦に対する抗菌薬としてβラクタム系薬の使用が推奨されています．また，海外では，βラクタム系，ホスホマイシンなどが推奨されています．適切な投与期間については現時点では明確にされていませんが，βラクタム系薬については3～7日間投与，ホスホマイシンについては単回投与で有効であったとの報告があります．

（中島　研）

児のADHD発症に関与する妊婦の背景

アセトアミノフェン以外に，児のADHD発症リスクを上昇させる妊婦側の因子を教えてください．

Answer

妊娠中の飲酒や喫煙のほかに，早産や低出生体重との関連を懸念する研究が報告されています．妊娠中の薬剤使用とADHDとの関連については，アセトアミノフェン以外にもSSRIやバルプロ酸などとの関連を調査した研究が数多く報告されています．しかし，いずれの環境要因についても因果関係は不明です．ADHDの評価方法や診断が確立していないこと，ADHDには遺伝的な要因が関連していることなどから評価することが困難となっています．

アセトアミノフェンについても，妊娠中の使用によりADHDとの関連を懸念する報告がありますが，今後の妊娠中の使用を制限しなければならないものではないと考えられます．ただ，安全性が高いと考え漠然と頻用されている例も見受けられますので，ベネフィットとリスクを考慮し漠然と長期間使用せずに，必要な場合のみ使用するよう注意することが重要と考えます．

（中島 研）

抗がん薬治療による男性の性腺への影響

子どもを望む若年男性が抗がん薬治療を受ける際に，特に注意する薬剤，比較的生殖器に影響を受けない薬剤を教えてください．

Answer

薬剤による性腺毒性のリスクは，女性のみならず男性でも大きな問題となります．薬剤についていえばアルキル化薬が特に重要で，白金製剤もリスクが高くなります．アントラサイクリン系薬剤やシタラビンは比較的リスクが低く，ビンクリスチンは影響がないと考えられます．一方，リスクの程度が不明な薬剤も多くあります．当然ながら薬剤の種類だけでなく，投与量や放射線照射の影響も重要となりますので注意が必要です(表)．

表　性腺毒性のリスク要因

1．無精子症が一般的に起こる
・アルキル化薬＋放射線照射(全身または骨盤または精巣) ・シクロホスファミド(総量 ＞7.5g/m^2) ・プロカルバジンを含むレジメン(MOPP ＞3サイクル，BEACOPP ＞6サイクル) ・テモゾラミドまたはカルムスチンを含むレジメン＋全脳放射線照射 ・全身放射線照射，精巣放射線照射(成人＞2.5Gy，小児＞6Gy)，全脳放射線照射(＞40Gy)
2．無精子症が起こる可能性がある
・シスプラチンを含むレジメン，BEP療法(2～4サイクル) ・シスプラチン(総量＞400mg/m^2)，カルボプラチン(総量＞2g/m^2) ・精巣放射線照射(散乱＞1～6Gy)
3．一時的な精子産生低下
・アルキル化薬以外の薬剤を含むレジメン，アントラサイクリン系薬剤＋シタラビン ・精巣放射線照射(＜0.2～0.7Gy)
4．精子産生に無影響
・ビンクリスチンを用いた多剤療法，放射性ヨウ素 ・精巣放射線照射(散乱＜0.2Gy)

(中島　研)

添付文書上では妊婦禁忌の薬剤を妊婦に使用する際の注意点

いくつかの免疫抑制薬については，これまで禁忌であった妊婦への投与が可能となりましたが，そのほかに本来，疾患治療の第一選択であるべき医薬品が妊婦に禁忌となっている例はありますか？

Answer

免疫抑制薬の添付文書改訂は，禁忌を解除するという点で画期的なものです．そもそも治験段階でヒトの情報がありませんので，その状態で記載された添付文書の内容は最新の情報とはかけ離れてしまう場合があります．

『産婦人科診療ガイドライン―産科編2017』では薬剤に関するClinical Questionが設けられており，そのうちの1つで「添付文書上禁忌の医薬品のうち，特定の状況では妊娠中であってもインフォームドコンセントを得たうえで投与される医薬品」を取り上げています（表）．

免疫抑制薬の添付文書は改訂されましたが，ほかに禁忌が解除された薬剤はありません．たとえば，ニフェジピンは以前から妊娠中禁忌となっていますが，添

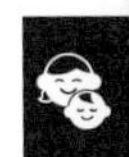

表　添付文書では妊婦禁忌だが，特定の状況ではインフォームドコンセントを得た上で投与される医薬品

医薬品	投与する状況
アザチオプリン，シクロスポリン，タクロリムス水和物（免疫抑制剤）	臓器移植後 他の医薬品では治療効果が不十分な自己免疫疾患およびその類縁疾患
ワルファリンカリウム（クマリン系抗凝血薬）	人工弁置換術後 ヘパリンでは抗凝血効果が調節困難な症例
コルヒチン	家族性地中海熱 他の医薬品では治療効果が不十分なベーチェット病
イトラコナゾール（抗真菌薬）	深在性真菌症，全身性真菌症
添付文書上いわゆる禁忌の抗悪性腫瘍薬	悪性腫瘍

付文書が改訂された現在も初期には禁忌のままです.

このように，禁忌となっているにもかかわらず妊娠中でも使用される可能性があるため，服薬指導では注意が必要です．一方，禁忌となっていなくても避けるべき医薬品もありますので，前述のガイドラインなどを参考に対応する必要があります.

（中島 研）

妊娠中における腎機能の変動と薬剤投与量

妊娠中は腎機能が亢進する可能性が報告されておりますが，実際の妊婦で腎機能が亢進することで薬剤の投与量を調節するような場面があるのか教えてください．

Answer

慢性腎疾患など腎機能低下例では妊娠に影響があり，妊娠が許可されない場合もあります．一方，正常な妊娠では腎容積が増大し，全身血管抵抗の低下，心拍出量，腎血漿流量，糸球体ろ過量は増加します．その結果，薬剤の代謝が亢進する場合があります．

代表例としてレベチラセタムは妊娠中にクリアランスが増大するという報告があります．妊娠後期には50%もの投与量の増加が必要とされることがあり，逆に出産後は元の投与量に変更する必要があります．この変化の要因として腎機能の亢進があげられますが，実際には個人差が大きく，一律の変更は難しくなります．

ほかにも，妊娠中は薬物代謝に影響を及ぼす変化が多くあります．薬剤の血中濃度が低下した場合も，血漿タンパクの低下により遊離の薬物濃度に大きな変化は認められず，治療上影響がないこともあります．これらの点に留意し，薬物治療の管理を行うことが重要です．

（中島 研）

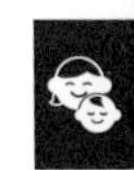

5章
薬物療法

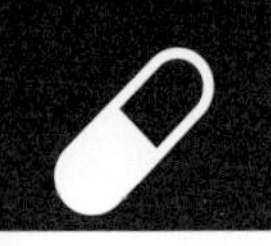

心房細動とステント留置を要する冠動脈疾患の合併例は抗凝固薬と抗血小板薬２剤を併用すべきなのか？

ステップアップのための注目ポイント

超高齢化を迎えるわが国において，介護を要する高齢者をできる限り少なくすることは少子化も進んでいる現代の命題の一つと言えるだろう．心房細動は年齢が高くなるとともに，その有病率は増加し，心原性脳梗塞の発症リスクも当然高くなる．75歳以上というだけでも危険因子となり得，抗凝固薬を開始するか検討される[1]．同様に，心筋梗塞もまた年齢が高くなるとともに発症率が高まる[2]．冠動脈の高度狭窄を有する高リスク患者においては冠動脈形成術（percutaneous coronary intervention : PCI）によりステントが留置をされれば，抗血小板薬2剤併用療法（dual antiplatelet therapy : DAPT）が開始されることとなる．とすれば，心房細動とステント留置を要する冠動脈疾患を合併した症例は，経口抗凝固薬（oral anticoagulant : OAC）とDAPTを一生涯併用すべきなのだろうか．OACとDAPTを併用することによる副作用リスクは高くなってしまわないのだろうか．抗凝固薬と抗血小板薬，いわゆる抗血栓療法についてベネフィットとリスクの視点から考えてみたい．

1 抗凝固薬が必要な患者は？

抗凝固療法が適応となる対象は，非弁膜症性心房細動(nonvalvular atrial fibrillation：NVAF)における心原性脳梗塞の予防，静脈血栓塞栓症(venous thromboembolism：VTE)などが挙げられる．NVAFについては，$CHADS_2$スコア[3]あるいはCHA_2DS_2-VAScスコア[4]（表1）を用いたリスク評価を行い，1点以上で直接作用型経口抗凝固薬(direct oral anticoagulant：DOAC/非ビタミンK拮抗経口抗凝固薬：non-vitamin K antagonist oral anticoagulant：NOAC)が，2点以上でDOACあるいはワルファリンによる抗凝固療法の適用が検討される(図1)．OACは，ビタミンK拮抗薬(vitamin K antagonist：VKA)のワルファリン，

表1 心房細動患者における脳卒中発症リスクの評価指標

● $CHADS_2$スコア

項目	点
Congesitve heart failure（心不全）	1
Hypertension（高血圧）	1
Age（75歳以上）	1
Diabetes（糖尿病）	1
Stroke/TIA（脳卒中の既往）	2

合計0～6点

● CHA_2DS_2-VAScスコア

項目	点
Congesitve heart failure/Left ventricular dysfunction（心不全/左室機能不全）	1
Hypertension（高血圧 収縮期≧140mmHg）	1
Age≧75（75歳以上）	2
Diabetes（糖尿病）	1
Stroke/TIA（脳卒中の既往）	2
Vascular disease（冠動脈疾患）	1
Age 65-74（65～74歳）	1
Sex category（女性）	1

合計0～9点

1点以上で抗凝固療法を考慮する

（文献3，4より著者作成）

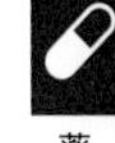

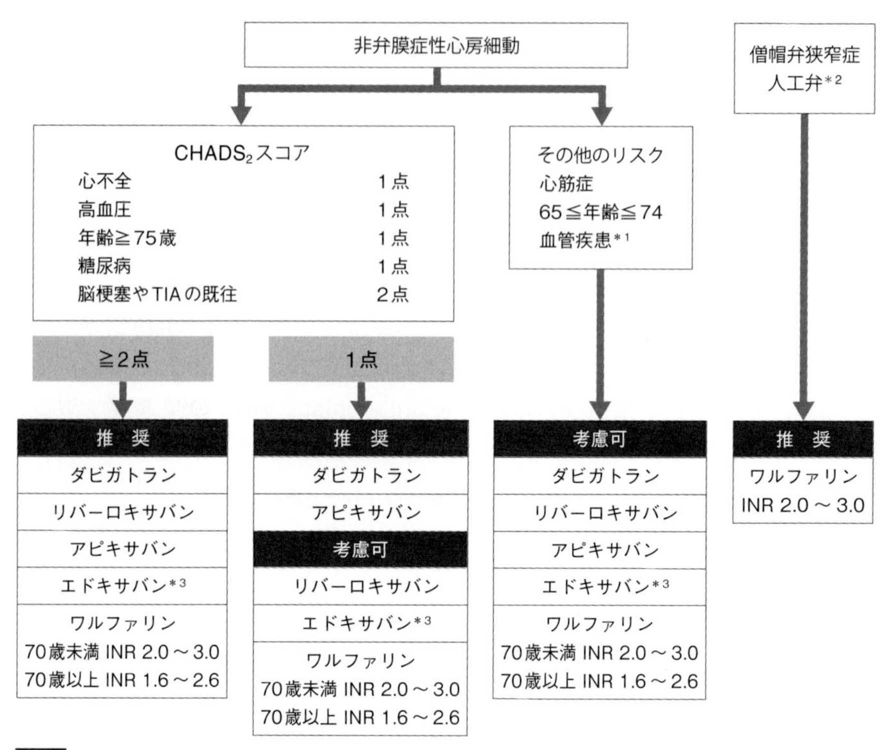

図1　心房細動における抗血栓療法

同等レベルの適応がある場合，新規経口抗凝固薬がワルファリンよりも望ましい．
＊1：血管疾患とは心筋梗塞の既往，大動脈プラーク，および末梢動脈疾患などをさす．
＊2：人工弁は機械弁，生体弁をともに含む．
＊3：2013年12月の時点では保険適応未承認．

「日本循環器学会．心房細動治療（薬物）ガイドライン（2013年改訂版）」
〈http://www.j-circ.or.jp/guideline/pdf/JCS2013_inoue_h.pdf〉（2019年12月閲覧）

DOACである直接トロンビン阻害薬のダビガトラン（プラザキサ®），第Xa因子阻害薬のリバーロキサバン（イグザレルト®），アピキサバン（エリキュース®），エドキサバン（リクシアナ®）がある．各薬剤の特徴については本項では割愛する．

2 抗血小板薬2剤併用療法(DAPT)が必要な患者は?

虚血性心疾患は,急性心筋梗塞(acute myocardial infarction : AMI),不安定狭心症,労作性狭心症,冠れん縮性狭心症に分けられ,AMIのうち,ST上昇型心筋梗塞(ST elevation myocardial infarction : STEMI),非ST上昇型心筋梗塞(non-ST elevation myocardial infarction : NSTEMI)および不安定狭心症をあわせて急性冠症候群(acute coronary syndrome : ACS)と呼ばれている.これらの疾患においては冠動脈造影検査(coronary angiography : CAG)が行われ,必要に応じて血行再建術が検討される.血行再建術は,冠動脈バイパス手術(coronary artery bypass grafting : CABG)とPCIの2つに分けられる.後者においては,冠動脈にステントを留置するのが主流となっており,とりわけ薬剤溶出ステント(drug eluting stent : DES)はベアメタルステント(bare metal stent : BMS)と比較して再狭窄率が低いことから現在多く用いられている.ただし,ステント留置後には,ステント内血栓を生じるリスクが高まることからDAPTが必要となる.DAPTは,①低用量アスピリン(81〜100mg)および,②アデノシン二リン酸(ADP) $P2Y_{12}$受容体拮抗薬であるクロピドグレル(プラビックス®)あるいはプラスグレル(エフィエント®)の2種類の薬剤を併用するのが一般的である(チクロピジンはクロピドグレルと比して副作用のリスクが高く,服薬回数も1日2回と多いことから,現在は第一選択薬として用いることは臨床的に妥当ではないだろう).

3 抗凝固薬・抗血小板薬の害は?

抗凝固療法中における出血リスクの評価指標としてHAS-BLEDスコア(表2)がよく知られている[1].HAS-BLEDスコアは,0点を低リスク(年間の重大な出血発症リスク1%),1〜2点を中等度リスク(同2〜4%),3点以上を高リスク(同4〜6%)と評価する.

一方,DAPTにおける虚血と出血の評価方法に関する報告が近年多くなされており,DAPT Risk Calculator (表3)[5]およびDAPT score (表4)[6]が主に挙げられる.DAPT Risk Calculatorは米国心臓病学会(American College of Cardiology :

薬物療法

表2 出血リスクの評価指標

● HAS-BLEDスコア

Hypertension（高血圧 収縮期≧140mmHg）	1
Abnormal renal/liver function（腎機能異常，肝機能異常）	各1
Stroke（脳卒中の既往）	1
Bleeding（出血の既往）	1
Labile INR（PT-INR≧3.5のエピソードあり）	1
Elderly（65歳以上）	1
Drugs（抗血小板薬やNSAIDsの使用），Alcohols（アルコール）	各1

合計0～9点

PT-INR：プロトロンビン時間-国際標準比

（文献1より引用，一部改変）

表3 DAPT Risk Calculatorにおける評価項目

- 年齢
- 糖尿病
- 喫煙（過去2年以内）
- 心筋梗塞の既往またはPCI
- 心不全/左室機能不全
- 高血圧（収縮期血圧≧140または拡張期血圧≧90mmHgの既往，もしくは降圧薬を使用）
- 腎不全（血清クレアチニン≧2mg/dLまたは透析）
- 末梢動脈疾患（腹部大動脈，腎動脈，腸間膜動脈，下肢動脈の異常）

PCI：経皮的冠動脈形成術

（文献5より引用）

ACC）がアプリケーションを公開しており，パソコンやスマートフォンなどでアプリケーションをダウンロードすることも可能である[7]．また，DAPT scoreはDAPT Risk Calculatorと重複する項目もあるが，医療処置に関する指数が設けられている点が特徴的である．DAPT scoreは血栓リスクと出血リスクの観点から，2点以上の場合はDAPTの1年以上の継続が望ましく，2点未満の場合は望ましくないと評価される．このスコアは2016年に改訂されたACCおよび米国心臓協会（American Heart Association：AHA）の冠動脈疾患患者におけるDAPTの投与期間に関するガイドライン[8]に掲載され，web上で利用可能である[6]．これらのほか，年齢，クレアチニンクリアランス，ヘモグロビン，白血球数，特発性出血の既往を用いたPRECISE-DAPTスコア[9]が最近報告されており，こちらもweb公開されている[10]．

4 DAPTの投与期間はどのように検討すべきなのか？

DAPTは30ヵ月間の長期投与が12ヵ月間の投与と比べて死亡リスクを有意に低減していた，一方で中等症～重症の出血リスクも有意に高かった，という衝撃の事実がDAPT studyにおいて報告された[11]．このことはDAPTがまさに諸刃の

表4 DAPT score

患者特性の変数		
年齢	75歳以上	−2
	65～74歳	−1
	65歳未満	0
糖尿病		1
喫煙		1
心筋梗塞の既往　または　PCI		1
うっ血性心不全　または　LVEF＜30%		2
医療処置特性の指数		
来院時に心筋梗塞あり		1
静脈グラフトへのPCI		2
パクリタキセル溶出ステント		1
ステント径＜3mm		1

PCI：経皮的冠動脈形成術，LVEF：左室駆出率

（文献6より引用）

剣であることを物語っていると言えるだろう．よって，DAPTの投与期間について患者ごとに評価することが必要であり，先述したDAPT Risk Calculator，DAPT scoreはDAPTを継続投与すべきかどうかベネフィットとリスクを天秤にかけるツールである．DAPT scoreが掲載されている前述のACC/AHAの冠動脈疾患患者におけるDAPTの投与期間に関するガイドライン[8]では，図2に示したような治療アルゴリズムが提唱されており，PCIの適用は安定狭心症（stable ischemic heart disease：SIHD）かACSか，また使用されたステントがDESかBMSかによって，血栓症リスクを層別化しDAPTの継続期間を提示している．

薬物療法

5 OACとDAPTの3剤併用はどのように管理すべきなのか？

冒頭で述べたように心房細動と冠動脈ステント留置が併存し，OACとDAPTを併用している患者を読者は見かけたことがあるかもしれない．著者自身は循環

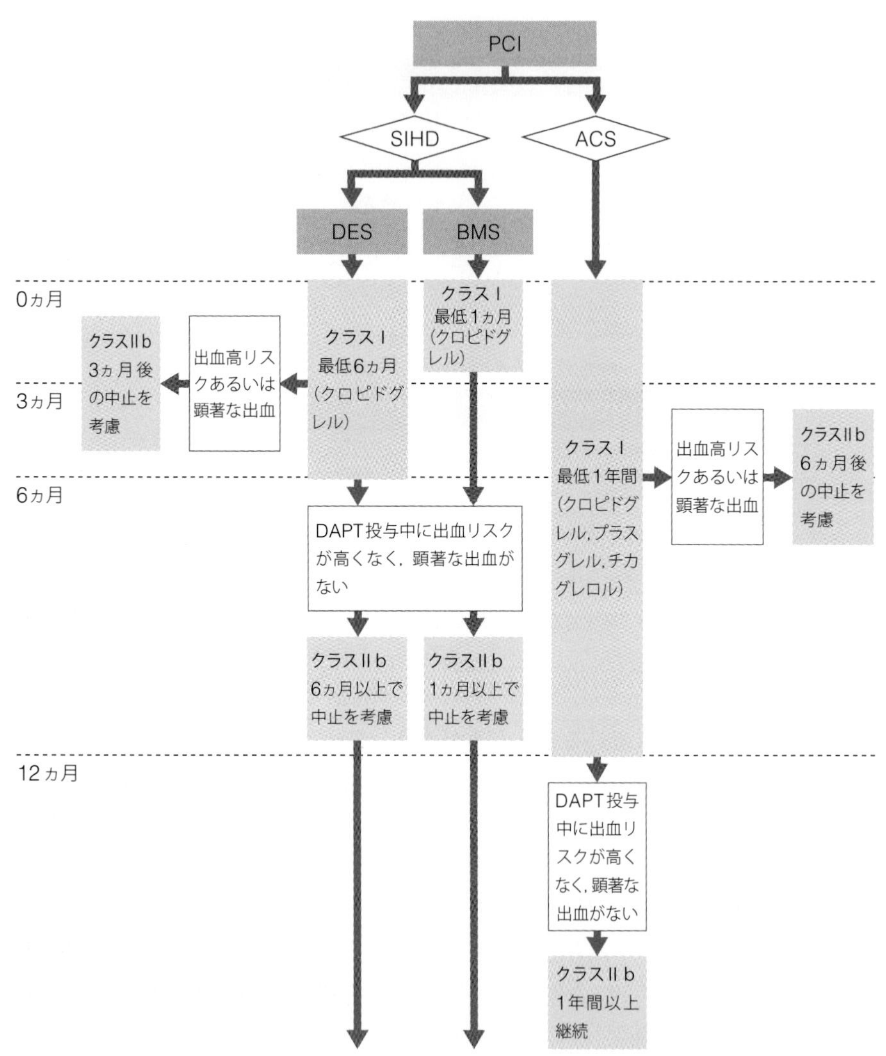

図2 ACC/AHAガイドラインにおけるPCI後の$P2Y_{12}$阻害薬の服用期間のアルゴリズム

PCI：経皮的冠動脈形成術，SIHD：安定狭心症，ACS：急性冠症候群，DES：薬剤溶出ステント，BMS：ベアメタルステント

（文献8より引用）

器内科の持参薬や入院処方箋で見かけることがしばしばある．さて，OACとDAPTの3剤併用(triple therapy：TT)は有効なのか危険なのか．答えはどちらも正しいと思われる．ACSのためにPCIが施行されたDOAC服用患者におけるDOAC/DAPT3剤併用群とDOAC/抗血小板薬単剤療法(single antiplatelet therapy：SAPT) 2剤併用群とを比較したシステマティックレビュー・メタ分析の報告で，2剤併用群と比して3剤併用群は主要心血管イベントがハザード比(HR)：0.87 [95%CI：0.80 to 0.95]と有意に低かったが，出血イベントがHR：2.34 [95%CI：2.06 to 2.66]も有意に高かったことが明らかとなった[12]．

それではOACとDAPTのTTはいつからいつまで行うべきなのか．その参考例として，欧州不整脈学会(European Heart Rhythm Association：EHRA)のNVAF患者におけるNOAC(DOAC)使用に関する診療ガイドが挙げられる[13]．本ガイドはDOAC服用患者における“How to”が掲載されており，その中にDOAC服用中の心房細動患者がPCIを施行した場合のシナリオがある．そのシナリオは，急性期における入院中の管理と慢性期(退院後から1年後まで)の管理に大別され，後者についてはACSか待機的PCIであったかによってTTの期間が分けられ，ACS後では6ヵ月間，待機的PCI後では1ヵ月間とし，以後は退院後1年間までDOAC/SAPT 2剤併用を継続，さらに退院後1年後以降はDOAC単剤での継続を例示している(図3)[13]．

一方，ワルファリンとDAPTの併用について調査したISAR-TRIPLE試験において，ワルファリン/DAPTのTTを6ヵ月間から6週間に短縮した場合でも転帰は変わらなかったことが報告されている[14]．現段階ではTTが短いほどよいのかは明確な答えはまだなく，これらのエビデンスは日本人以外のものであるため，やはり患者個々でベネフィットとリスクを評価した上で判断するのが現時点で妥当であると思われる．

6 出血リスクを低減・管理するために

米国において調査された，高齢患者における薬剤有害事象による救急外来受診の原因薬剤第1位は抗凝固薬であり[15]，抗凝固薬による受診はさらに年々増加傾向と報告されている[16]．筆者はわが国での大規模調査があるのかは存じないが，おそらく同様の傾向なのであろうと推察する．

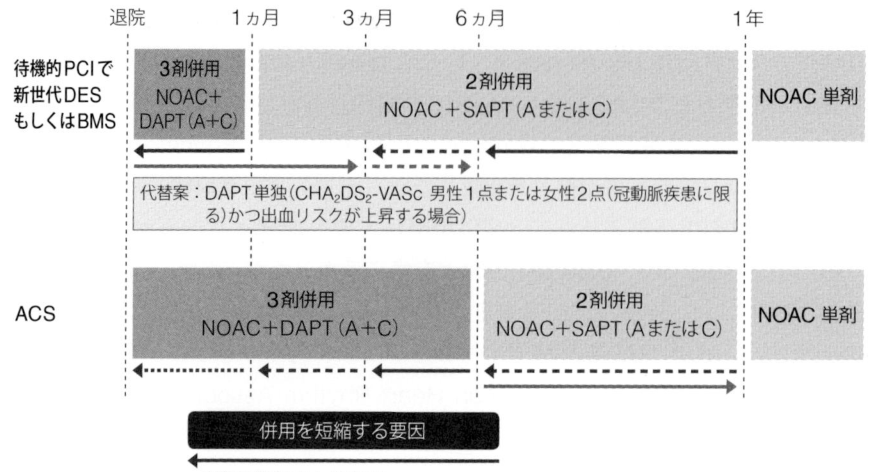

併用を延長する要因

- 初期の世代のDES
- 動脈血栓リスクが高い(上記のスコア評価，左主幹部・左前下行枝近位部・近位分岐部へのステント留置，梗塞の再発など)
- かつ出血リスクが低い

図3　EHRA診療ガイドにおけるNOAC（DOAC）服用患者におけるPCI後のアルゴリズム

PCI：経皮的冠動脈形成術，DES：薬剤溶出ステント，BMS：ベアメタルステント，ACS：急性冠症候群，NOAC：非ビタミンK拮抗経口抗凝固薬，DAPT：抗血小板薬2剤併用，A：アスピリン，C：クロピドグレル，SAPT：抗血小板薬単剤療法

（文献13より引用）

前述したACC/AHAの冠動脈疾患患者におけるDAPT治療期間に関するガイドライン[8]では，OAC/DAPTのTTを行う患者の管理について推奨事項を示している（表5）．DAPT服用患者における消化管出血の予防にはプロトンポンプ阻害薬（PPI）の併用が推奨されており，PPIはヒスタミンH_2受容体拮抗薬（H_2RA）と比して出血イベントが少なかったことが報告されている[17, 18]．また，DAPTに併用するDOACを低用量にしてワルファリンと比較したPIONEER AF-PCI試験において，リバーロキサバン低用量（15mg×1日1回）/DAPT併用群および超低用量（2.5mg×1日2回）/DAPT併用群がワルファリン/DAPT併用群よりも出血イベント発生率が低かったと報告されており[19]，DAPTと併用するOACは低用量DOACの方が

表5 ACC/AHAガイドラインにおける3剤併用療法を行う患者の管理における推奨事項

- 検証されたリスク予測法(CHA_2DS_2-VASc，HAS−BLEDなど)を用いて，虚血と出血のリスクについて評価する
- 3剤併用(OAC＋DAPT)はできる限り短期にとどめ，2剤併用(OACとクロピドグレル)を患者によって考慮する
- ワルファリンを使用する場合，PT−INRの目標値は 2.0 ～ 2.5とする
- $P2Y_{12}$阻害薬の選択はクロピドグレルとする
- 低用量アスピリン(≦100mg/日)を使用する
- PPIは消化管出血の既往がある患者には使用すべきであり，消化管出血リスクが高い患者において考慮する

OAC：経口抗凝固薬，DAPT：抗血小板薬2剤併用，PT−INR：プロトロンビン時間−国際標準比，PPI：プロトンポンプ阻害薬

(文献8より引用)

ワルファリンよりも出血リスクが低い可能性はあるのかもしれない．

OACの中和剤はつい数年前までワルファリンに対するビタミンK製剤のみであったが2016年ダビガトランの中和剤であるイダルシズマブ(プリズバインド®)が薬価収載された．イダルシズマブはRE−VERSE AD試験において，ダビガトラン服用患者に投与することで速やかに抗凝固作用を抑制したことが報告されている[20]．また，2016年に発表されたANNEXA−4試験において，第Xa因子阻害薬の中和剤であるAndexanet alfaの投与によりリバーロキサバン服用患者の抗第Xa因子活性を速やかに低下させたことが報告された[21]．本剤は第Xa因子阻害薬であるアピキサバン，エドキサバンにおいても同様に有効であると考えられ，今後すべてのDOACの中和剤がわが国で利用可能となれば，よりDOACの汎用性が増すことも考えられるだろう．

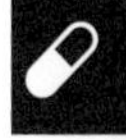

ここが勘所！ しっかり押さえておこう！

- 高齢化とともに心房細動も心筋梗塞も増加しており，一患者で併存している場合も少なからずある！
- NVAF患者は$CHADS_2$あるいはCHA_2DS_2-VAScスコアを用いて，抗凝固薬の適用を検討する！
- 抗凝固薬使用患者における出血リスクの評価指標としてHAS-BLEDスコアが，DAPT使用患者における虚血と出血の評価指標としてDAPT Risk CalculatorおよびDAPT scoreが利用可能である！
- DAPTの継続期間は，PCIが緊急であったか待機的であったか，DESかBMSか，そして虚血と出血リスクによって規定される！
- OACとDAPTの3剤併用(TT)は血栓イベントを減らすが出血イベントも増えることから，併用期間については患者ごとに天秤にかけて評価する必要がある！
- OACとDAPTのTTにおいては，出血リスクの低減に努め，PPIの併用を考慮する！ 中和剤があるOACは現在ワルファリンとダビガトランのみである．

さらなる視点・論点

新たな抗血小板薬$P2Y_{12}$受容体拮抗薬チカグレロル

新たなアデノシン二リン酸$P2Y_{12}$受容体拮抗薬としてチカグレロル(ブリリンタ®)がわが国で2016年11月に薬価収載され，2017年2月に発売された．本剤は90mg錠が「PCIが適用されるACS(不安定狭心症，NSTEMI，STEMI)」に，また60mg錠が「陳旧性心筋梗塞」に適応を取得している．しかし，前者においては「ただし，アスピリンを含む抗血小板2剤併用療法が適切である場合で，かつ，アスピリンと併用する他の抗血小板薬の投与が困難な場合」，後者においては「65歳以上，薬物療法を必要とする糖尿病，2回以上の心筋梗塞の既往，血管造影で確認された多枝病変を有する冠動脈疾患，または末期でない慢性の腎機能障害，これらのリスク因子を1つ以上有する陳旧性心筋梗塞のうち，アテローム血栓症の発現リスクが特に高い場合」に限定されている．つまり，本剤はチエノピリジン系のクロピドグレル，プラスグレルなどに不耐容である場合，血栓症の発症もしくは再発リスクが高い場合と考えられる．なお，チカグレロルは，PLATO試験においてクロピドグレルと大出血リスクに有意差がなかったもののCABGに関連しない大出血はチカグレロル群の方が多かったこと[22]，またPEGASUS-TIMI54試験においてチカグレロル群がプラセボと比して大出血，呼吸困難が多かったこと[23]がそれぞれ挙げられている．さらに，本剤はまだ日本人のデータが限られていることから，今後もこれらの副作用の発現には十分注意して使用する必要があるだろう．

▶引用文献

1) 日本循環器学会ほか：心房細動治療（薬物）ガイドライン（2013年改訂版），2013. Available at：〈http://www.j-circ.or.jp/guideline/pdf/JCS2013_inoue_h.pdf〉
2) 日本循環器学会ほか：虚血性心疾患の一次予防ガイドライン（2012年改訂版），2012. Available at：〈http://www.j-circ.or.jp/guideline/pdf/JCS2012_shimamoto_h.pdf〉
3) Gage BF, et al : Validation of clinical classification schemes for predicting stroke : results from the National Registry of Atrial Fibrillation. JAMA, 285 : 2864-2870, 2001.
4) Camm AJ, et al : Guidelines for the management of atrial fibrillation : the Task Force for the Management of Atrial Fibrillation of the European Society of Cardiology (ESC). Eur Heart J, 31 : 2369-2429, 2010.
5) American College of Cardiology : DAPT risk calculator. Webpage URL :〈http://tools.acc.org/DAPTriskapp/#!/content/calculator/〉(accessed 2017 March 24)
6) American College of Cardiology : Using the DAPT score to predict stent thrombosis vs. bleeding, 2016. Available at :〈https://www.accorg/latest-in-cardiology/features/dual-antiplatelet-therapy-dapt-focused-update-hub/resources/using-the-dapt-score-to-predict-stent-thrombosis-vs-bleeding〉(accessed 2017 March 24)
7) American College of Cardiology : DAPT risk calculator. Webpage URL :〈https://www.acc.org/tools-and-practice-support/mobile-resources/features/dapt-risk-calculator〉
8) Levine GN, et al : 2016 ACC/AHA guideline focused update on duration of dual antiplatelet therapy in patients with coronary artery disease : a report of the American College of Cardiology/American Heart Association Task Force on Clinical Practice Guidelines. J Am Coll Cardiol, 68 : 1082-1115, 2016.

9) Costa F, et al : Derivation and validation of the predicting bleeding complications in patients undergoing stent implantation and subsequent dual antiplatelet therapy (PRECISE-DAPT) score : a pooled analysis of individual-patient datasets from clinical trials. Lancet, 389 : 1025-1034, 2017.

10) PRECISE-DAPT score working group : PRECISE-DAPT. Webpage URL : 〈http://www.precisedaptscore.com/predapt/webcalculator.html〉 (accessed 2017 March 24)

11) Mauri L, et al : Twelve or 30 months of dual antiplatelet therapy after drug-eluting stents. N Engl J Med, 371 : 2155-2166, 2014.

12) Oldgren J, et al : New oral anticoagulants in addition to single or dual antiplatelet therapy after an acute coronary syndrome : a systematic review and meta-analysis. Eur Heart J, 34 : 1670-1680, 2013.

13) Heidbuchel H, et al : Updated European Heart Rhythm Association practical guide on the use of non-vitamin K antagonist anticoagulants in patients with non-valvular atrial fibrillation. Europace, 17 : 1467-1507, 2015.

14) Fiedler KA, et al : Duration of triple therapy in patients requiring oral anticoagulation after drug-eluting stent implantation : the ISAR-TRIPLE Trial. J Am Coll Cardiol, 65 : 1619-1629, 2015.

15) Budnitz DS, et al : Emergency hospitalizations for adverse drug events in older Americans. N Engl J Med, 365 : 2002-2012, 2011.

16) Shehab N, et al : US emergency department visits for outpatient adverse drug events, 2013-2014. JAMA, 316 : 2115-2125, 2016.

17) Ng FH, et al : Esomeprazole compared with famotidine in the prevention of upper gastrointestinal bleeding in patients with acute coronary syndrome or myocardial infarction. Am J Gastroenterol, 107 : 389-396, 2012.

18) Mo C, et al : PPI versus histamine H_2 receptor antagonists for prevention of upper gastrointestinal injury associated with low-dose aspirin : systematic review and meta-analysis. PLoS One, 10 : e0131558, 2015.

19) Gibson CM, et al : Prevention of bleeding in patients with atrial fibrillation undergoing PCI. N Engl J Med, 375 : 2423-2434, 2016.

20) Pollack CV Jr, et al : Idarucizumab for dabigatran reversal. N Engl J Med, 373 : 511-520, 2015.

21) Connolly SJ, et al : Andexanet alfa for acute major bleeding associated with factor Xa inhibitors. N Engl J Med, 375 : 1131-1141, 2016.

22) Wallentin L, et al : Ticagrelor versus clopidogrel in patients with acute coronary syndromes. N Engl J Med, 361 : 1045-1057, 2009.

23) Bonaca MP, et al : Long-term use of ticagrelor in patients with prior myocardial infarction. N Engl J Med, 372 : 1791-1800, 2015.

（門村　将太）

包括的な患者情報と薬剤確認により回避可能な薬剤有害事象を予防する！

ステップアップのための注目ポイント

入院患者の持参薬を病院薬剤師が確認している医療機関は多いだろう．持参薬はすべて使用しているとは限らなかったり（以前からの残薬），また持参薬だけがすべての使用薬ではない（持参漏れ）こともあり，面談して初めて認識される情報もある．さらに，近年では外来通院で投与される注射薬も増えており，お薬手帳に記載された薬がすべての使用薬とは限らない．よって病院薬剤師は，診療録や診療情報提供書，看護添書など，できる限り多くの情報源および可能な限り詳細な薬歴聴取を意識した面談により情報収集し，患者に適用されている薬物療法の全体像を的確に把握するスキルが求められる．また，入院理由と薬剤が関連していないか（副作用など），現在の病態や今後の治療計画から薬力学的あるいは薬物動態学的変化による用量調節や薬剤変更，投与経路変更の必要性，使用薬の中止または休薬の必要性などの薬物関連問題を把握して，可能な限り薬剤有害事象を未然に回避できるよう努める必要がある．このほか，入院後に開始される医薬品があれば，患者の病歴，持参薬との薬物–薬物相互作用などを確認し，有効性および安全性のモニタリングを行い，必要に応じて薬学的介入を図ることとなる．このように多くのプロセスにおいて薬剤確認が必要となる．

今回は，薬剤師による薬剤確認の経緯，方法論，エビデンス，タイミング，そして最後に筆者の施設での取り組みについて述べてみたい．

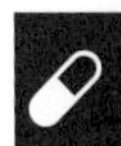

1 薬剤師が持参薬管理を行うようになった経緯

わが国において薬剤師が持参薬に関与するようになったきっかけは，ある医療機関における持参薬の指示間違いが発端となった医療事故が発生し，その後に日本病院薬剤師会から2005年に発出された「入院時患者持参薬に関する薬剤師の対応について」[1]が契機となったと思われる．

一方，他国においてもわが国と同じように，入退院時における薬剤の不一致(medication discrepancy)が薬剤有害事象(adverse drug events：ADEs)につながることが指摘され[2]，これを防止するために薬剤確認(medication reconciliation)を行うことが求められるようになったようである．薬剤確認は必ずしも薬剤師ではなく，医師，看護師，ファーマシーテクニシャンなどが行うことも多いようであるが，薬剤師が患者面談を行うことでより多くの薬物関連問題(medication-related problems：MRPs)を検出できたという報告があり[3]，また薬剤師による薬剤確認は他職種と比べて確認漏れが少ないことも報告されている[4]．

2 薬物療法を包括的に把握してその適正性を評価する

薬剤師がファーマシューティカルケアを行う上で重要なことはMRPs(表1)[5]を特定化し，評価して，必要に応じて薬学的介入を図ることである．

表1 薬物関連問題(MRPs)の分類

分　類	MRPs	薬学的介入(例)
適応症	①不必要な薬物治療	投与中止
	②薬物治療の必要性	処方追加
有効性	③無効な薬物治療	処方変更
	④過少投与	増量・TDM
安全性	⑤薬剤有害事象	被疑薬の中止・変更
	⑥過量投与	減量・TDM
服薬遵守	⑦ノンアドヒアランス・ノンコンプライアンス	調剤方法の見直し 与薬管理の見直し　など

(文献5より引用，一部改変)

MRPsを特定化するためには，まず患者情報の把握と全使用薬剤のレビュー(comprehensive medication review：CMR)を行う必要がある．全使用薬には外用薬なども当然含まれるが，持参薬確認を行う際に内服薬だけを提示して外用薬を提示し忘れるケースを目にしたりすることはないだろうか．しかし，気管支喘息における薬物療法は吸入薬が第一選択であり，また全身作用を目的とした製剤も増えていることから，これらの見逃しには十分注意する必要がある(表2)．さらに，近年では外来で生物学的製剤などの注射薬治療(表3)を行っている患者も増えていると推察される．自己注射薬であればお薬手帳に記載されていることも多いが，自己注射が難しい症例では医療機関に受診のつど投薬されているケー

表2 見逃しに注意すべき外用薬

外用薬	対象疾患	併用注意すべき薬	潜在的リスク
眼圧降下作用を有する点眼薬	緑内障	抗コリン作用を有する薬	眼圧上昇など
ブプレノルフィン貼付薬	変形性関節症 腰痛症	オピオイド鎮痛薬など	呼吸抑制など
フェンタニル貼付薬	がん性疼痛 慢性疼痛	多数あり(添付文書参照)	薬物相互作用
吸入ステロイド 吸入β受容体作動薬 吸入抗コリン薬	気管支喘息	非選択的β遮断薬	急性増悪
ツロブテロールテープ	気管支喘息	非選択的β遮断薬	急性増悪
ニトログリセリン貼付薬 硝酸イソソルビド貼付薬	虚血性心疾患	PDE5阻害薬 GC作動薬	血圧低下など
ビソプロロール貼付薬	高血圧症	経口降圧薬	血圧低下など
オキシブチニン貼付薬	過活動膀胱	抗コリン作用を有する薬	尿閉など
ロチゴチンパッチ	パーキンソン病 レストレスレッグス症候群	ドパミン受容体遮断作用を有する薬	疾患管理の増悪
リバスチグミンパッチ	アルツハイマー型認知症	コリン作動薬，抗コリン作用を有する薬	疾患管理の増悪
ミコナゾール経口用ゲル	口腔カンジダ 食道カンジダ	CYP3A基質薬(リバーロキサバンなど) CYP2C9基質薬(ワルファリンなど)	薬物相互作用
活性型ビタミンD_3軟膏	乾癬	経口活性型ビタミンD_3製剤	高カルシウム血症など

PDE：ホスホジエステラーゼ，GC：グアニル酸シクラーゼ，CYP：シトクロムP450

薬物療法

表3 間欠投与される注射薬の例

適応疾患	処方頻度が高い診療科	間欠投与される注射薬	投与間隔	投与経路	併用されることが多い内服薬
骨粗鬆症	整形外科	ビスホスホネート系薬	1ヵ月ごと，1年ごと	静注，点滴静注	—
		デノスマブ	6ヵ月ごと	皮下注	ビタミンD_3製剤 カルシウム製剤
		テリパラチド	連日，1週ごと	皮下注	—
脂質異常症	内科	PCSK9阻害薬	2週ごと	皮下注	スタチン系薬
糖尿病	内科	GLP-1アゴニスト	連日，1週ごと	皮下注	経口糖尿病治療薬
関節リウマチ	膠原病内科	TNF-α阻害薬 トシリズマブ アバタセプト	1週ごと～8週ごと	静注，点滴静注，皮下注	メトトレキサートなどのsDMARD
気管支喘息	呼吸器内科	オマリズマブ メポリズマブ	4週ごと	皮下注	吸入ステロイド/β受容体作動薬 ロイコトリエン拮抗薬など
統合失調症	精神科	パリペリドン アリピプラゾール	4週ごと	筋注	—
前立腺癌	泌尿器科	デガレリクス	1ヵ月ごと	皮下注	抗アンドロゲン薬
		リュープロレリン ゴセレリン	1ヵ月ごと	皮下注	抗アンドロゲン薬
閉経後乳癌	乳腺外科	フルベストラント	4週ごと	筋注	アロマターゼ阻害薬

PCSK9：プロタンパク質転換酵素サブチリシン/ケキシン9型，GLP-1：グルカゴン様ペプチド-1，TNF-α：腫瘍壊死因子-α，sDMARD：合成疾患修飾性抗リウマチ薬

スもあることから，病歴や処方薬から推察して能動的に注射薬歴の有無を聴取することも必要であると筆者は考える．

MRPsの評価には，各疾患ガイドラインを参考にすることが多いが，疾患ごとに多岐にわたるため詳細は割愛する．高齢者における薬物療法については，Beers Criteria，STOPP/START criteria，STRIPなどのスクリーニングツールが作成されており，これらのツールを利用した潜在的不適切処方（potentially inappropriate medications：PIMs）の検出および是正に関する取り組みが数多く報告され，わが国においてもその有用性が示唆されている[6)]．

そして，MRPsに対する薬学的介入は，その種類によってさまざまであるが，MRPsの内容，薬学的介入後の処方転帰については診療録へ漏れなく記載して情

報共有することで，その後の処方において薬剤の不一致が生じないようにすることが望ましい．MRPsのうち，“不必要な薬物治療”に関する薬学的介入については，高齢者のポリファーマシーに対する脱処方(deprescribing)に関するアルゴリズムがScottらによって紹介されており[7]，処方適正化を図る上で有用であろうと思われる．

3 薬剤師による薬剤確認のエビデンス

スウェーデンのUppsala大学病院で行われた80歳以上の高齢患者を対象としたランダム化比較試験において，病棟薬剤師が入院時に薬歴確認，主治医に対して薬剤選択，用法用量，モニタリングの必要性を情報提供，患者転帰の決定に関与すること，また患者に対して入院後の教育とモニタリング，退院時の服薬指導，退院時の薬剤リスト(変更理由，治療目標，新規開始薬剤についてモニタリングの必要性など)に関する情報をプライマリケア医へ提供すること，これらの介入を行うことで非介入群と比べて，あらゆる理由による受診を16%，救急部門への受診を47%，薬剤関連の再入院を80%，それぞれ低減できたことを報告している[8]．

一方，薬剤確認に関するコクランレビューによれば，薬剤確認は全死亡，全入院，救急部門への受診のいずれについても統計学的に有意には減らさなかった．しかし，救急受診は27%の低減が認められており，また高齢者や多剤併用を有するハイリスク患者に対する薬剤確認は，治療必要数(number needed to treat：NNT) 11人と，低リスク患者37人に比して，より効果が高いであろうことが述べられている[9]．

米国における外来患者のADEsによる救急受診に関する調査によれば，65歳以上の高齢者の割合は2005～2006年時の25.6%と比べ，2013～2014年時では34.5%へと増加しており，とりわけ経口抗凝固薬，糖尿病治療薬，抗血小板薬，抗菌薬で多かったと報告されている[10]．前述したように，高齢者や多剤併用を有するハイリスク患者は薬剤確認の有用性が高いことを物語っているともいえるだろう．

4 薬剤確認はどのタイミングで行うのがよいのか

薬剤確認を行う場面として，救急受診時，(手術など)予定入院前，入院時，移動時(転科・転棟)，退院時，退院後，つまりケアの内容やセクションが変更する時点

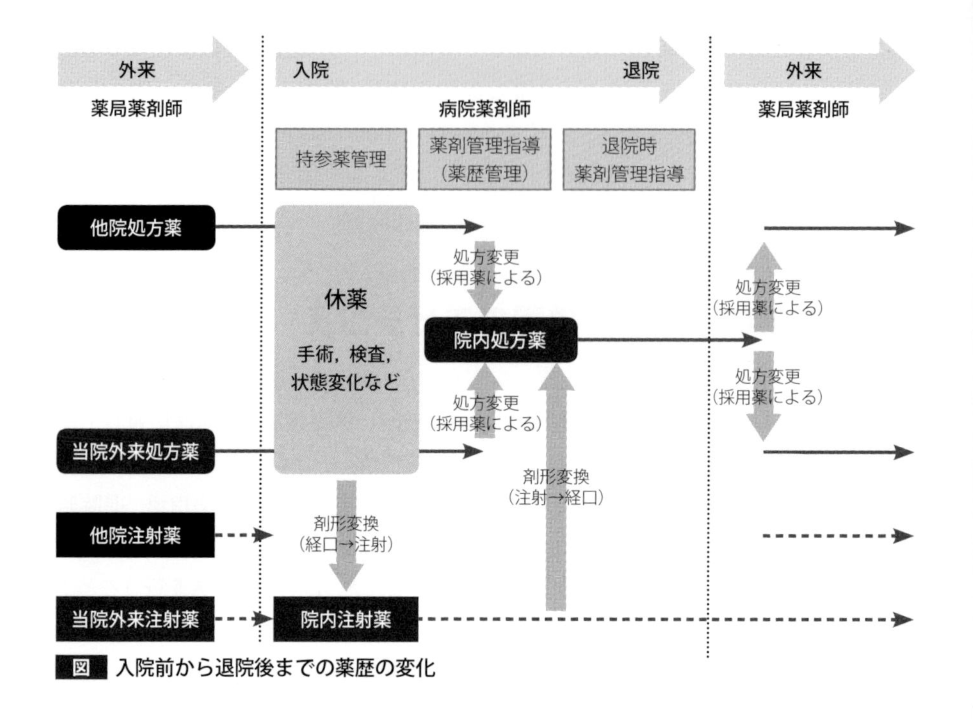

図　入院前から退院後までの薬歴の変化

(transition of care)で行うことが推奨されている．これらの期間においては患者経過の変化に伴って薬歴が変更される場合も多く，薬剤確認を行うことで薬剤の不一致が起きないようにする必要がある(図)．院外処方箋を発行している医療機関においては，退院後の薬局薬剤師によるフォローアップにつなげるために，退院時における病棟薬剤師による薬剤情報提供が重要であると考えられる．

5 当院における薬剤確認に関する取り組み

薬剤確認に関する取り組みについては各医療機関においてさまざまな報告がみられるが，今回は著者の施設での事例を報告する．

a 入退院センターにおける入院前の持参薬確認

予定入院前の患者に対して担当薬剤師(交代制)が行っている．ここでは主にお薬手帳やお薬の説明書を患者に持参してもらい，面談後にそれらに基づいて持参薬管理表を作成して電子カルテに保存する．この取り組みにおいては外来検査も含めて内視鏡検査や周術期における休薬（表4）についても確認している．

b 入院時の持参薬確認

ほとんどの施設で行われていると考えられるので詳細は割愛するが，病棟薬剤師が入院目的，病歴，入院後の治療計画を把握した上で面談を行い，残薬，コンプライアンスなどを含めた入退院センターよりもきめ細かい薬剤確認を行う．とりわけ緊急入院を要する症例では，ADEsの原因となり得る薬剤の中止や休薬，必要な検査実施の有無なども病棟薬剤師が確認するよう努めている．

c 定期処方薬の確認

患者の現状を最も把握している各診療科担当の病棟薬剤師（または調剤室の薬剤師）が，持参薬の残数，薬歴，検査歴などを含めて包括的な薬剤確認を行い，調剤前監査を行うようにしている．そうすることにより処方漏れや中止薬を誤って処方してしまうことなどを防ぐよう努めている．

d 介入すべきMRPsを逃さないシステム構築

腎機能チェックが必要な薬，検査値チェックが必要な薬を薬剤科で取り決めており，院内処方箋の薬剤名の接頭にそれぞれ「腎」，「検」と印字して調剤監査時に

表4 医療処置に伴い休薬あるいは注射薬へ切り替えされる主な事例

医療処置	主な病歴	休薬される主な薬剤	切り替えされる注射薬
観血的手術	弁置換手術後，心房細動，脳梗塞後	経口抗凝固薬	ヘパリンなど
	冠動脈ステント留置後，脳梗塞後	抗血小板薬	（場合によってはヘパリンなど）
絶食が必要な検査・手術	2型糖尿病	経口糖尿病治療薬	インスリン
	（適応疾患は数多くあり）	経口ステロイド	ステロイド注射薬（ステロイドカバー）
人工関節置換術	関節リウマチ	TNF-α阻害薬など	—

薬物療法

腎機能または検査値を確認している．また，併用禁忌以外の薬学的介入をすべき組み合わせ(例：キレート形成を起こす薬の吸収率低下)，疾患禁忌に相当する組み合わせ(例：慢性心不全に対する低用量β遮断薬とピオグリタゾン)を薬剤部門システムに登録し，登録された組み合わせ処方がオーダされた際にチェックシートが発行されるようにしている．これをアラートとして調剤前に薬剤師はカルテを確認し，医師へ疑義照会するか，病棟担当薬剤師に相談する．その経緯を疑義照会記録としてカルテに残すことで，スタッフ間でもMRPsの内容とその転帰について把握できるようにしている．

e 退院時薬剤管理指導

持参薬の残薬，入院中の新規処方薬，入院中の他科受診の有無および処方継続の可否，退院後の受診先(または転院先)，再診予定日まで処方日数が不足していないかなど処方漏れがないことを確認した上で，退院時処方・お薬手帳シール・お薬の説明書をセットにして，患者あるいは薬剤管理者に服薬指導を行っている．また，必要に応じて，病歴，薬歴，検査値などを記載した退院時薬剤情報提供書を作成することで薬薬連携の強化を図っている．

以上は，多くの病院で行われていることかもしれないが，薬剤師による薬剤確認はMRPs，ひいてはADEsを未然回避あるいは重篤化防止するために必要なプロセスであることを今一度強調しておきたい．

ここが勘所！ しっかり押さえておこう！

- 持参薬確認は入退院時における薬剤の不一致を防ぎ，ADEs発生防止のために必要である！
- 薬剤師による薬剤確認は確認漏れが少なく，より多くのMRPsを検出できる！
- 患者情報と全薬剤レビューを行うことでMRPsを特定し，評価した上で薬学的介入を図る！

▶薬剤師による薬剤確認は高齢者や多剤併用患者の救急受診や再入院を低減する！

▶薬剤確認のタイミングとして，救急受診時，入院前後，退院時，退院後などで推奨される！

▶薬剤師による薬剤確認を薬剤業務に組み入れることでADEsの未然発生防止を図る！

さらなる視点・論点

お薬手帳の有用性と問題点

お薬手帳は，患者の薬歴把握に欠かせない日本が誇るべき有用なアイテムであるだろう．ただし，お薬手帳が抱える問題点として，ページ数が限られる(極端に少ないものもある)ことなどから，薬がいつから開始されたのか，薬がいつから変更されたのか，いつから用量調節されたのか，いつから中止されたのか，なぜ処方されているのか(処方理由)，注射薬歴など詳細事項について不明な点があり，お薬手帳シールを貼付するだけでは完璧とは言えない．木本らは，お薬手帳に ①処方変更内容および理由 ②調剤方法の種類 ③残薬確認 ④疑義照会記録 ⑤薬物相互作用の有無 ⑥点滴施行の有無 ⑦検査値 ⑧医療スタッフからのメッセージ ⑨患者からのメッセージ，これらの情報を付記することで共有可能な医療情報を増やす取り組みを報告している[11]．地域によっては診療録自体が共有化されているようであるが，そうでない地域においてはお薬手帳のより有用な使用法を模索する必要があると筆者は考える．

▶引用文献

1）日本病院薬剤師会：入院時患者持参薬に関する薬剤師の対応について，2005.
2）Boockvar KS, et al : Medication reconciliation for reducing drug-discrepancy adverse events. Am J Geriatr Pharmacother, 4 : 236-243, 2006.
3）Karapinar-Çarkit F, et al : Effect of medication reconciliation with and without patient counseling on the number of pharmaceutical interventions among patients discharged from the hospital. Ann Pharmacother, 43 : 1001-1010, 2009.
4）Kwan Y, et al : Pharmacist medication assessments in a surgical preadmission clinic. Arch Intern Med, 167 : 1034-1040, 2007.
5）Cipolle RJ, et al : Pharmaceutical care practice : the patient-centered approach to medication management, 3rd edition, McGraw-Hill Medical, 2012.
6）Kimura T, et al : Potentially inappropriate medications in elderly Japanese patients : effects of pharmacists' assessment and intervention based on Screening Tool of Older Persons' Potentially Inappropriate Prescriptions criteria ver.2. J Clin Pharm Ther, 42 : 209-214, 2017.
7）Scott IA, et al : Reducing inappropriate polypharmacy : the process of deprescribing. JAMA Intern Med, 175 : 827-834, 2015.
8）Gillespie U, et al : A comprehensive pharmacist intervention to reduce morbidity in patients 80 years or older : a randomized controlled trial. Arch Intern Med, 169 : 894-900, 2009.
9）Christensen M, et al : Medication review in hospitalised patients to reduce morbidity and mortality. Cochrane Database Syst Rev, 2 : CD008986, 2016.
10）Shehab N, et al : US emergency department visits for outpatient adverse drug events, 2013-2014. JAMA, 316 : 2115-2125, 2016.
11）木本真司ほか：會津お薬手帳を用いた薬物医療情報の共有化．日本臨床救急医学会雑誌，20：563-571，2017.

（門村　将太）

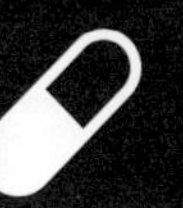

PPIはずっと使っていても問題ないのか？

ステップアップのための注目ポイント

プロトンポンプ阻害薬（PPI）は，胃食道逆流症の治療，アスピリンおよび非ステロイド性抗炎症薬（NSAIDs）による上部消化管障害の予防，抗菌薬との併用による*Helicobacter pylori*除菌などに広く用いられる医薬品である．PPIは，有効性がヒスタミンH_2受容体拮抗薬（H_2RA）と比して高く，一般的に忍容性も高い．さらに，H_2RAの多くが腎排泄型薬剤であるために腎機能低下に応じた用量調節が必要となる一方，PPIはすべて肝代謝型薬剤であることから用量調節が不要である．PPIはそれらの使いやすさから処方への閾値が低い医薬品なのかもしれない．とりわけ高齢者においてはDo処方にもなりがち，つまり長期投与される場合も少なくないように思われる．

それではPPIを年単位で服用し続けても安全と言い切れるのだろうか？PPIの長期投与と有害事象の関連性を指摘した報告が近年多くなされている．米国消化器病学会（American Gastroenterological Association：AGA）はChoosing Wiselyを2012年に発表し，その一つ目に胃酸分泌抑制薬の適正使用について挙げている[1)]．一方で，わが国では現在PPIの市販化について議論がくり返し行われており，まだその結論は出ていない．

今回は，PPIの長期投与における安全性についてあらためて考え直してみたい．

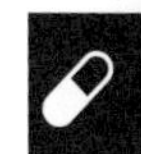

1 PPIとの関連性が指摘されている有害事象とそのエビデンス

2017年9月に発刊された米国医師会雑誌(Journal of the American Medical Association：JAMA)のClinical Review & Educationにおいて，PPIの長期投与における安全性に関する特集がなされているので，そちらを参考にしてまとめた[2)]．また，メイヨークリニックのNehraらはそれぞれの有害事象に関するエビデンスレビューを報告しており，定量的なデータについてまとめている(表1)[3)]．

a 骨　折

わが国のすべてのPPIの添付文書には「海外における複数の観察研究で，プロ

表1 PPIの長期投与に関連したリスク

有害作用	相対危険度 オッズ比[95％CI]	エビデンスの質	推奨事項
可能性が高いもの			
低Mg血症	1.43［1.08 to 1.88]	低い	症状のある患者で血清Mg濃度を確認
VB_{12}欠乏	1.65［1.58 to 1.73]	低い	血球算定を2年ごと，VB_{12}を5年ごとに確認
小腸細菌の異常増殖	2.28［1.24 to 4.21]		
十二指腸/空腸吸引	7.59［1.81 to 31.89]	低い	臨床的意義は不明
GHBT	1.93［0.69 to 5.42]		PPI使用中の確認は推奨しない
因果関係は不明			
骨折(股関節)	1.26［1.16 to 1.36]		ガイドラインに基づく骨密度のスクリーニング
骨折(すべて)	1.33［1.15 to 1.54]	低い	摂取推奨量に基づいたカルシウムとビタミンD摂取
CDI	1.74［1.47 to 2.85]	低い	推奨なし
CKD	1.50［1.14 to 1.96]	非常に低い	血清クレアチニンを年1回確認
可能性が低いもの			
CAP	1.27［1.11 to 1.46]	非常に低い	推奨なし

Mg：マグネシウム，VB_{12}：ビタミンB_{12}，GHBT：グルコースを用いた呼気中水素ガス濃度測定，CDI：*Clostridioides* (*Clostridium*) *difficile*感染症，CKD：慢性腎臓病，CAP：市中肺炎

(文献3より引用，一部改変)

トンポンプインヒビターによる治療において骨粗鬆症に伴う股関節骨折，手関節骨折，脊椎骨折のリスク増加が報告されている．特に，高用量及び長期間(1年以上)の治療を受けた患者で，骨折のリスクが増加した.」と記載されている．PPIによる骨折の機序として，胃酸濃度の低下によるカルシウム吸収障害が考えられている．臨床研究において，短期投与(1年未満)と長期投与で骨折のリスクは同等と報告されている．骨粗鬆症との関連は現時点では明らかになっていないようである．

b 低マグネシウム血症とQT延長

PPIの長期使用で起こることはまれであり，低カリウム血症および低カルシウム血症を伴うことが多い．PPIによる重度の低マグネシウム血症はQT間隔延長およびtorsades de pointes (TdP) と関連することが報告されている．また，TdPはQT間隔延長を起こしやすい薬剤と併用している患者で報告されている．PPIによる低マグネシウム血症の機序として，マグネシウムの吸収障害が考えられている．

c 腎障害

PPIの使用は，まれであるが急性間質性腎炎と慢性腎臓病(CKD)への進展に関連している．また，急性腎障害を伴わないCKDのリスク上昇も報告されている．CKD進展の機序は不明である．臨床研究においては，H_2RAと比してリスクが高いという報告と，リスクは変わらないという報告の両方がある．

d ビタミンB_{12}欠乏

PPIおよびH_2RAは，とりわけ高用量使用時や高齢者において，ビタミンB_{12} (VB_{12}) の吸収低下によるVB_{12}欠乏症を起こす．その機序は，食事由来のタンパク質からのVB_{12}の放出が胃酸に依存していることによる．臨床研究において，胃酸分泌抑制薬はそれ以外に比してVB_{12}欠乏を起こしやすい．2年以上の投与，女性，若年者でそのリスクが高いと報告されている．

e 鉄欠乏

PPIの使用は鉄の吸収を阻害するが，その作用の臨床的重要性は不明である．

臨床研究において，胃酸分泌抑制薬の2年以上の服用がリスク因子であり，とりわけ高用量でリスクが高いことが報告されている．

f 市中肺炎（CAP）

PPI使用患者では市中肺炎（community-acquired pneumonia：CAP）のリスクが少し高いものの，一定の見解は得られていない．CAPリスクが高くなる機序は不明だが，胃酸分泌抑制が上部消化管の細菌のコロニー形成を招きやすくすると考えられている．臨床研究においては，リスクが増加するというものと増加しないというものの両方がある．

g *Clostridioides*（*Clostridium*）*difficile*感染症（CDI）

わが国のすべてのPPIの添付文書には「海外における主に入院患者を対象とした複数の観察研究で，プロトンポンプインヒビターを投与した患者においてクロストリジウム・ディフィシルによる胃腸感染のリスク増加が報告されている.」と記載されている．胃酸分泌抑制が細菌性胃腸炎および*C. difficile*感染症（*C. difficile* infection：CDI）のリスクを高めるかについてはcontroversial（議論のあるところ）である．PPIのCDIリスク増加の機序は，CAP同様に胃酸濃度の低下が細菌のコロニー形成を起こりやすくして，*C. difficile*の芽胞が栄養型へ変換され消化管の内腔で生存する可能性を高めるためと考えられている．臨床研究においては，CAP同様にリスク増加を支持する報告と支持しない報告がある．

2 PPIの処方が推奨される患者とは？

AGAは，胃食道逆流症（gastroesophageal reflux disease：GERD），バレット食道（Barrett's esophagus），NSAIDsによる消化管出血予防の3つのよくみられる適応でのPPI長期使用に着目してリスク評価を行い，PPIの長期使用に関するリスクとベネフィットに関する声明を2017年3月に発表している（表2）[4]．

このほかにも，高齢者へのPPIの適正使用について，日本老年医学会の『高齢者の安全な薬物療法ガイドライン』[5]，英国老年医学会（British Geriatrics Society）の『STOPP/START criteria ver.2』[6]などにおいても述べられている（表3）．

表2 AGAのBest Practice Advice

①GERDや酸関連合併症(びらん性食道炎あるいは食道狭窄)のある患者は短期的治癒,治癒の維持,長期の症状コントロールのためにPPIを服用すべきである. ②短期的なPPIが有効な合併症のないGERDを有する患者は,その後中止や減量を検討すべきである.PPIを減らすことができない患者は,生涯にわたるPPI投与を積極的に検討する前に,GERDを機能性症候群と区別するために外来での食道pH/インピーダンスのモニタリングを考慮すべきである.この戦略の最良の候補は,主に非典型的な症状を有する患者,またはGERDの明らかな素因がない患者であろう(例:中枢性肥満,大きな裂孔ヘルニア). ③バレット食道または症候性のGERDの患者は長期にPPI服用をすべきである. ④バレット食道の無症候患者は長期のPPI服用を考慮すべきである. ⑤NSAIDsによる消化性潰瘍による出血リスクが高い患者は,NSAIDsの服用を継続する場合はPPIを服用すべきである. ⑥長期PPIの用量は,状態を維持できる最低限の有効な用量を処方するよう定期的に再評価すべきである. ⑦長期PPI使用患者に感染予防目的のプロバイオティクスをルーチンで使用すべきではない. ⑧長期PPI使用患者に,カルシウム,ビタミンB_{12},マグネシウムの摂取量を推奨量(recommended dietary allowance:RDA)以上にルーチンで引き上げるべきではない. ⑨長期PPI使用患者に骨密度,血清クレアチニン,マグネシウム,ビタミンB_{12}をルーチンでスクリーニングあるいはモニターすべきでない. ⑩特定のPPI製剤をリスクに基づいて選択すべきではない.

GERD:胃食道逆流症,NSAIDs:非ステロイド性抗炎症薬

(文献4より引用)

表3 STOPP/START criteria ver.2におけるPPIに関連した推奨事項

STOPP(避けるべき事項) ・消化性潰瘍の既往のある患者でアスピリン投与にPPIを併用していない ・NSAIDsと抗血小板薬を服用している患者でPPIによる消化性潰瘍予防をしていない ・単純な消化性潰瘍やびらん性逆流性食道炎に対してPPIを高用量で8週間以上投与 ・消化性潰瘍や消化管出血既往のある患者でCOX-2選択的阻害薬以外のNSAIDs投与にPPIかH_2RAを併用してない ・NSAIDsと副腎皮質ステロイドの併用にPPIによる消化性潰瘍予防をしていない START(始めるべき事項) ・重症の逆流性食道炎や拡張が必要な消化管狭窄に対するPPI

NSAIDs:非ステロイド性抗炎症薬,COX:シクロオキシゲナーゼ,H_2RA:ヒスタミンH_2受容体拮抗薬

(文献6より引用)

3 PPIは中止できるのか？

PPIを含めて，どのような薬も継続することのリスクと中止することのリスクを比較して，どちらを取るかを決断する必要があるだろう．とりわけ表2で記載した「長期にPPIを継続すべき患者」は，中止することは望ましくないと思われる．一方，それ以外の患者においては一定期間以上に継続されている場合には見直しの対象となるだろう．PPIの脱処方(deprescribing)については，ポリファーマシー関連の書籍などで現在数多くまとめられているが，カナダ家庭医協会(College of Family Physicians of Canada)の臨床実践ガイドラインが公開されており[7]，PPIの脱処方の対象，減量あるいは休薬・オンデマンド投与，中止後のモニタリング，非薬物療法，H_2RAなどの他剤による症状管理，再発時の対応など，具体的なアルゴリズムが示されており参考になるだろう．

ここが勘所！ しっかり押さえておこう！

- PPIは有効性と安全性に優れた薬剤であるが，長期投与による有害事象が懸念されている！
- PPIが長期投与されている患者は有害事象を見逃さないよう定期的フォローが必要である！
- PPIの長期投与が必要な疾患を知っておく！
- PPIの長期投与が不要であるが継続されている患者をスクリーニングし，定期的な見直しを図る！
- PPIは段階的な減量や中止を行うとともに，その後のモニタリングを忘れない！

さらなる視点・論点

年単位の薬歴をどのように把握すればよいのか？

お薬手帳は「処方がいつから開始されたかを把握できない」という問題点について前節で述べた．本節ではPPIの長期投与における有害事象のリスクについて述べたが，ある患者にPPIがいつから処方開始されたかを把握することはお薬手帳だけでは多くの場合で難しいだろう．いくつかの地域においては電子カルテ情報の共有化が図られているが，それでも処方開始時期を把握することは簡単ではないと思われる．長期投与は主に数ヵ月～数年単位での服用であることから，患者一人ひとりの診療においては細かく把握する必要はないかもしれない．しかし，長期投与されている患者を包括的にスクリーニングする方法がないことは，薬学的介入を図るべき有害事象リスク患者層を把握できないことと同義である．筆者が薬剤師をしている間にこの問題が解消されるよう願いたい．

▶引用文献

1) American Gastroenterological Association : Five things physicians and patients should question, 2012. Abailable at : 〈http://www.choosingwisely.org/societies/american-gastroenterological-association/〉
2) Safety of long-term PPI use. JAMA. 318 : 1177-1178, 2017.
3) Nehra AK, et al : Proton pump inhibitors : review of emerging concerns. Mayo Clin Proc, 93 : 240-246, 2018.
4) Freedberg DE, et al : The risks and benefits of long-term use of proton pump inhibitors : expert review and best practice advice from the American Gastroenterological Association. Gastroenterology, 152 : 706-715, 2017.
5) 日本老年医学会ほか編：高齢者の安全な薬物療法ガイドライン2015，日本老年医学会，2015.
6) O'Mahony D, et al : STOPP/START criteria for potentially inappropriate prescribing in older people : version 2. Age Ageing, 44 : 213-218, 2015.
7) Farrell B, et al : Deprescribing proton pump inhibitors : evidence-based clinical practice guideline. Can Fam Physician, 63 : 354-364, 2017.

（門村 将太）

薬剤師はどのような介入を行うことで再入院を低減できるのか？

ステップアップのための注目ポイント

前節(p209)において，患者情報の把握と薬歴確認を行うことで回避可能な薬剤有害事象(preventable adverse drug event : pADE)を予防することの重要性について述べた．

日々の調剤，疑義照会，持参薬確認，薬物治療モニタリング(TDM)，投与設計，処方提案などの病棟薬剤業務，薬剤管理指導などを，われわれ薬剤師はなぜ行うのだろうか？ その理由の一つは，先に述べたpADEの未然防止あるいは重篤化を回避(いわゆるプレアボイド)することで医薬品の安全性を確保するためである．しかし，医療者にとっての最終的な目標は，「患者ができる限り緊急入院をせずに自宅や施設など，暮らしている地域において自分らしく生活を過ごせること」であろうと思われる．とりわけ，慢性疾患は完全寛解や治癒よりも，急性増悪を起こさない状態を維持していく場合の方が多く，薬物治療が治療の主軸を成している疾患も多いだろう．

それでは具体的に，どのような疾患，どのような薬剤を使用している患者の再入院が多いのだろうか？ また，薬剤師は患者の再入院を減らすためにどのようなアプローチを取ることが有用なのだろうか？

今回は，薬剤師のケアと再入院の低減について，エビデンスを含めて述べる．

2025年まであと6年に迫り，わが国の高齢化はますます進んでいる．最近では，80代どころか90代の患者を目にすることも珍しくなくなったように筆者は思う．また，薬剤師として病院に勤めていると，調剤時であったり，病棟担当で入院患者を受け持ったりすると，「あの患者さん，また入院してきたみたいだな．」

などと思うことが誰もが一度はあるのではないだろうか．とりわけ，慢性疾患の増悪による入院であると，「薬をちゃんと飲めていたのだろうか？」などと考えたりもするだろう．

再入院の定義はさまざまであるが，退院後から30日または60日以内を評価する場合が多い．また，同じ疾患による入院のみをカウントするか，あらゆる原因による入院とするのかは調査によって異なるが，前者の場合が多いようである．米国のメディケア・メディケイドサービスセンター（Centers for Medicare and Medicaid Services：CMS）のデータによれば，心不全，慢性閉塞性肺疾患（chronic obstructive pulmonary disease：COPD），肺炎，急性心筋梗塞（acute myocardial infarction：AMI），脳卒中，冠動脈バイパス手術（coronary artery bypass grafting：CABG），膝関節/股関節置換術（total knee arthroplasty / total hip arthroplasty：TKA/THA）の患者において再入院率が高い．ある調査では，30日以内再入院2,398件のうち858件が回避可能で，主な診断は感染症，新生物，心不全，消化管障害，肝障害であり，そして回避可能な再入院の診断名の上位5つのほとんどが併存疾患に起こりうる合併症であった，と報告されている[1]．

一方，医薬品の薬剤有害反応（adverse drug reaction：ADR）による入院は，全入院のどれくらいを占めるのだろうか？ ある系統的レビューではおよそ5%程度と報告されている[2]．つまり，入院患者20人のうち1人がADRによって入院していると考えてよいだろう．また，ADRによる入院のうち，およそ45%は回避可能であるとも報告されている[3]．医薬品によっては，既往疾患の増悪を招くおそれがあることにも注意する必要がある．

1 薬剤師によるケアにはどのようなものがあるのか

薬物関連問題（drug-related problem：DRP）の検出を目的とした薬剤レビュー（medication review），入退院や転科・転棟などのケア移行（transition of care：TOC）時における処方薬の不一致（medication discrepancy）の発見と防止を目的とした処方薬の見直し（medication reconciliation），薬物療法マネジメント（medication therapy management：MTM），服薬アドヒアランスの向上を目的とした動機づけ面接（motivational interviewing），退院時指導（discharge counseling)，退院後の電話によるフォローアップ(telephone follow-up)などが挙げられる．これらのケアは単独だけではなく，複数のものを組み合わせる場合も多く，この後で述べるエビデンスも複数のケアを組み合わせたものである．

2 薬剤師のケアによる再入院率の低減に関するエビデンス

近年で最もインパクトが大きい研究は，デンマークのOdense大学病院で行われた，転棟あるいは退院患者を対象とした薬剤師介入に関する多施設共同ランダム化前向き試験(OPTIMIST)が挙げられる[4)]．本試験には，通常ケア群(対照)，標準介入群，拡大介入群の3群に分けられた．本試験実施に伴い，薬剤レビューのワークショップ，3日間の動機づけ面接ならびにその後の訓練が事前に行われた．標準介入群は，薬剤レビューにおいて，未治療，治療目標達成，ガイドライン遵守を確認するとともに，各種のDRPを評価して薬剤が不要と考えられる場合には中止提案を行った．一方，拡大介入群は，標準介入群と同様のケアに加えて，入院中に動機づけ面接を含めた30分間の患者面談(用量変更，新規薬剤，中止薬，用法用量，副作用，アドヒアランス，費用を含む)ならびに退院時の薬剤再確認を行った．また，対処し得なかったDRPが存在した場合，退院後に入院中の薬剤情報を含めて患者の担当プライマリケア医へメールかFAXを送信した．退院後のおよそ3平日後には，プライマリケア医，介護施設または薬剤管理者に電話でコンタクトを取った．フォローアップ電話は退院1週後および6ヵ月後の2回実施した．なお，これらの介入に要した時間は，標準介入群が26.0±14.7分，拡大介入群が114.0±51.8分であった．結果の一部を表1に示したが，この結果から得られた拡大介入の治療必要数(number needed to treat：NNT)は12人と算出され，介入の効果の高さが示された．

また，米国のShullらは，Einstein Healthcare Networkにおいて取り組んでいる薬剤師主導のMedication REACH (Reconciliation, Education, Access, Counseling, Healthy patient at home)プログラムと呼ばれる，病院，在宅，そしてケア移行における安全な薬物療法マネジメントの改善を行う介入手法を用いた研究によって，予期せぬ30日以内の再入院を対照群20.4% (110人/538人)に対して9.8% (30人/305人)へと有意に低減できたことを報告している[5)]．こ

表1 Intention-to-Treat (ITT) 解析におけるアウトカム

分類	ハザード比[95%CI]	
	通常ケア群 *vs* 標準介入群	通常ケア群 *vs* 拡大介入群
複合エンドポイント	0.94 [0.79 to 1.13]	0.77 [0.64 to 0.93]
180日以内の再入院	0.95 [0.79 to 1.13]	0.75 [0.62 to 0.90]
30日以内の再入院	0.89 [0.68 to 1.17]	0.62 [0.46 to 0.84]
救急受診	0.91 [0.49 to 1.69]	0.74 [0.38 to 1.44]
180日以内の死亡	0.84 [0.53 to 1.32]	1.05 [0.68 to 1.63]
180日以内の薬剤関連再入院	0.99 [0.75 to 1.32]	0.80 [0.59 to 1.08]
30日以内の薬剤関連再入院	0.90 [0.56 to 1.42]	0.65 [0.39 to 1.09]
180日以内の薬剤関連死亡	0.60 [0.14 to 2.52]	0.83 [0.22 to 3.11]

（文献4より引用）

の他，心不全[6]や心血管疾患[7]といった特定の疾患を有する再入院のハイリスク患者を対象としたTOCに薬剤師が介入することで再入院率を低減できたことが報告されている．

3 薬剤師による介入はどのような疾患の再入院を低減できるのか？

高齢者，ポリファーマシー，多併存疾患(multimorbidity)，再入院歴，AMI，急性冠症候群(acute coronary syndrome：ACS)，心不全，COPD，肺炎などを対象とした臨床研究が多い．また，表2に示したように，疾患のイベントリスクを低減させるエビデンスがある薬剤が患者にどれくらい処方されているかについて，医療の質の指標としてわが国でも公表している医療機関がある[8]．

4 心不全を増悪させるリスクのある薬剤

心不全は，さらなる高齢化が進んでいるわが国においてはますます増加すると思われ，「心不全パンデミック」が危惧されている．再入院リスクを低減させる研

表2 各疾患に対する処方率に関する医療の質の指標の例

対象疾患または患者	対象薬物	指 標
左室機能が悪い心不全入院患者	β遮断薬 ACEI/ARB	処方率
急性心筋梗塞	アスピリン β遮断薬	病院到着前後24時間以内の処方率
	アスピリン，β遮断薬，ACEI/ARB，スタチン	退院時処方率
左室機能が悪い急性心筋梗塞	ACEI/ARB	退院時処方率
心房細動，心房粗動を伴う虚血性脳卒中	抗凝固薬	退院時処方率
虚血性脳卒中	抗血小板薬	退院時処方率
慢性腎臓病	RAS阻害薬	処方率

ACEI：アンジオテンシン変換酵素阻害薬，ARB：アンジオテンシンII受容体拮抗薬，RAS：レニン-アンジオテンシン系

（文献8より著者作成）

究でも心不全を対象としたものは多い．米国心臓協会（American Heart Association：AHA）は2016年に心不全を増悪させるリスクのある薬剤に関するステートメントを発表している[9]．このステートメントには，がん治療に関連した心筋障害（chemotherapy-related cardiac dysfunction：CTRCD）についても記載されているが，本節では心不全を増悪させるものに限って表3に示した[10]．

再入院の減少を目的とした薬剤師の介入は，それぞれのエビデンスが確立したケアを組み合わせたバンドルアプローチを用いることで効果が高められるようである．アドヒアランスを改善させる手法はいくつかあるものの，動機づけ面接などの手法を臨床で実践するには訓練が必要であり，決して容易ではなく，その実践は時間と労力を要する．しかし，薬剤師による服薬指導を単なる「おくすりの説明」から「アドヒアランス向上の手段」へと変えていくためには，ケアプログラムを体系化していく必要があるだろう．よって，薬剤師がチーム医療の一員として位置づけられるだけでは不十分であり，疾患管理プログラムに必要なピースの一つとして組み入れられることが重要であると考える．日本循環器学会が発行し

表3 心不全患者で疾病増悪リスクを有する薬剤

薬剤		推奨	禁忌/慎重投与の主な理由
副腎皮質ステロイド		低用量	ナトリウム・体液貯留
NSAIDs		症候性の左室機能不全の患者では避ける	ナトリウム・水貯留 利尿薬の作用を相殺 血管抵抗性の上昇
抗不整脈薬(クラスIおよびアミオダロン以外のクラスIII)		クラスI薬剤を避ける ソタロールを避ける	陰性変力作用 催不整脈作用
降圧薬	α_1受容体遮断薬	使用しない	心肥大
	非DHP系CCB	使用を避ける	陰性変力作用 神経系ホルモンの活性化
血糖降下薬	メトホルミン	NYHAクラスIII/IVの患者は使用を避ける	嫌気的糖代謝の増加と乳酸の上昇
	アログリプチン サキサグリプチン	心不全の徴候や症状を起こしている患者，とりわけ既往に心血管および腎疾患を有する場合は使用を避ける	不明
	ピオグリタゾン	NYHAクラスIII/IVの患者は使用を避ける	体液貯留
血液疾患治療薬	アナグレリド	避ける	陽性変力作用 頻脈
	シロスタゾール	使用しない	ホスホジエステラーゼIII阻害
精神神経用薬	アンフェタミン	使用を避ける	末梢性α・β作動 頻脈，不整脈
	カルバマゼピン	可能ならば避ける：他の第一選択薬を使用する	陰性変力作用，陰性変時作用 洞結節の自動能および房室伝導の抑制 抗コリン作用
	クロザピン	心不全症状の出現や増悪がないか積極的にモニタリングする	不明
	麦角アルカロイド	可能ならば避ける：心雑音の出現がないか定期モニターする	血清ノルアドレナリンの増加 セロトニン活性の増加
	ペルゴリド	可能ならば避ける	セロトニン濃度の上昇
	三環系抗うつ薬	可能ならば避ける：他の第一選択薬を使用する	陰性変力作用 自動能の上昇 心伝導の遅延 催不整脈作用
その他	β_2受容体作動薬	長期の全身投与は避ける	陽性変時作用 低カリウム血症
	ハーブ	避ける	不明：データが不十分 出血リスクの増強 血圧上昇 ナトリウム貯留
	イトラコナゾール	避ける	陰性変力作用

表3 心不全患者で疾病増悪リスクを有する薬剤（つづき）

薬剤		推奨	禁忌/慎重投与の主な理由
その他	ST合剤	ACEIまたはARB服用患者では避ける	高カリウム血症および突然死のリスク
	テオフィリン	非代償性心不全には避ける	テオフィリン濃度の上昇および中毒
	TNF-α阻害薬	心不全症状の新規発症あるいは増悪がある場合は避ける；インフリキシマブ5mg/kg以上の用量は禁忌	サイトカイン介在性の心毒性

NSAIDs：非ステロイド性抗炎症薬，DHP：ジヒドロピリジン，CCB：カルシウムチャネル拮抗薬，NYHA：ニューヨーク心臓協会，ACEI：アンジオテンシン変換酵素阻害薬，ARB：アンジオテンシンⅡ受容体拮抗薬，TNF：腫瘍壊死因子

（文献10より引用）

ている『急性・慢性心不全診療ガイドライン（2017年改訂版）』において，疾患管理の項では薬剤師も登場し，また服薬アドヒアランスの重要性が述べられている[11]．ただし，薬剤師の具体的なケアについてはまだまだ記述が不十分ではないかと，筆者は感じている．薬剤師が医療における存在感をより強く示すためには，わが国でのpractice-based evidenceのさらなる構築が必要と思われる．

ここが勘所！ しっかり押さえておこう！

- 高齢化による慢性疾患の増悪は今後も増加する！
- 心筋梗塞，冠動脈疾患，心不全，COPD，肺炎などの患者は再入院リスクが高い！
- 薬剤師によるケアを組み合わせた介入は再入院を減少させることができる！
- 入院中だけでなく退院以降のフォローアップを行うには時間と労力も必要！
- 既往疾患を増悪させるリスクのある薬剤には要注意！

さらなる視点・論点

退院後および外来における病院薬剤師の役割

本稿の執筆を経て，著者は入院患者の退院後までのフォローアップが重要であることを再認識した．日本病院薬剤師会は「外来患者への薬剤師業務の進め方と具体的実践事例（Ver.1.0）」を2018年2月に発出しており，そこには外来担当薬剤師およびその業務，さらに具体例として，がん，糖尿病，HIV感染症などとともに，現在は診療報酬の対象ではない循環器疾患などの疾患における外来担当薬剤師の役割が述べられている[12]．入院担当と外来担当との連携による切れ目のない薬学的ケアを実践することが理想的であり，これにより患者のアウトカムの悪化防止につながるのかもしれない．また，日本薬学会は誌上シンポジウムにおいて，心不全患者に対するチーム医療と薬剤師の役割などについて述べている[13]．在宅医療にどう結びつけているかが詳細に述べられており，大変参考になるため，興味のある読者にはぜひご一読をお勧めしたい．

今回は再入院に対する薬剤師の介入を主題としたが，多職種連携（multidisciplinary team）が患者のアウトカムを改善させることも多く示されており，慢性疾患の増悪を低減させる疾患管理プログラムに薬剤師が多く関与できる体制づくりが進むことを切に願う．

▶引用文献

1）Donzé J, et al : Causes and patterns of readmissions in patients with common comorbidities : retrospective cohort study. BMJ, 347 : f7171, 2013.

2）Kongkaew C, et al : Hospital admissions associated with adverse drug reactions : a systematic review of prospective observational studies. Ann Pharmacother, 42 : 1017-1025, 2008.

3）Patel NS, et al : Hospitalizations due to preventable adverse reactions—a systematic review. Eur J Clin Pharmacol, 73 : 385-398, 2017.

4）Ravn-Nielsen LV, et al : Effect of an in-hospital multifaceted clinical pharmacist intervention on the risk of readmission : a randomized clinical trial. JAMA Intern Med, 178 : 375-382, 2018.

5) Shull MT, et al : Effects of a pharmacist-driven intervention program on hospital readmissions. Am J Health Syst Pharm, 75 : e221-e230, 2018.

6) Thurston MM, et al : Utilization of a multidisciplinary team to reduce the rate of hospital readmissions in high-risk heart failure patients at a community teaching hospital : the pharmacist's role in transitions of care. J Am Coll Clin Pharm, 2018. (doi : 10.1002/jac5.1072)

7) Dempsey J, et al : Evaluation of a transitional care pharmacist intervention in a high-risk cardiovascular patient population. Am J Health Syst Pharm, 75 (Suppl 3) : S63-S71, 2018.

8) 福井次矢 監修，聖路加国際病院QI委員会 編：Quality Indicator 2017　医療の質を測り改善する，インターメディカ，2017.

9) Page RL 2nd, et al : Drugs that may cause or exacerbate heart failure : a scientific statement from the American Heart Association. Circulation, 134 : e32-e69, 2016.

10) Anderson SL, et al : A review of the role of the pharmacist in heart failure transition of care. Adv Ther, 35 : 311-323, 2018.

11) 日本循環器学会ほか編：急性・慢性心不全診療ガイドライン（2017年改訂版），2018.

12) 日本病院薬剤師会：外来患者への薬剤師業務の進め方と具体的実践事例（Ver.1.0），2018.

13) 関根祐子ほか：薬剤師が取り組む心不全の在宅医療―地域で支える心不全包括ケアの推進―．薬学雑誌，138：781，2018.

（門村 将太）

抗菌薬の適用外使用

抗がん薬によるミノサイクリンの皮疹対策やクリンダマイシンの毒素産生抑制など，抗菌薬の保険適用外使用が知られています．適用外使用にはどのようなものがありますか？また適用外使用の妥当性の調べ方・施設内での手続き・保険収載されるための手段（公知申請など）についても教えてください．

Answer

抗菌薬の保険適用外使用は，微生物や感染症の種類が異なる場合，用法・用量が異なる場合などの感染症の治療としての使用に加えて，ある疾患の症状増悪の寛解や予防など非常に多岐に渡ります（表）．

適用外使用の妥当性の調べ方は，臨床的妥当性については抗菌薬に関連する感染症領域のガイドラインや臨床試験などの文献をサーチするところから開始になると思いますが，まず公知申請がなされ保険適用が妥当と判断されているかどうかを厚生労働省のホームページで確認できます[1)]．また，社会保険診療報酬支払基金のホームページでも確認することができます[2)]．抗菌薬に関しての詳細は，日馬らが報告した事例[3)]をまとめた一覧表がAMR臨床リファレンスセンターにより公開されています[4)]．

保険収載されるための手段は，厚生労働省に設置された「医療上の必要性の高い未承認薬・適応外薬検討会議」（検討会議）に対して，学会などから該当品目に関して要望を提出され，検討会議にて医療上の必要性を評価して公知申請への妥当性を確認され，薬事・食品衛生審議会で評価された後，当該の効能・効果または用法・用量について薬事承認に先行して保険適用されることになります．よって，保険適用であっても薬事承認されていなければ，医療用医薬品添付文書には記載されませんので，公知申請への妥当性に係る報告書の内容を読み，適正使用されるよう処方医などに情報提供する必要があります．

表　抗菌薬の保険適用外使用例

系統	抗菌薬	使用目的	引用文献
テトラサイクリン系	ミノサイクリン	抗EGFR阻害薬剤による手足症候群の予防	5)
		ペニシリンアレルギー患者の*H.pylori*除菌	
	ドキシサイクリン	水疱性類天疱瘡	6)
フルオロキノロン系	シタフロキサシン	ペニシリンアレルギー患者の*H.pylori*除菌	7)
	モキシフロキサシン	多剤耐性結核菌感染	8)
マクロライド系	アジスロマイシン	慢性閉塞性肺疾患の急性増悪予防 気管支喘息の急性増悪予防	9) 10)
リファマイシン系	リファンピシン	デバイス関連感染	11)
	リファキシミン	*Clostridioides*（*Clostridium*）*difficile* 感染（CDI）	12)
その他	スルファメトキサゾール／トリメトプリム	膀胱尿管逆流症患者の尿路感染再発に対する予防的投与	13)
	リネゾリド	多剤耐性結核感染	14)
	ダプトマイシン	感染性心内膜炎に対する高用量(6mg/kgを超える)投与	15)
	コリスチン	嚢胞性線維症の院内肺炎に対する吸入療法	16)

※上記はこれらの使用を推奨するものではありません.

（著者作成）

施設内での手続きは，医療機関ごとで規定が異なる部分もあるかと思いますが，施設内における然る委員会(倫理委員会，薬事委員会など)などの審議を受けることが望ましいでしょう．ただし，どの範囲までが審議対象とされているかは委員会の規定を読むか，委員会に確認を取っておいた方がよいと思います．

▶引用文献

1) 公知申請に係る事前評価が終了した適応外薬の保険適用について(厚生労働省)．Available at : <https://www.mhlw.go.jp/bunya/iryouhoken/topics/110202-01.html>

2) 社会保険診療報酬支払基金ホームページ．Available at : <https://www.ssk.or.jp/index.html>

3) 日馬由貴ほか：適切な感染症治療を推進するための保険診療審査情報の開示：社会保険診療報酬支払基金による審査情報提供事例の有効活用．感染症学雑誌，93：25-29，2019.

4) AMR臨床リファレンスセンター：保険診療報酬請求に関する審査情報提供事例(2019年7月2日現在)．Available at : <http://amr.ncgm.go.jp/pdf/190705_shakaihoken_teikyoujirei.pdf>

5) EGFR阻害薬に起因する皮膚障害の治療手引き—皮膚科・腫瘍内科有志コンセンサス会議からの提案(抜粋)．臨床医薬，32：941-949, 2016.

6) Williams HC, et al : Doxycycline versus prednisolone as an initial treatment strategy for bul-

lous pemphigoid : a pragmatic, non-inferiority, randomised controlled trial. Lancet, 389 : 1630-1638, 2017.

7) H.pylori感染の診断と治療のガイドライン2016改訂版Q & A. Available at : <http://www.jshr.jp/journal/guideline.html>

8) Conde MB, et al : Moxifloxacin versus ethambutol in the initial treatment of tuberculosis: a double-blind, randomised, controlled phase II trial. Lancet, 373 : 1183-1189, 2009.

9) Albert RK, et al : Azithromycin for prevention of exacerbations of COPD. N Engl J Med, 365 : 689-698, 2011.

10) Gibson PG, et al : Effect of azithromycin on asthma exacerbations and quality of life in adults with persistent uncontrolled asthma (AMAZES): a randomised, double-blind, placebo-controlled trial. Lancet, 390 : 659-668, 2017.

11) Sandoe JA, et al : Guidelines for the diagnosis, prevention and management of implantable cardiac electronic device infection. Report of a joint Working Party project on behalf of the British Society for Antimicrobial Chemotherapy (BSAC, host organization), British Heart Rhythm Society (BHRS), British Cardiovascular Society (BCS), British Heart Valve Society (BHVS) and British Society for Echocardiography (BSE). J Antimicrob Chemother, 70 : 325-359, 2015.

12) McDonald LC, et al : Clinical Practice Guidelines for Clostridium difficile Infection in Adults and Children : 2017 Update by the Infectious Diseases Society of America (IDSA) and Society for Healthcare Epidemiology of America (SHEA)." Clin Infect Dis, 66 : e1-e48, 2018.

13) RIVUR Trial Investigators : Antimicrobial prophylaxis for children with vesicoureteral reflux. N Engl J Med, 370 : 2367-2376, 2014.

14) Lee M, et al : Linezolid for treatment of chronic extensively drug-resistant tuberculosis. N Engl J Med, 367 : 1508-1518, 2012.

15) 日本循環器学会：感染性心内膜炎の予防と治療に関するガイドライン（2017 年改訂版），2017.

16) Mogayzel PJ Jr, et al : Cystic Fibrosis Foundation pulmonary guideline. pharmacologic approaches to prevention and eradication of initial Pseudomonas aeruginosa infection. Ann Am Thorac Soc, 11 : 1640-1650, 2014.

（門村 将太）

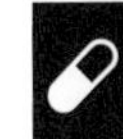

PPI長期使用の代替療法

精神科では胃腸障害に対してPPIが高頻度に処方され，しかも長期使用となるケースが多々あります．やめるケースもほとんどありません．すべてのケースで同じ診断名での使用ではないですが，PPIの長期使用の代替療法としてはどのようなものがあるのでしょうか．

Answer

PPIの長期投与は，わが国のみならず世界的にも医薬品関連問題として注目されている一つです．PPIの長期投与は，骨折，慢性腎臓病，低マグネシウム血症，ビタミンB_{12}欠乏，鉄欠乏，市中肺炎，*Clostridiodis*（*Clostridium*）*difficile* 感染（CDI）などのリスクを高めることが知られ[1]，さらには認知症[2]，死亡[3]のリスクも高かったことが報告されています．よって，「PPIの不適切な長期投与は厳に慎むべきである」という考え方が少しずつ広まってきているようです．一方で，アスピリン（ASA），経口抗凝固薬（OAC），ASAとOACの併用，抗血小板薬2剤併用（DAPT），高用量ステロイド，高用量の非ステロイド性抗炎症薬（NSAIDs），低用量～中等量のNSAIDsとASAの併用などは上部消化管出血リスクを高めるため，PPI投与によってこれらのリスクを低減させる恩恵もあり一様に中断することが好ましくない場合もあります[4]．

精神科疾患と消化器症状の関連は，ディスペプシアと大うつ病や不安障害[5]，また胃食道逆流症（GERD）と気分障害や不安障害[6]などについて報告されており，精神科患者において消化器症状が主訴に含まれる場合も多いものと推察されます．これらのことから，PPIの処方に対する閾値が下がってしまうのかもしれません．

よって，もっとも理想的な形はPPIが処方された時点で，その適応疾患が臨床的に妥当であるのかどうかを評価できることだと思います．しかし，PPIは外来で処方開始される場合が多く，調剤時に適応疾患を把握するのは困難であると考えられます．とすれば，PPIが長期化することを減らしていく，いわゆる脱処方(deprescribing)が次の手になるでしょう．カナダ家庭医学会から発出されている『PPIの脱処方に関するガイドライン』[7]では，PPIを4週以上服用して上部消化器症状が改善している患者において，1日用量を減らす，“オン-デマンド”投与に切り替える，ヒスタミンH_2受容体拮抗薬などの代替薬への変更，などを推奨しています．“オン-デマンド”投与とは，逆流関連症状の解消を達成するまでPPIを連日服用して症状が改善した後で，症状再燃まで薬を中止して，症状がみられた時点で再度症状が解決するまで連日服用に切り替える，というものです．その他，就寝2～3時間前は食事を控える，枕を高くする，必要に応じて減量や症状を誘発する食べ物を避ける，といった生活習慣の改善について教育することが勧められています．

まずは服用期間が4週間を超過している症例をスクリーニングして，上記のような対応を検討するのが現実的かと思います．

▶引用文献

1) Safety of Long-Term PPI Use. JAMA, 318 : 1177-1178, 2017.
2) Gomm W, et al : Association of proton pump inhibitors with risk of dementia: A pharmacoepidemiological claims data analysis. JAMA Neurol, 73 : 410-416, 2016.
3) Xie Y, et al : Risk of death among users of Proton Pump Inhibitors: A longitudinal observational cohort study of United States veterans. BMJ Open, 7 : 1-11, 2017.
4) Platt KD, et al : Selecting the Appropriate Patients for Proton Pump Inhibitor Discontinuation: A Teachable Moment. JAMA Intern Med, 37 : 738-748, 2019.
5) Mak ADP, et al : Dyspepsia is strongly associated with major depression and generalised anxiety disorder - A community study. Aliment Pharmacol Ther, 36 : 800-810, 2012.
6) Sanna L, et al : Gastro oesophageal reflux disease (GORD)-related symptoms and its association with mood and anxiety disorders and psychological symptomology : A population-based study in women. BMC Psychiatry, 13 : 194, 2013.
7) Farrell B, et al : Deprescribing proton pump inhibitors Evidence-based clinical paractice guideline. Can Fam Physician, 63 : 354-364, 2017.

（門村 将太）

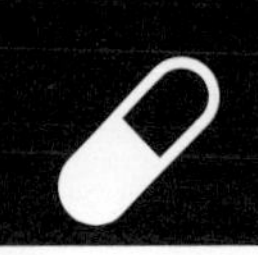

がん患者の血栓症

担がん患者は血栓のリスクが高いといわれており，臨床現場でもがん薬物療法を行っている時に，静脈血栓塞栓症や肺塞栓症の発現を経験することがあります．多くはDOACで治療を継続する場合が多いですが，その時の血栓の評価，抗凝固薬の副作用モニタリングなど薬剤師視点から気をつけることを教えてください．

Answer

がん薬物療法を行っている患者にとって，血栓症は時に薬物療法の中断や中止のリスクとなり得る医学的問題の1つです．とりわけ，ベバシズマブなどの血管新生阻害薬，ソラフェニブなどの多標的チロシンキナーゼ阻害薬，レナリドミドなどの免疫調節薬（IMiDs），高用量ステロイドなどを投与される患者においては，その作用点などから静脈血栓症（VTE）リスクが高くなることが知られています．

米国臨床腫瘍学会（ASCO）が発出している，『担がん患者におけるVTEの予防および治療に関するガイドライン』が2019年に改訂されました[1)]．その中には，直接作用型経口抗凝固薬（DOAC）であるアピキサバン，リバーロキサバン，エドキサバンが低分子ヘパリン（LWMH）とともに，外来患者におけるVTE治療の選択肢に挙げられています．とりわけ，アピキサバンおよびリバーロキサバンは，高用量投与によって初期治療から，ヘパリンや低分子ヘパリンと同様に開始できるメリットがあります．

副作用モニタリングを行う上で，まずは対象患者の出血リスクを把握しておくことは重要でしょう．抗凝固療法中の担がん患者の出血リスクは非がん患者と比べて高かったことが報告されています[2)]．その評価にはHAS-BLEDスコア[3)]がよく知られており，担がん患者においても予測性が高いことが報告されています[4)]．また，DOACはワルファリンよりも数は少ないとはいえ薬物相互作用があるこ

表　外来がん患者における化学療法関連VTE予測モデル(Khoranaスコア)

がん種	スコア
Very high risk：胃，膵臓	2
High risk：肺，リンパ腫，婦人科系，膀胱，精巣，腎	1
化学療法前の血小板数 ＞ 3.5×10^6/mL	1
ヘモグロビン ＜ 10g/dL あるいは　赤血球増殖因子製剤の使用	1
化学療法前の白血球数 ＞ 11,000/mL	1
BMI ＞ 35kg/㎡	1

3点以上：ハイリスク(発症率7％)，1～2点：中等度リスク(2％)，0点：低リスク(0.3％)

とに注意が必要です．欧州不整脈学会(EHRA)のDOACの使用ガイドにおいて，薬物相互作用に関する項目があり，抗悪性腫瘍薬との併用についても記載されており参考になります[5]．また，本ガイドの中には，リバーロキサバンおよびエドキサバンは投与中の患者のプロトロンビン時間(PT)が正常であれば，有効血中濃度を超過している可能性は除外できる，と記載されています．ただし，試薬によっても差異があるため注意が必要です．一方，アピキサバンは抗X_a活性を除いて有用なマーカーは現時点ではないようです．血栓の評価は，D-ダイマーなどの検体検査によるスクリーニング後の画像検査が行われることが一般的で，深部静脈血栓症(DVT)では下肢超音波検査，肺塞栓症(PE)であれば造影CTや経食道心臓超音波検査(TEE)などによって，その部位や径などを確認することになります[6]．

担がん患者における抗凝固薬の治療期間は議論がありますが，先述したASCOからのガイドラインでは6ヵ月以上が推奨されており，投与期間中および投与終了後の状況を把握しておくことが重要であると思われます．

▶引用文献

1) Key NS, et al : Venous Thromboembolism Prophylaxis and Treatment in Patients With Cancer : ASCO Clinical Practice Guideline Update. J Clin Oncol, JCO, 19. 01461, 2019. [Epub ahead of print]

2) Angelini DE, et al : Bleeding incidence and risk factors among cancer patients treated with anticoagulation. Am J Hematol, 94 : 780-785, 2019.

3) Pisters R, et al : A Novel User-Friendly Score (HAS-BLED) To Assess 1-Year Risk of Major Bleeding in Patients With Atrial Fibrillation. Chest, 138 : 1093-1100, 2010.

4) Brown JD, et al : Risk stratification for bleeding complications in patients with venous thromboembolism : Application of the HAS-BLED bleeding score during the first 6 months of antico-

agulant treatment. J Am Heart Assoc, 7 : 1-9, 2018.

5) Steffel J, et al : The 2018 European Heart Rhythm Association Practical Guide on the use of non-vitamin K antagonist oral anticoagulants in patients with atrial fibrillation. Eur Heart J, 39 : 1-64, 2018.

6) 日本循環器学会：肺血栓塞栓症および深部静脈血栓症の診断，治療，予防に関するガイドライン（2017年改訂版），2017.

（門村 将太）

妊婦への薬剤投与量の基準となる体重の考え方

薬剤の投与量が体重換算で決定される場合，妊娠時の投与量はどの時点の体重を基準に決定するべきなのでしょうか．薬剤による違いなどもあわせて教えてください．

Answer

まず初めに，妊娠期のどの時点の体重を基準にすべきかは，明確な回答は現時点ではおそらくないと著者は考えます．厚生労働省の「妊娠期の至適体重増加チャート」[1]を参考にすれば，低体重（BMI＜18.5kg/m²）または普通（BMI 18.5～25.0kg/m²）の女性であれば12kg以内（週あたり0.3～0.5kg）が推奨されており，わが国の女性の平均体重がおよそ50kgですので，妊娠により20％前後までの体重増加があるものと推察されます．ただし，体重換算で投与量が決定される薬剤といっても，その薬剤の安全域が広いのか狭いのかによっても変わると思われます．"Do Not Harm"を第一義とするならば，妊娠前の体重で換算した投与量から開始する方が安全かもしれません．

しかし，妊娠期にはそれ以外にも，血行動態（表），分布容積の増大，血清タンパク濃度の減少，トランスポーターや薬物代謝酵素の寄与などのさまざまな薬物動態学的変化が生じることが明らかにされています[2]．とりわけ，糸球体ろ過速度（GFR）は妊娠中期～後期にかけて妊娠前の1.5倍近くに増加することから[3]，アモキシシリンやリチウムなどの腎排泄型薬物のクリアランス増大による血中濃度低下に注意が必要であるとされています．アモキシシリンなどのペニシリン系抗菌薬は，比較的安全域の広い薬物と考えられますので，過少となるよりも十分量を投与すべきであると考えられます．一方，リチウムやバンコマイシンのように治療域が狭く薬物血中濃度測定を行うことが可能な薬物は，血中濃度に従った用量調節を実施する方が間違いないでしょう．また，妊娠期における血栓症に用いられるヘパリンであれば，活性化部分トロンボプラスチン時間（APTT）といった薬効指標となるマーカーを測定したり，また治療対象としている疾患や症状の

表 妊娠による生理学的変化

臓器	パラメータ	非妊娠	妊婦	比(妊/非妊)
心血管系	心拍出量(L/分)	4.0	6.0	1.50
	心拍数(bpm)	70	90	1.29
	一回拍出量(mL)	65	85	1.31
	血漿流量(L)	2.6	3.5	1.35
呼吸器系	全肺気量(mL)	4,225	4,080	0.97
	肺活量(mL)	965	770	0.80
	一回換気量(mL)	485	680	1.40
肝臓	門脈血流速度(L/分)	1.25	1.92	1.54
	肝血流速度(L/分)	0.57	1.06	1.86
腎臓	糸球体濾過速度(mL/分)	97	144	1.48

(文献2より引用，一部改変)

臓器特異的指標をモニタリングすることで投与後の用量最適化を図ることが必要かと思われます．

妊娠期における薬物ごとの薬物動態学的変化の情報はまだまだ十分ではないと思いますが，Galiらはそれらに関する系統的レビューをまとめており，投与設計を行う上での一助になるものと思われます[4]．ただし，その変化は妊娠時期によっても異なるでしょうから，やはり何らかのサロゲートマーカーなども参考にしながら有効性と安全性を評価して，いつまで薬剤を継続すべきかも含めて検討すべきなのだろうと考えます．

▶**引用文献**

1) 厚生労働省：妊娠期の至適体重増加チャート．Available at :< https://www.mhlw.go.jp/houdou/2006/02/dl/h0201-3a4.pdf>

2) 伊藤真也ほか編：妊婦・乳児の薬物動態．薬物治療コンサルテーション 妊娠と授乳，改訂2版，南山堂，2014．

3) Feghali M, et al : Pharmacokinetics of drugs in pregnancy. Semin Perinatol, 39 : 512-519, 2015.

4) Pariente G, et al : Pregnancy-Associated Changes in Pharmacokinetics : A Systematic Review. PLoS Med, 6 : 1-36, 2016.

(門村 将太)

CKD患者の抗凝固療法における患者アセスメント

CKD患者の抗凝固療法については，CKDステージ4以降はその実施の可否について議論がされています．そのため，CKD患者の腎機能が低下し，ステージ4以降になった場合に疑義照会が必要な場合もあると考えられます．その場合，腎機能以外にどのような患者背景をアセスメントするのがよいか教えてください．

Answer

慢性腎臓病ステージG4（CKDsG4）以降の患者は，主に重度腎障害〔推定クレアチニンクリアランス（CCr）30mL/分以下〕，末期腎不全（ESKD），透析に分けられます．質問にあるように，CKD患者の抗凝固療法については，米国腎臓財団（NKF）のPerspective[1]，コクランのレビュー[2]にまとめられていますが，「CKD患者は心房細動の罹患率が高く，また血栓塞栓症のリスクも高い．しかし，抗凝固療法における出血が起こりやすいため，メリットよりもデメリットが上回る可能性が高い．また，直接作用型経口抗凝固薬（DOAC）に関するエビデンスは十分でないが，限られた知見ではワルファリンと比較して，有効性は同等，安全性は同等か優位である」という認識かと思います．特にCKDsG4以降の患者のエビデンスは数が少ないため，判断が難しく，CKDsG4以降の患者への抗凝固療法の導入は，血栓塞栓のリスクと出血のリスクを天秤にかけて決定する必要があります．その他，年齢，性別，併存疾患（高血圧症，糖尿病，肝機能異常，冠動脈疾患など），既往歴（脳卒中，出血など），併用薬などを確認します．併用薬の中でも，抗血小板薬とりわけ2剤併用療法（DAPT）は，経口抗凝固薬（OAC）との組み合わせにより出血リスクを大きく高めることから，抗血小板薬の服薬理由，服用期間，減薬や中止の可否なども確認したいところです．

CKD患者に対する抗凝固療法のあるレビュー[3]では，OACの非弁膜症性心房細動（NVAF）に対する用量設定を表のようにまとめていますが，米国ではアピキ

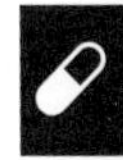

表　CKD重症度別の非弁膜症性心房細動患者におけるへのDOACの用量設定

<table>
<tr><th rowspan="2">抗凝固薬</th><th colspan="5">推定クレアチニンクリアランス(CCr)</th></tr>
<tr><th>＞50</th><th>30～50</th><th>15～30</th><th>＜15</th><th>ESKD
／透析</th></tr>
<tr><td>ワルファリン</td><td colspan="5">time in therapeutic range(TTR) を ≧70% を目標に用量を調整</td></tr>
<tr><td>ダビガトラン</td><td colspan="2">150mg 1日2回
110mg 1日2回(80歳以上，p-gp阻害剤の併用，出血高リスク)</td><td>不可
(米国：
75mg 1日
2回)</td><td colspan="2">不可</td></tr>
<tr><td>リバーロキサバン</td><td>15mg 1日1回
(米・欧：20mg 1日1回)</td><td colspan="2">10mg 1日1回
(米・欧：15mg 1日1回)</td><td colspan="2">不可</td></tr>
<tr><td>アピキサバン</td><td colspan="2">5mg 1日2回
2.5mg 1日2回(2項目以上：80歳以上，体重60kg以下，血清クレアチニン≧1.5mg/dL)</td><td>2.5mg 1日
2回</td><td>不可
(米国：
2.5mg 1日
2回)</td><td>不可
(米国：5mg
1日2回)</td></tr>
<tr><td>エドキサバン</td><td>60mg 1日1回
30mg 1日1回(2項目以上：体重60kg以下，ベラパミル・キニジンの併用)
※米国:CCr＞95mL/分で警告</td><td colspan="2">30mg 1日1回</td><td colspan="2">不可</td></tr>
</table>

(文献3より引用，一部改変)

サバンについて重度腎障害，ESKD，透析患者でも承認されている点がわが国と異なる点です．アピキサバンはDOACの中でも未変化体腎排泄率が27％と最も低く，CKDsG4以降の患者のアウトカムに関する報告が米国での承認の根拠となっているようです[4]．また，2019年に報告されたCKD患者のOACに関するメタ分析では，DOACとワルファリンとを比較した場合に，脳卒中と塞栓症のリスク比(RR) 0.79 [95％ CI：0.66 to 0.93]，出血性脳卒中のRR 0.48 [0.30 to 0.76]と低かったことが報告されたことから[5]，医師がCKDsG4以降の患者に対してDOACを選択する機会が今後増えてくるかもしれません．ただし，DOACは高額であり，汎用性のある薬効指標がまだないこと，ダビガトランを除いて特異的拮抗薬がない〔わが国ではAndexanet alfaは未承認，4因子プロトロンビン複合体濃縮製剤(4F-PCC)は保険適用外〕などのデメリットもあります．一方，ワルファリンは安価であり，PT-INRによるモニタリングが可能で，ビタミンKと4F-PCCといった拮抗薬が利用可能であることから，出血に対するリカバリーを取りやすい，といったメリットがあります．なお，血液透析患者におけるワルファリンのPT-INRは目標値2.0未満が日本透析医学会で推奨されています[6)]．現在，RENAL-AF，AVKDIAL，AXADIAといった透析患者における抗凝固療法の試験が進行中であり，その結果が待たれます．

▶引用文献

1）Bansal VK, et al : Oral Anticoagulants to Prevent Stroke in Nonvalvular Atrial Fibrillation in Patients With CKD Stage 5D: An NKF-KDOQI Controversies Report. Am J Kidney Dis, 70 : 859-868, 2017.
2）Kimachi M, et al : Direct oral anticoagulants versus warfarin for preventing stroke and systemic embolic events among atrial fibrillation patients with chronic kidney disease. Cochrane database Syst Rev, 11, 2017. (CD011373)
3）Aursulesei V, et al : Anticoagulation in chronic kidney disease: from guidelines to clinical practice. Clin Cardiol, clc.23196, 2019.
4）Siontis KC, et al : Outcomes Associated With Apixaban Use in Patients With End-Stage Kidney Disease and Atrial Fibrillation in the United States. Circulation, 138 : 1519-1529, 2018.
5）Ha JT, et al : Benefits and Harms of Oral Anticoagulant Therapy in Chronic Kidney Disease. Ann Intern Med, 171 : 181, 2019.
6）日本透析医学会：血液透析患者における心血管合併症の評価と治療に関するガイドライン．日本透析医学会学会誌，44 : 337-425, 2011.

（門村 将太）

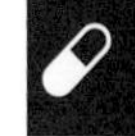

6章

腎臓病薬物療法

CKD患者の痛みをコントロールせよ！

ステップアップのための注目ポイント

腎機能低下患者へのコデインリン酸塩投与により，呼吸抑制の副作用が疑われた症例

80代，女性，消化器系のがん疑い，食欲不振により入院（入院時血清クレアチニン（SCr）0.9mg/dL）．

- 入院3日目：疼痛緩和のためロキソプロフェンとコデインリン酸塩を開始（SCr 1.2mg/dL）．
- 入院6日目：傾眠傾向と両下肢浮腫のため主治医と相談し，ロキソプロフェン中止，コデインリン酸塩減量（SCr 3.7mg/dL）．
- 入院7日目：呼吸抑制が出現したため，レバロルファンを投与．オピオイドはコデインリン酸塩からフェンタニル注射剤に変更した．

本症例はロキソプロフェンによる腎機能低下とコデインリン酸塩による呼吸抑制の副作用が疑われた症例である．ロキソプロフェン処方時にSCrの上昇傾向を認めたが，病棟担当薬剤師（筆者）は疼痛コントロールを優先し，次回検査でさらにSCrの上昇傾向を認めた場合に，アセトアミノフェンへの変更提案を考えていた．しかしその後に急速な腎機能の低下を認め，ロキソプロフェン中止後もSCrは上昇した．翌日には呼吸抑制が出現し，レバロルファン投与により改善傾向を認めたことから，コデインリン酸塩による呼吸抑制の副作用が疑われた．

本症例から腎機能低下患者に対しての非ステロイド性抗炎症薬（non-steroidal anti-inflammatory drugs：NSAIDs）やコデインリン酸塩の投与は慎重に行うべきと考えられた．そこで今回は腎機能低下患者への疼痛コントロールについて検討したい．

1 CKD患者はどのような痛みを感じるのか？

慢性腎臓病(chronic kidney disease：CKD)患者でも疼痛は一般的に起こり，日常生活動作に影響を及ぼすため，その管理は重要である[1]．また，CKD患者では疾患特有の痛み(表1)も加わり，疼痛コントロールの重要性は高い．しかし，鎮痛薬の多くが腎機能低下により投与量を調節する必要があり，また投与量も残存腎機能に依存するため，CKD患者の疼痛コントロールを標準化することは難しく，鎮痛薬の投与には注意が必要である[2]．

2 アセトアミノフェンは本当に安全？

アセトアミノフェンはCKD患者で最も安全な鎮痛薬と考えられており[1]，さまざまな疾患の疼痛コントロールで第一選択薬となっている[2,3]．鎮痛での投与量はクレアチニンクリアランス(CCr)が60mL/分以下でも1回500～600mgを1日3～4回まで投与可能で，透析患者でも投与量の調節は不要とされている[4]．剤形も錠剤，散剤，坐剤，静脈注射剤と多く，バイオアベイラビリティも高いため剤形変更による投与量の調整は必要ない．

アセトアミノフェンによる腎機能障害の副作用報告は多数あるが，アスピリンなどとの複合鎮痛薬の連日・長期投薬による場合が多く，アセトアミノフェン単剤で腎機能障害が起こる証拠はないとされている[5]．したがって，CKD患者の鎮痛薬は安全性の観点からアセトアミノフェンが第一選択と考えられる．

表1 CKD患者の痛みの原因

・多発性囊胞腎，痛風，糖尿病性神経障害
・末梢血管障害，透析中の筋肉のけいれん
・透析に伴う針やカテーテルの挿入
・Calciphylaxis，腎硬化性線維症，透析関連アミロイド症，腎性骨ジストロフィー

(文献2より引用，一部改変)

3 NSAIDsによる腎機能障害のリスクは？

腎機能が正常な成人を対象としたシステマティックレビューでは，周術期の疼痛コントロールにおいてNSAIDsは一過性の腎機能低下は認めたものの，NSAIDsの投与を控えるべきではないとしている[6)]．一方，セレコキシブを含むどの分類のNSAIDsでも腎機能障害の副作用リスクはあるとされており[7-9)]，日本腎臓学会の『薬剤性腎障害診療ガイドライン』[10)]でも，NSAIDsはCKD患者には慎重に投与し，漫然とした継続投与を避けるように記載されている．したがって，やむを得ずNSAIDsを投与する場合でも，患者の痛みの状態，浮腫の有無やSCrなどをモニターしながら効果と副作用の評価を行い，定期服用から頓用への変更や中止を常に検討する必要がある．

また，残存腎機能がある透析患者ではNSAIDsの投与は避けた方がよいため，透析患者にNSAIDsを投与する場合は，尿量の有無などを確認し，医師とリスク・ベネフィットについて十分に議論する必要がある．また，NSAIDsは透析患者でも消化器系や循環器系の副作用があるため[11)]，なるべく投与を避けることが望ましい．

4 鎮痛補助薬投与における注意点は？

鎮痛補助薬には抗うつ薬，抗てんかん薬，抗不整脈薬，筋弛緩薬，副腎皮質ステロイドなどが選択される．これらの薬剤の効果についてはエビデンスが乏しく，投与方法も確立しておらず，また適応外使用となる薬剤が多い[12)]．しかし，CKD患者では投与量の調節が必要な薬剤も含まれるため注意が必要である[1)]．

具体的には抗うつ薬のうち三環系や四環系はCKD患者でも減量の必要はないが，選択的セロトニン再取り込み阻害薬(selective serotonin reuptake inhibitor：SSRI)やセロトニン・ノルアドレナリン再取り込み阻害薬(serotonin and noradrenaline reuptake inhibitor：SNRI)，ノルアドレナリン作動性・特異的セロトニン作動性抗うつ薬(noradrenergic and specific serotonergic antidepressant：NaSSA)では投与量の調節が必要となる場合がある．また，ガバペンチンやプレガバリン，メキシレチン，リドカイン，バクロフェンなども減量して投与することが推奨されている[10)]．

5 オピオイドの減量基準は？

オピオイドはがん性疼痛治療における重要な薬剤であるため，腎不全の存在によりオピオイドの適切な使用を遅らせてはならないとされている[13]．しかし，CKD患者は臨床試験から除外されることが多く，オピオイドに関するCKD患者のデータは限られているため，すべてのオピオイドは腎機能障害に対して注意深く使用すべきである[13]．

表2にオピオイドの活性代謝物の有無を示した．活性代謝物のないフェンタニルはCKD患者でも比較的安全に投与できる．一方，活性代謝物が腎臓から排泄されるモルヒネやコデインはCKD患者で蓄積傾向を示すため，投与に注意が必要である．日本腎臓病薬物療法学会が作成している腎機能別薬剤投与量一覧[4]では腎機能が低下している場合の薬剤の減量基準としてCCrが60mL/分未満で投与量の調節を必要としている薬剤が多い．また，Kingら[13]もオピオイドの使用においてCCrが30mL/分未満の場合に最も注意すべきとしている．以下に，各オピオイドの特徴を説明する．

a モルヒネ，コデイン

CKD患者ではモルヒネの活性代謝物であるモルヒネ-6-グルクロニド(M6G)が蓄積し，傾眠や呼吸抑制などの副作用を起こすことが知られており，CKD患者ではモルヒネの投与量を減少させることで副作用が軽減することが報告されている[13]．しかし，オピオイドの投与量は個人差が大きいため，あらかじめCKD患者での投与量を設定することは難しい．

したがって，現実的にはCCrが60mL/分未満の場合は初期投与量の減量を考慮すること，傾眠などの副作用が出現した場合に速やかに減量できるように慎重

表2 オピオイドと活性代謝物

活性代謝物なし	フェンタニル，メサドン
活性代謝物あり	トラマドール(毒性のリスクが少ない) モルヒネ，コデイン，オキシコドン
エビデンスなし	ブプレノルフィン，ペンタゾシン，レミフェンタニル

(文献13より引用，一部改変)

にモニタリングを行うことが重要である．また，CCrが30mL/分未満の場合にはフェンタニルを考慮する．しかし，オピオイドの減量やローテーションは疼痛コントロールを悪化させるリスクも高くするため，患者自身の痛みを評価しながら慎重に判断することが必要である．

コデインは体内でモルヒネに変換され鎮痛効果を示すことから，モルヒネと同様の対応が必要である．

b フェンタニル

多くの施設でCKD患者の疼痛コントロールの第一選択とされており[13]，CKD患者ではオピオイドの中で最も安全な選択肢とされている[1]．具体的にはCCrが60mL/分未満で腎機能が不安定な患者や，あらかじめ腎機能低下が予想されている場合，またCCrが30mL/分未満の患者では第一選択を考慮する．投与量は腎機能正常者と同じでよい[4]．

c オキシコドン

CKD患者ではオキシコドンとその活性代謝物が蓄積するが[13]，CCrが60mL/分未満の患者でもモルヒネからオキシコドンへのオピオイドローテーションにより疼痛が軽減し，透析患者でも呼吸抑制の副作用はほとんどなかったと報告されている[14]．現状ではCKD患者に対してモルヒネよりも安全に使用できる可能性があるが，活性代謝物の蓄積も考慮しながら慎重に投与する必要がある．

d トラマドール

CKD患者ではトラマドールと活性代謝物である*O*-デスメチル-トラマドールのクリアランスが減少するため[13]，CCrが60mL/分未満の場合は投与量を50%減量する[4]．一方，慎重に投与すればCKD患者でも比較的安全に投与できる[13]．

e ブプレノルフィン，ペンタゾシン

ブプレノルフィンはCKD患者でも血中濃度が上昇しないことが示されており[13]，投与量は腎機能正常者と同じでよい[4]．しかし，がん性疼痛に対するエビデンスは少ないため推奨レベルは高くない．また，ペンタゾシンもCKD患者への投与量は腎機能正常者と同じでよいとされているが[4]，離脱症状や精神症状の副作用

があり注意が必要である．また，これらの薬剤は投与量を増やしても鎮痛効果が頭打ちとなる天井効果があることが知られている[15]．

f メサドン

主に糞便中に排泄され，未変化体の20％は尿中から排泄されるが，腎機能により半減期は変動しないため，CKD患者でも減量の必要はない[4, 13]．しかし，腎機能の低下がなくても組織に蓄積傾向を示し，QT延長や呼吸抑制の副作用報告も多いため，経験豊富な専門家の監督下でのみ使用することが推奨されている[13, 15]．

6 透析患者におけるがん性疼痛の薬剤選択は？

Salisburyらは，透析患者用のWHO鎮痛ラダー（表3）を用いて良好な疼痛コントロールができたことを報告している[16]．ただし，この研究では軽度から中等度の痛みにコデインを選択しているが，コデインは透析患者への安全性は低いという報告もあるため（表4），透析患者へのコデインの投与は避けるべきである．

7 非透析CKD患者におけるがん性疼痛の薬剤選択は？

非透析のCKD患者におけるがん性疼痛の研究も少ないため，透析患者と同様にWHOの鎮痛ラダーを用いることが現実的である．ただし，NSAIDsについては腎機能障害の副作用リスクを考慮して，なるべく避けることが望ましい．

軽度から中等度の腎機能障害（CCr 30～89mL/分）患者では，投与量を考慮すればすべてのオピオイドが使用可能とされている[13]．オピオイドの効果，副作用，腎機能をモニターしながら，必要があれば腎機能の影響を受けにくい薬剤に変更する必要がある．

重度および末期腎機能障害（CCr 30mL/分未満）患者ではフェンタニルを第一選択とする[13]．また，データは十分ではないが，透析患者でも投与できるオキシコドンも選択可能と考えられる．

表3 透析患者における鎮痛ラダー

痛みの強さ	薬　剤
軽度の痛み	・アセトアミノフェン ・神経因性疼痛のためにガバペンチン，アミトリプチリン ±鎮痛補助薬
軽度から中等度の強さの痛み	軽度の痛みの薬剤に加えて，下記の薬剤を用いる． ・トラマドール ・コデイン*
中等度から高度の強さの痛み	軽度の痛みの薬剤に加えて，下記の薬剤を用いる． ・オキシコドン ・ブプレノルフィン ・フェンタニル

＊：コデインはほかの報告では一般的に推奨されていない．

（文献16より引用，一部改変）

表4 オピオイドの透析性と透析患者への安全性

薬　剤	透析性	安全性
フェンタニル	なし	注意して使用する．
メサドン	なし	経験が十分にあるスタッフのみ使用可．
トラマドール	あり	減量して投与可能．
モルヒネ，コデイン	あり	可能なら避ける．
オキシコドン，レミフェンタニル	不明	エビデンスなし．
ブプレノルフィン	なし	注意して使用する．

（文献13より引用，一部改変）

8 術後の疼痛コントロールで選択される薬剤は？

CKD患者における術後の疼痛管理で推奨されている薬剤を表5に示す．基本的にはこれまでと同様の考え方で作成されており，糸球体ろ過量（GFR）が90mL/分/1.73m^{2}未満の場合はNSAIDsの推奨レベルが下がっている．また，GFRが60mL/分/1.73m^{2}未満の場合と透析患者ではガバペンチンやプレガバリン，NSAIDsの投与を避ける記載となっている．

ただし，わが国ではガバペンチンは適応外，トラマドールは注射剤だけが術後の鎮痛の適応をもつため，薬剤選択には注意が必要である．

表5 CKD患者における術後の鎮痛薬

CKD ステージ	GFR (mL/分/1.73m^2)	軽度の痛み	中等度から高度の強さの痛み	鎮痛補助薬
1	≧90	アセトアミノフェン ±NSAIDs ±トラマドール	アセトアミノフェン ±NSAIDs ±トラマドール ±オピオイド	±ガバペンチン またはプレガバリン
2	60～89	アセトアミノフェン ±トラマドール ±NSAIDs	アセトアミノフェン ±トラマドール ±NSAIDs ±オピオイド	±ガバペンチン またはプレガバリン
3～5 透析患者	＜60	アセトアミノフェン ±トラマドール ＊NSAIDsは避ける	アセトアミノフェン ±オピオイド(フェンタニル) ±トラマドール ±ケタミン ＊NSAIDsは避ける	抗てんかん薬

どのステージでも神経ブロックは考慮される.

(文献13より引用, 一部改変)

9 腎機能を評価するときの注意点は?

腎機能はSCr値を用いたCockcroft-Gault式によるCCr, または日本腎臓学会が作成したGFR推算式(eGFR式)により推定するケースが多い. 日本腎臓学会のeGFR式はCKDの重症度を分類するためにつくられており, 体表面積が1.73m^{2}あたりのeGFR (mL/分/1.73m^2) を算出するため, 薬剤の投与設計に用いる場合は体表面積未補正eGFR (mL/分) に計算しなおす必要がある[17].

例えば80歳, 女性, 体重40kg, SCr 1.0mg/dLの患者のeGFRは41mL/分/1.73m^{2}と計算されるが, 体表面積は1.24m^{2}である. そのため体表面積を考慮した場合, 体表面積未補正eGFRは29mL/分となる. 腎排泄型の薬剤はeGFRが30mL/分以下の場合, 薬剤投与量の減量割合が大きくなるため, このようなケースでは特に注意が必要である.

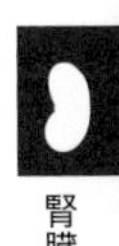

10 CKD患者の疼痛コントロールの注意点は？

今回は主にがん性疼痛について記載したが，オピオイドを慢性疼痛に使用する場合は，依存の発生リスクも考慮する必要があり，がん性疼痛におけるオピオイドの推奨レベルとは異なることに注意が必要である．また，がんの疼痛コントロールではさまざまな要因により腎機能の基準だけを優先した疼痛コントロールができないケースもある．腎機能だけでなく，患者の気持ちに寄り添いながら，チーム医療の一員としてその患者にベストと考えられる薬剤を選択することが必要である．

ここが勘所！ しっかり押さえておこう！

- CKD患者の疼痛コントロールの第一選択はアセトアミノフェンである！
- CKD患者でもがんの疼痛コントロールはWHOの鎮痛ラダーを基本に考える！
- 腎機能低下時は副作用リスクの高い薬剤は避ける！
- CKD患者では鎮痛補助薬の投与量にも注意！
- CKD患者では腎機能の評価方法に注意！

▶引用文献

1）Wagner LA, et al : Patient safety issues in CKD : core curriculum 2015. Am J Kidney Dis, 66 : 159-169, 2015.

2）Tawfic QA, et al : Postoperative pain management in patients with chronic kidney disease. J Anaesthesiol Clin Pharmacol, 31 : 6-13, 2015.

3）O'Neil CK, et al : Adverse effects of analgesics commonly used by older adults with osteoarthritis : focus on non-opioid and opioid analgesics. Am J Geriatr Pharmacother, 10 : 331-342, 2012.

4) 日本腎臓病薬物療法学会：腎機能別薬剤投与量一覧，2016.
5) Feinstein AR, et al : Relationship between nonphenacetin combined analgesics and nephropathy : a review. Ad Hoc Committee of the International Study Group on Analgesics and Nephropathy. Kidney Int, 58 : 2259-2264, 2000.
6) Lee A, et al : Effects of nonsteroidal anti-inflammatory drugs on postoperative renal function in adults with normal renal function. Cochrane Database Syst Rev, CD002765, 2007.
7) Harirforoosh S, et al : Adverse effects of nonsteroidal antiinflammatory drugs : an update of gastrointestinal, cardiovascular and renal complications. J Pharm Pharm Sci, 16 : 821-847, 2013.
8) Gooch K, et al : NSAID use and progression of chronic kidney disease. Am J Med, 120 : 280, 2007.
9) Ungprasert P, et al : Individual non-steroidal anti-inflammatory drugs and risk of acute kidney injury : a systematic review and meta-analysis of observational studies. Eur J Intern Med, 26 : 285-291, 2015.
10) 薬剤性腎障害の診療ガイドライン作成委員会：薬剤性腎障害診療ガイドライン 2016．日本腎臓学会誌，58：477-555，2016.
11) Bailie GR, et al : Analgesic prescription patterns among hemodialysis patients in the DOPPS : potential for underprescription. Kidney Int, 65 : 2419-2425, 2004.
12) 日本緩和医療薬学会編：緩和医療薬学，南江堂，2013.
13) King S, et al : A systematic review of the use of opioid medication for those with moderate to severe cancer pain and renal impairment : a European Palliative Care Research Collaborative opioid guidelines project. Palliat Med, 25 : 525-552, 2011.
14) Narabayashi M, et al : Opioid rotation from oral morphine to oral oxycodone in cancer patients with intolerable adverse effects : an open-label trial. Jpn J Clin Oncol, 38 : 296-304, 2008.
15) 日本緩和医療学会 緩和医療ガイドライン作成委員会 編：がん疼痛の薬物療法に関するガイドライン 2014 年版，金原出版，2014.
16) Salisbury EM, et al : Changing practice to improve pain control for renal patients. Postgrad Med J, 85 : 30-33, 2009.
17) 平田純生ほか：患者腎機能の正確な評価の理論と実践．日本腎臓病薬物療法学会誌，5：3-18, 2016.

（三星 知，稲月 幸範）

腎臓病

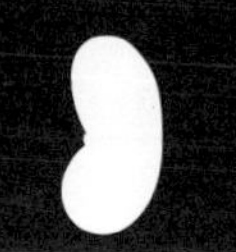

CKD患者の尿酸値をマネジメントせよ！

ステップアップのための注目ポイント

Case 1

70歳男性，年に一度の定期健診で近医を受診．

血清尿酸値は9.0mg/dL，血清クレアチニン値は0.8mg/dL（eGFR：73mL/分/1.73m^2）

関節の痛みなどの痛風関節炎の症状はない．

Case 2

70歳男性，足の親指のつけ根の激痛があり近医を受診．痛風関節炎による痛みと診断．

血清尿酸値は9.0mg/dL，血清クレアチニン値は1.4mg/dL（eGFR：40mL/分/1.73m^2）

痛風関節炎は初めてのエピソードであった．

Case 1は無症候性の高尿酸血症，Case 2は痛風関節炎の初回エピソードがある高尿酸血症患者である．高尿酸血症の治療ガイドラインは日米欧などで発表されているが，いずれのガイドラインでも尿酸低下治療に対する推奨が異なる．そこで，今回は慢性腎臓病（chronic kidney disease：CKD）患者における痛風関節炎治療と尿酸低下治療における注意点を検討したい．

1 尿酸低下治療の対象となる患者は？

表にわが国の『高尿酸血症・痛風の治療ガイドライン』と欧州リウマチ学会(European League Against Rheumatism：EULAR)，米国内科学会(American College of Physicians：ACP)におけるガイドラインの比較を示す[1-3]．年に2回以上の痛風発作や痛風結節，腎機能障害のある患者ではどのガイドラインでも尿酸低下治療の適応を考慮することとしている．一方，ACPは痛風発作が頻回でない(年1回以下)患者は尿酸低下治療を推奨していないが，EULARでは初回の痛風発作でも若年者や合併症がある患者では尿酸低下治療の適応を考慮するとしている．さらに，わが国のガイドラインでは痛風発作歴のない無症候性の高尿酸血症に対しても血清尿酸値が8mg/dL以上で高血圧，虚血性心疾患，糖尿病などの合併症があれば尿酸低下治療を考慮するよう記載されている．

2 無症候性の高尿酸血症は治療する必要はあるか？

これらのガイドラインの推奨の差は尿酸低下治療における質の高いエビデンス

表 尿酸低下治療における目標血清尿酸値と治療開始基準

	目標血清尿酸値	尿酸低下治療開始基準
日本 (2012)	＜6mg/dL	・生活の改善をしても≧9mg/dL以上 または ・≧8mg/dLで腎疾患，高血圧などの合併症 上記の場合に尿酸低下治療を考慮する
EULAR (2016)	＜6mg/dL 重症*は＜5mg/dL ＜3mg/dLは避ける	初回の痛風診断時に ・40歳未満 または ・＞8mg/dLで腎障害，高血圧，心疾患のいずれかがある場合
ACP (2016)	記載なし	・年に2回以上の痛風発作 または ・痛風発作歴があり，痛風結節や慢性腎臓病などがある場合 上記がある場合に患者と尿酸低下薬の有害性と利点を共有する

*：重症痛風：痛風結節や頻回の痛風発作がある場合

が不足していることに起因している．十分なエビデンスがないため尿酸低下治療に慎重な米国，質の高いエビデンスはないが，観察研究による心血管イベントや腎機能障害の抑制効果を重視し，高尿酸血症による合併症の予防を優先する日本，その中間の欧州，と立場が分かれている．そのため，主治医の治療方針の違いにより尿酸低下治療が変わる可能性があるため，患者への説明や疑義照会にも注意が必要である．また，アロプリノールによる尿酸低下治療はまれにスティーブンス・ジョンソン症候群や中毒性表皮壊死症などの重篤な皮膚障害を起こすことが知られており[4]，無症候性の高尿酸血症患者へのアロプリノールの投与により過敏症症状や死亡リスクを高めたという大規模データベーススタディもあるため，安易な尿酸低下治療は注意が必要である[5]．

CKD患者においても痛風発作のない無症候性の高尿酸血症患者に対して，尿酸低下治療をすることが腎機能障害の進行を予防し，生命予後を改善するという十分なエビデンスは示されておらず，むしろ死亡リスクを高めるという報告もあるため[4]，現時点ではどのガイドラインでも積極的な推奨がされていない．一方，痛風発作歴のあるCKD患者ではどのガイドラインでも尿酸低下治療を考慮する記載がされている．

3 CKD患者における痛風治療薬の種類は？

痛風発作の治療と予防にはコルヒチンや非ステロイド性抗炎症薬（NSAIDs）が使用される．また，進行したCKD患者ではNSAIDsによる腎機能障害を避けるため，副腎皮質ステロイドが選択されることもある．一方，痛風発作の寛解後は発作予防のために尿酸低下治療薬として尿酸生成抑制薬，尿酸排泄促進薬，尿アルカリ化薬が使用される．

4 コルヒチンは併用薬に注意

コルヒチンは痛風発作における最も効果的な薬剤とされている．一方，末梢神経障害や貧血などの血液毒性，消化器症状などの副作用が報告されており，特に高齢者，肝・腎機能障害患者，CYP3A4阻害薬との併用などで副作用のリスクが増加する[6]．日本腎臓病薬物療法学会が作成する『腎機能別薬剤投与方法一覧』によると，クレアチニンクリアランス（CCr）が60mL/分未満の患者では連続投与を推奨していない[7]．また，米国食品医薬品局（FDA）でもCCr 30mL/分未満の患者では，投与量の調整は必要ないが2週間以内の投与期間を推奨し，透析患者（腹膜透析も含む）では0.6mgの単回投与を行い，長くても投与期間は2週間以内にするように勧告している．

CKD患者へのコルヒチン投与に注意喚起がされている理由は，コルヒチンとクラリスロマイシンの併用患者を対象とした研究において，腎機能障害がある患者で死亡のリスクが高かったためである[8]．この機序として腎機能障害に加えて，クラリスロマイシンの併用に伴うP-糖タンパクとCYP3A4の阻害作用による血清コルヒチン濃度の上昇が考えられる．クラリスロマイシンは処方頻度が高い薬剤であるため，CKD患者へのコルヒチン処方時には併用薬に十分注意する必要がある．

5 NSAIDsは腎機能障害の副作用に注意

NSAIDsは痛風発作の痛みに対して有効であるが，腎機能障害の副作用があるためCCrが30～60mL/分の患者では漫然と投与しないこと，高齢者や糖尿病など腎障害が起こりやすい患者ではさらに注意が必要とされている[6, 7]．また，無尿の透析患者では腎への影響を考慮する必要はないが，消化器系や循環器系の副作用があるため，なるべく投与を避けることが望ましい[9]．NSAIDsの投与を避ける場合，プレドニゾロン30～40mg/日の経口投与が推奨されており，痛風発作に対する効果もNSAIDsと同等とされている[10]．

6 尿酸生成抑制薬は投与量に注意

アロプリノールはキサンチンオキシダーゼを阻害し，キサンチンから尿酸への生成を阻害することで，尿酸生成を抑制する．CKD患者におけるアロプリノール投与量としてCCr 30mL/分未満では50mg/日，血液透析患者では100mg/透析ごとの投与が推奨されているが，これらの投与量では尿酸値を目標レベルにまでコントロールできないことが多い[7]．一方，アロプリノールの副作用としてスティーブンス・ジョンソン症候群などの重症薬疹が知られているが，アロプリノールによる重症薬疹はヒト白血球抗原の遺伝子型である*HLA-B* * *5801*をもつ患者で発症頻度が高くなることが知られており[11]，CKD患者でも低用量のアロプリノール100mg/日（CCr 30mL/分未満では50mg/日）から開始すれば，アロプリノールを増量しても副作用は増加しなかったという報告もある[6, 12]．現状では腎機能の程度によりアロプリノールをどこまで増量してよいかは示されていないが，今後はCKD患者でも高用量のアロプリノールが投与できるようになる可能性がある．

フェブキソスタットとトピロキソスタットは近年発売された新規のキサンチンオキシダーゼ阻害薬で，アロプリノールほど腎機能に応じた投与量の調節をする必要もなく，尿酸低下効果もアロプリノールに劣らないと報告されている[6]．具体的にはCCr 30mL/分未満ではフェブキソスタットの場合10mg/日から開始し，20mgを超える場合は慎重投与とされている．また，トピロキソスタットは腎機能に応じた投与量の調整は必要ないとされている[7]．しかし，これらの新規キサンチンオキシダーゼ阻害薬はエビデンスが不足している上，アロプリノールとフェブキソスタットの比較試験ではアロプリノールの方が腎疾患の発症が少なかったという報告もあり注意が必要である[13]．

7 尿酸排泄促進薬は重度の腎機能低下患者では効果が期待できない

ベンズブロマロンは遠位尿細管での尿酸を再吸収するトランスポーターURAT1を阻害することで，尿中の尿酸排泄を増加させる．肝代謝性薬剤のため腎機能低下患者でも投与量を減量する必要はないが，その作用機序から尿量が減少した患者では効果が期待できないため，CCr 10mL/分未満の患者では原則禁忌とされている[7]．

8 尿酸低下作用をもつその他の薬剤

ロサルタンもベンズブロマロンと同様にURAT1を阻害することで血清尿酸値を低下させ[14]，多くの試験で，0.5mg/dL程度の血清尿酸の低下効果を認めている[15]．また，フェノフィブラートもURAT1の阻害作用が示唆されており[16]，血清尿酸値を約2mg/dL程度低下させた報告がある[17, 18]．セベラマーも血清尿酸値を0.4 ～ 0.7mg/dL程度低下させた報告があるが，尿酸値を低下させる機序は不明である[19, 20]．

9 生活習慣を変える必要性は？

わが国の『高尿酸血症・痛風の治療ガイドライン』ではメタボリックシンドロームの改善による尿酸低下効果を期待して，飲酒制限，食事療法や運動療法なども推奨している．特に食事は肉，魚，エビ，タコなどに注意が必要であるが，金子らが食物中のプリン体の塩基別含有率について詳細に調査しており，文献も無料で閲覧できるため有用である[21]．また，プリン体の摂取を完全に禁止するのではなく，含有量の高い食品を制限することが大切で，患者自身も長く続けることができる．運動についても基礎疾患に制限がなければほかの疾患予防のためにも積極的に行うべきで，週に5日間，1日30分以上の運動は高尿酸血症患者の寿命を4～6年延長させるというデータもある[22]．CKD患者では過度な運動が制限されている場合もあるため注意が必要であるが，患者に適した食事・運動療法を継続することは重要である．

10 血清尿酸値はどこまで下げればよいか？

透析患者では血清尿酸値が低い方が心血管イベントによる死亡が高かったという報告や[23]，血清尿酸値が5.2mg/dL以下の集団で死亡率が高かったという報告がある[24]．尿酸は抗酸化剤としての作用により体内で酸化ストレスを軽減する役割もあるため，血清尿酸値の下げ過ぎには注意が必要である．また，血清尿酸値は栄養状態も反映するため，低栄養の患者では血清尿酸値が低下してしまう．したがって，生活習慣の変化などで血清尿酸値が下がり過ぎている場合は，薬物療法を中止するなどの処方提案も必要と考えられる．EULARでは血清尿酸値を3mg/dL未満にしないように勧告している．

11 冒頭のケースではどのような介入が必要か？

Case 1　痛風発作歴なし，血清尿酸値9.0mg/dL，腎機能障害はないと予測される．

生活習慣の改善を行い，血清尿酸値が下がらなければ薬物療法を考慮する．ただし，痛風発作歴や基礎疾患がなければ海外のガイドラインでは薬物療法は推奨されていない．

Case 2　痛風発作あり，血清尿酸値9.0mg/dL，腎機能障害があると予測される．

まずは痛風発作を治療する．体重が50kgなら推定CCrは35mL/分となる．腎機能の低下傾向があるため，コルヒチンは連続投与を避けることが望ましい．またコルヒチン処方時には併用薬を十分にチェックしCYP3A4やP-糖タンパクの阻害薬が併用されていないかを確認する．疼痛コントロールにはNSAIDsを用いるが，腎機能障害の副作用リスクを考慮して副腎皮質ステロイドによる治療も提案可能である．

痛風発作を起こしているため尿酸低下治療も必要である．すでに腎機能障害もあるため血清尿酸値6mg/dL未満を目指して尿酸低下治療を行う．尿酸低下薬は腎機能に応じて投与量を調節する．また，生活習慣も聞き取り，介入を行う．

以上，本節ではCKD患者における尿酸低下治療について解説した．わが国のガイドラインは今後改訂を予定しており，今回掲載した基準値も変わってくる可能性があるため，今後の動向に注視したい．

ここが勘所！ しっかり押さえておこう！

▶無症候性の高尿酸血症治療における質の高いエビデンスは少ない！

▶しかし，高尿酸血症は観察研究により腎機能障害のリスクとなる可能性がある！

▶尿酸低下療法は日米欧のガイドラインで推奨が異なる！

▶コルヒチンは併用薬を十分にチェックする！

▶尿酸低下薬も腎機能に応じた投与量を推奨する！

▶引用文献

1）日本痛風・核酸代謝学会ガイドライン改訂委員会 編：高尿酸血症・痛風の治療ガイドライン，第2版，メディカルレビュー社，2012. Available at：〈http://www.tukaku.jp/wp-content/uploads/2013/06/tufu-GL2.pdf〉

2）Richette P, et al : 2016 updated EULAR evidence-based recommendations for the management of gout. Ann Rheum Dis, 76 : 29-42, 2017.

3）Qaseem A, et al ; Clinical Guidelines Committee of the American College of Physicians : Management of acute and recurrent gout : a clinical practice guideline from the American College of Physicians. Ann Intern Med, 166 : 58-68, 2017.

4）厚生労働省：医薬品による重篤な皮膚障害について．医薬品・医療機器等安全性情報，No.290：9-13，2012．Available at：〈http://www1.mhlw.go.jp/kinkyu/iyaku_j/iyaku_j/anzensei-jyouhou/290-2.pdf〉

5）Yang CY, et al : Allopurinol use and risk of fatal hypersensitivity reactions : a nationwide population-based study in Taiwan. JAMA Intern Med, 175 : 1550-1557, 2015.

6）Vargas-Santos AB, et al : Management of gout and hyperuricemia in CKD. Am J Kidney Dis, 70 : 422-439, 2017.

7）日本腎臓病薬物療法学会：腎機能別薬剤投与方法一覧，2016.

8）Hung IF, et al : Fatal interaction between clarithromycin and colchicine in patients with renal insufficiency : a retrospective study. Clin Infect Dis, 41 : 291-300, 2005.

9）Bailie GR, et al : Analgesic prescription patterns among hemodialysis patients in the DOPPS : potential for underprescription. Kidney Int, 65 : 2419-2425, 2004.

10）Becker MA : Treatment of acute gout, UpToDate, 2017. Available at：〈https://www.uptodate.com/contents/treatment-of-acute-gout〉

11）鹿庭なほ子ほか：重篤副作用の発症と関連する遺伝子マーカーの探索研究．国立医薬品食品衛生研究所報告，127：1-14，2009.

12）Stamp LK, et al : A randomised controlled trial of the efficacy and safety of allopurinol dose escalation to achieve target serum urate in people with gout. Ann Rheum Dis, 76 : 1522-1528, 2017.

13) Singh JA, et al : Comparative effectiveness of allopurinol versus febuxostat for preventing incident renal disease in older adults : an analysis of Medicare claims data. Ann Rheum Dis, 76 : 1669-1678, 2017.

14) Miao Y, et al : Effect of a reduction in uric acid on renal outcomes during losartan treatment : a post hoc analysis of the reduction of endpoints in non-insulin-dependent diabetes mellitus with the Angiotensin II Antagonist Losartan Trial. Hypertension, 58 : 2-7, 2011.

15) Würzner G, et al : Comparative effects of losartan and irbesartan on serum uric acid in hypertensive patients with hyperuricaemia and gout. J Hypertens, 19 : 1855-1860, 2001.

16) Uetake D, et al : Effect of fenofibrate on uric acid metabolism and urate transporter 1. Intern Med, 49 : 89-94, 2010.

17) Noguchi Y, et al : Effect of fenofibrate on uric acid metabolism in Japanese hyperlipidemic patients. J Atheroscler Thromb, 11: 335-340, 2004.

18) Lee YH, et al : Effect of fenofibrate in combination with urate lowering agents in patients with gout. Korean J Intern Med, 21 : 89-93, 2006.

19) Ohno I, et al : Sevelamer decreases serum uric acid concentration through adsorption of uric acid in maintenance hemodialysis patients. Intern Med, 48 : 415-420, 2009.

20) Garg JP, et al : Effects of sevelamer and calcium-based phosphate binders on uric acid concentrations in patients undergoing hemodialysis : a randomized clinical trial. Arthritis Rheum, 52 : 290-295, 2005.

21) 金子希代子ほか：食品中プリン体含量および塩基別含有率の比較．痛風と核酸代謝，39：7-21, 2015.

22) Chen JH, et al : Attenuating the mortality risk of high serum uric acid : the role of physical activity underused. Ann Rheum Dis, 74 : 2034-2042, 2015.

23) Latif W, et al : Uric acid levels and all-cause and cardiovascular mortality in the hemodialysis population. Clin J Am Soc Nephrol, 6 : 2470-2477, 2011.

24) Suliman ME, et al : J-shaped mortality relationship for uric acid in CKD. Am J Kidney Dis, 48 : 761-771, 2006.

（三星 知）

CKD患者の骨折を予防せよ！

ステップアップのための注目ポイント

骨折は日常生活動作の低下や寝たきりに結びつき，生命予後を悪化させることが知られており，大腿骨近位部骨折後の死亡リスクは非骨折者と比較して3倍に増加する[1]．特に慢性腎臓病（chronic kidney disease：CKD）患者では骨粗鬆症が多く，脆弱性骨折発症リスクが一般人口の4～5倍である[2]．このような理由から近年CKD患者の骨粗鬆症が問題となっている．そこで今回はCKD患者における骨粗鬆症治療薬の注意点を検討したい．

1 CKDに伴う骨ミネラル代謝異常（CKD-MBD）と骨粗・症の違いは？

腎臓はカルシウム（Ca），リン（P），マグネシウム（Mg）などの電解質平衡の維持やビタミンDを活性化する働きをもつため，CKDの進行に伴いミネラルバランスが乱れ，続発性副甲状腺機能亢進症，線維性骨炎，骨軟化症，血管石灰化などを引き起こす[3]．これらの状態が慢性腎臓病に伴う骨ミネラル代謝異常（CKD-mineral and bone disorder：CKD-MBD）と定義され，活性型ビタミンD製剤やリン吸着薬などで治療される．一方，骨粗鬆症は骨密度の低下を主体に診断されるが，CKDの進行に伴い骨密度は低下することが知られている．その原因として体内の尿毒物質の増加が骨質を劣化させる「尿毒症性骨粗鬆症」という概念が提唱されている[3]．CKD-MBD，骨粗鬆症，尿毒症性骨粗鬆症の関係性は解明されていないが，CKD-MBDの治療を行ってもCKD患者の骨折リスクが高いことが問題となっている．

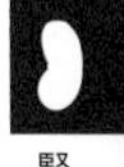

2 CKD患者における骨密度検査は有用か？

2009年に国際腎臓病予後改善委員会(Kidney Disease Improving Global Outcomes：KDIGO)から出された『慢性腎臓病に伴う骨ミネラル代謝異常(CKD-MBD)ガイドライン』によると，CKDステージG3a～G5Dの患者群(表1)では骨密度が骨折リスクを予測しないため，定期的な骨密度検査を推奨していなかった．しかし，その後にいくつかのエビデンスが発表され，2017年に発表されたガイドラインでは，CKDステージG3a～G5Dの患者でも骨折リスク判定のための骨密度検査は推奨されるという記載になった[4]．

3 CKDの影響を受けにくい骨代謝マーカーは？

骨代謝マーカーの測定により骨代謝回転を評価し，治療薬の選択や効果判定をすることが可能である．しかし，骨代謝マーカーは腎機能の影響を受けるものがあるため，CKD患者では評価に注意が必要である．特に血液透析患者では骨形成マーカーとして骨型アルカリホスファターゼ(bone-specific alkaline phosphatase：BAP)やⅠ型プロコラーゲン-N-プロペプチド(procollagen type 1 N-terminal propeptide：P1NP)，骨吸収マーカーとして骨特異的酒石酸抵抗性酸ホスファターゼ(tartrate-resistant acid phosphatase-5b：TRACP-5b)が腎機能や透析の影響を受けにくいため汎用されている(表2)[1]．

表1 CKDステージとその推算糸球体ろ過量(eGFR)

CKDステージ	eGFR(mL/分/1.73m^2)
G1	＞90
G2	60～89
G3a	45～59
G3b	30～44
G4	15～29
G5	＜15
G5D	透析療法中

(文献4より引用)

表2 主な骨代謝マーカーと腎機能低下の影響

骨代謝マーカー		腎機能低下の影響
骨形成マーカー	骨型アルカリホスファターゼ(BAP)	なし
	オステオカルシン(OC)	あり
	I型プロコラーゲン-N-プロペプチド(P1NP)	なし
骨吸収マーカー	骨特異的酒石酸抵抗性酸ホスファターゼ(TRACP-5b)	なし
	デオキシピリジノリン(DPD)	あり
	I型コラーゲン-C-テロペプチド(1CTP)	あり
	I型コラーゲン架橋C-テロペプチド(CTX)	あり
	I型コラーゲン架橋N-テロペプチド(NTX)	あり

BAP : bone-specific alkaline phosphatase, OC : osteocalcin, P1NP : procollagen type 1 N-terminal propeptide, TRACP-5b : tartrate-resistant acid phosphatase-5b, DPD : deoxypyridinoline, 1CTP : pyridinoline cross-linked carboxyterminal telopeptide of type-1 collagen, CTX : collagen C-terminal telopeptide, NTX : collagen N-terminal telopeptide

(文献1より引用，一部改変)

4 CKD患者の骨粗鬆症治療薬の考え方は？

CKD-MBDにより骨代謝回転が低下している患者に対するビスホスホネートなどの骨代謝回転を低下させる薬剤の投与が，骨折リスクを増加させることが懸念されている[5]．そのためCKD-MBDがある患者に対して骨粗鬆症治療を行う場合には，骨粗鬆症以外の骨病変の確認のために骨生検が推奨されている[4]．しかし，骨生検ができる施設は限られており，一般的な検査ではない．代替マーカーとして，BAPが20ng/mL未満かつインタクト副甲状腺ホルモン(intact parathyroid hormone : iPTH)が100pg/mL未満の場合は低骨回転が示唆される[5]．

CKD患者の骨粗鬆症治療は以下のように整理することができる[3, 6]．

①eGFRが30mL/分/1.73m^{2}以上，CKD-MBDがない
→非CKD患者と同様の骨粗鬆症治療が推奨される．

②eGFRが30mL/分/1.73m^{2}以上，CKD-MBDがある．またはeGFRが30mL/分/1.73m^{2}未満
→脆弱性骨折があるなど骨折リスクが高いと考えられる場合に，CKD-

腎臓病

MBDによる骨病変を評価後に治療薬を選択する(UpToDateではこれらの患者では骨粗鬆症治療を推奨していない).

以下にCKD患者における各薬剤の注意点を概説する. CKDステージ4, 5, 5Dの患者を対象とした骨粗鬆症治療薬のエビデンスは少なく, 治療により予後が改善するかは不明である. しかし, 骨折リスクが高い患者では治療が必要な場合もあると考えられる. また, 骨粗鬆症治療を行っている患者が, 併存疾患や加齢の影響により, 腎機能が低下する場合もある. 薬剤師としては, これらの患者で副作用のリスクが最小限になるように疑義照会や患者への説明などの対応が必要である.

a ビスホスホネート

UpToDateではeGFRが30mL/分以下の患者にビスホスホネートを投与する場合は投与量を半分として3年以下の投与期間を推奨しており, CKD-MBDのある患者では投与すべきでないとしている[6]. 添付文書上でもエチドロン酸は重篤な腎障害患者への投与は禁忌, リセドロン酸はCCrが30mL/分未満の患者に禁忌となっている. また, アレンドロン酸, イバンドロン酸, ミノドロン酸は重篤な腎障害患者へは慎重投与となっている. 以上のことから, 腎機能が低下傾向の患者では血清クレアチニンや投与期間をモニターすることが重要である.

b ビタミンD_3

CKD患者ではCKD-MBDに対して活性型ビタミンD製剤が投与されることが多く, 血清CaやPの値によって投与量が調節される. 活性型ビタミンD製剤の投与は, eGFR＜60mL/分の患者で高カルシウム血症の副作用リスクが上昇するため注意が必要であり, eGFRが＜30mL/分の場合, 血清Caの詳細なモニタリングが推奨されている[6]. 特にエルデカルシトールは高カルシウム血症のリスクが高く, 薬剤による過剰なカルシウム摂取は心血管疾患の増加との関連が指摘されているため[7], 高齢者やCKD患者では注意が必要である.

c デノスマブ

CKD患者でも骨折リスクの減少や骨密度の増加作用が報告されているが[8], メタ分析では現時点で評価できないとされている[9]．副作用も重篤なけいれん発作やQT延長を伴う低カルシウム血症が報告されているため[8]，血清Caのモニタリングは特に重要である．

d テリパラチド

CKDステージ4, 5の患者でも骨密度の増加効果が報告されているが[10]，メタ分析では現時点で評価できないとされている[9]．副甲状腺機能亢進症には禁忌のため注意が必要である．

e 選択的エストロゲン受容体モジュレーター（SERM）

ラロキシフェンはCKD患者でも骨密度の増加，骨折リスクの低下効果が報告されているが[11]，メタ分析では現時点で評価できないとされている[9]．また腎機能障害がある患者では血中濃度–時間曲線下面積（AUC）が2倍になるという報告もあり，投与量に注意が必要である[12]．バゼドキシフェンはCKD患者における報告がない．

5 日常生活の注意点は？

適度な運動，禁煙，過度なアルコール摂取を制限することは骨粗鬆症を予防するため[6]，薬物療法だけでなくこれらの情報も患者に伝えることも大切である．ただし，CKD患者の場合，運動制限をしている場合もあるため注意が必要である．

ここが勘所！ しっかり押さえておこう！

- CKD患者は骨折リスクが高い！
- CKD-MBDと骨粗鬆症の関係は明確になっていない！
- CKD患者における骨粗鬆症治療のエビデンスは限られている！
- 現時点では，各薬剤の特性を考慮した投与量の設定や副作用のマネジメントが重要！

▶引用文献

1) 骨粗鬆症の予防と治療ガイドライン作成委員会 編：骨粗鬆症の予防と治療ガイドライン2015年版，日本骨粗鬆症学会，日本骨代謝学会，骨粗鬆症財団，2015.

2) Wakasugi M, et al : Increased risk of hip fracture among Japanese hemodialysis patients. J Bone Miner Metab, 31 : 315-321, 2013.

3) 風間順一郎：慢性腎臓病と脆弱性骨折．日本内科学会雑誌，104 : 948-952, 2015.

4) 深川雅史ほか訳：Executive summary of the 2017 KDIGO chronic kidney disease-mineral and bone disorder（CKD-MBD）guideline update KDIGO CKD-MBD推奨文和訳版，2017. Available at : 〈http://kdigo.org/wp-content/uploads/2017/02/Summary-2017-KDIGO-CKD-MBD-GL_Japanese.pdf〉

5) Liu WC, et al : Bisphophonates in CKD patients with low bone mineral density. ScientificWorldJournal, Dec 31, 2013.

6) Miller PD : Osteoporosis in patients with chronic kidney disease : management. UpToDate. Available at : 〈https://www.uptodate.com/contents/osteoporosis-in-patients-with-chronic-kidney-disease-management〉

7) Noguchi Y, et al : Eldecalcitol for the treatment of osteoporosis. Clin Interv Aging, 8 : 1313-1321, 2013.

8) Bover J, et al : Osteoporosis, bone mineral density and CKD-MBD : treatment considerations. J Nephrol, 30 : 677-687, 2017.

9) Wilson LM, et al : Benefits and harms of osteoporosis medications in patients with chronic kidney disease : a systematic review and meta-analysis. Ann Intern Med, 166 : 649-658, 2017.

10) Nishikawa A, et al : Safety and effectiveness of daily teriparatide for osteoporosis in patients with severe stages of chronic kidney disease : post hoc analysis of a postmarketing observational study. Clin Interv Aging, 11 : 1653-1659, 2016.

11) Ishani A, et al : The effect of raloxifene treatment in postmenopausal women with CKD. J Am Soc Nephrol, 19 : 1430-1438, 2008.

12) Czock D, et al : Raloxifene pharmacokinetics in males with normal and impaired renal function. Br J Clin Pharmacol, 59 : 479-482, 2005.

（三星　知）

CKD患者の抗菌薬を最適化せよ！

ステップアップのための注目ポイント

慢性腎臓病（CKD）患者はステージG3以降になると感染リスクが上昇することが報告されている．具体的には，感染症による入院リスクはステージG1の患者と比較して，ステージG3で1.5倍，ステージG4で2.5倍となる[1]．また，血液透析（HD）患者では菌血症の発症率は約14%と，一般人口の0.5%と比較して約30倍にもなる[2]．この理由として，腎機能の低下に伴い体内の尿毒症毒素が蓄積し，免疫機能が低下すると考えられており，その機序として①Tリンパ球と抗原提示細胞の反応阻害による液性免疫の減弱　②炎症性サイトカインの障害による酸化ストレスの増加などが原因とされている[1]．さらにCKDは感染症の予後悪化因子であることも報告されており，CKD患者では*Clostridioides difficile*による感染症の死亡率が上昇することが，システマティックレビューでも示されている[3]．

このようにCKD患者では免疫機能の低下により感染リスクが上昇し，抗菌薬が投与される機会も多く，予後悪化のリスクも高いため，その抗菌薬治療は非常に重要である．一方，治療で投与される抗菌薬についても腎排泄性の薬剤が多く存在するため，CKD患者では投与量の調節が必要なことも多く，感染症治療が非常に複雑化しやすい．そこで本節ではCKD患者における抗菌薬の最適化について検討したい．

1 症例提示

患者：60歳，男性．身長 160cm，体重 40kg
基礎疾患：アルコール依存症による栄養障害およびコントロール不良の糖尿病
主訴：発熱，意識障害

血清クレアチニン値：1.0mg/dL
eGFR：47mL/分
収縮期血圧：100mmHg
呼吸数：25回/分
胸部CT：心不全を伴う右中肺野の肺炎疑い
入院時喀痰培養：有意な菌を認めず
入院時血液培養：1セット実施，翌日に陽性．血液培養：*Pseudomonas putida* [MIC（μg/mL）：PIPC＝16，CFPM＝4，CAZ＝2，MEPM＝4，IPM≦0.5，CPFX≦0.25]

メロペネム1回0.5gを1日2回投与するも改善を認めず，抗菌薬の選択についてコンサルテーションされた．患者の血清クレアチニンは入院前から同様の数値であり，腎機能の低下傾向を認めていた．また，基礎疾患から免疫低下状態が推測され，血液培養から抗菌薬低感受性の*P. putida*が検出されていた．

2 CKD患者の抗菌薬治療で投与量の最適化は必要か？

日本化学療法学会などが共同作成した『抗菌薬適正使用支援プログラム実践のためのガイダンス』によると，腎機能障害患者の抗菌薬治療について積極的に用量・用法の適正化を推進すると記載されている[4]．また米国感染症学会のガイド

表　CKDステージとその推算糸球体ろ過量（eGFR）

CKDステージ	eGFR（mL/分/1.73m²）
G1	≧90
G2	60～89
G3a	45～59
G3b	30～44
G4	15～29
G5 G5D	＜15 透析療法中

ラインでも，抗菌薬の投与量は個々の患者の腎機能などの特性と薬物動態学(pharmacokinetics：PK)／薬力学(pharmacodynamics：PD)を考慮して最適化するよう記載されている[5]．このようにCKD患者の抗菌薬投与量の最適化は各種ガイドラインで推奨されている．

ところで，CKD患者における抗菌薬投与量の最適化とは，腎機能に応じて投与量を減量することだろうか？ また，CKD患者で抗菌薬を減量するメリットは本当にあるのだろうか？ 一般的に多く使われるβ-ラクタム系抗菌薬は，安全性が高く中毒性の副作用は起こりにくいとされている[6]．しかし，コンピュータ支援により，腎機能に応じた抗菌薬の投与設計を行うことで，抗菌薬の過量投与を減らし，副作用の発現率を0.9%から0.3%に減らすことができたという報告があり，上記のガイドラインの根拠となっている[7-9]．

3 すべてのCKD患者で抗菌薬の減量は必要か？

一方，集中治療室に入室するような重症患者では，低アルブミン血症や輸液の投与などによる分布容積の増大，過大腎クリアランス(augmented renal clearance：ARC)および持続的腎代替療法(continuous renal replacement therapy：CRRT)の影響によりβ-ラクタム系抗菌薬が十分な血清中濃度に達していない可能性が指摘されており，抗菌薬を減量し過ぎないよう勧告されている[10]．また，肺・腹膜・中枢神経・眼・前立腺の感染症についても，β-ラクタム系抗菌薬の移行性が低いため，原因菌の最小発育阻止濃度(minimum inhibitory concentration：MIC)を考慮して抗菌薬の投与量を決定することが推奨されている．さらに，肥満，免疫不全，耐性菌による感染症患者についても高用量の抗菌薬投与が必要な可能性が示唆されている[10]．このようにいくつかの特殊な状況の場合，特にβ-ラクタム系抗菌薬の減量には注意が必要である．現状では上記の患者に対する抗菌薬の投与量について定めたツールはないため，個々のケースで判断する必要がある．そのためには腎機能の評価に加えて，感染部位，CRRTの有無，原因菌とそのMIC，患者の重症度などの要因を考慮して，リスク・ベネフィットの評価をしながら主治医とディスカッションすることが望ましい．一方，高用量の抗菌薬を投与する場合には，副作用のモニタリングも重要である[11]．

4 どのツールを用いて最適化を行うか

抗菌薬減量のし過ぎには注意が必要なものの，患者の多くは一般の市中感染であり，そのような患者では腎排泄性の抗菌薬は投与量の調節が必要と考えられる．以下に投与量調節のためのツールをいくつか紹介する．

a 腎機能別薬剤投与方法一覧[12)]

日本腎臓病薬物療法学会が作成しており，糸球体ろ過量（GFR）ごとに各抗菌薬の推奨投与量が記載されていて，簡単に投与量を検索することができる．また，学会員はホームページより常に最新の情報をPDFファイルで入手が可能である．しかし，推奨されている投与量は添付文書上の通常投与量から推定される投与量であるため，添付文書上の最大投与量および添付文書の用量を超えた投与量を想定している場合は過少投与となってしまう可能性もあるため注意が必要である．特に髄膜炎の場合には過少投与にならないように注意したい．

b サンフォード感染症治療ガイド[13)]

製薬会社のホームページを介して無料で閲覧することができる．推奨される投与量は日本の添付文書記載用量を超えている場合があるため注意が必要であるが，腎機能障害時の推奨投与量も記載されている．

c Giusti-Hayton法による計算[14)]

Giusti-Hayton法を用いることで対象薬剤の尿中未変化体排泄率から患者の腎機能に応じた投与設計が可能である．特に高用量の抗菌薬を必要とするCKD患者では，腎機能が正常な場合の投与量を参考にして，腎機能低下時の投与量を理論的に計算することが可能である．尿中未変化体排泄率は添付文書やインタビューフォームなどから参照可能な場合もあるが，日本腎臓病薬物療法学会より毎年発刊される特別号（会員には無料配布）には各薬剤の腎機能ごとの推奨投与量に加えて，尿中未変化体排泄率を含む各種薬物動態パラメータが掲載されている．

Giusti-Hayton法は最初に以下の計算式を用いて，投与補正係数を算出する．

投与補正係数＝1－尿中排泄率×（1－腎不全患者のGFR/100）

＊クレアチニンクリアランス(CCr)を用いる場合は(1－腎不全患者のCCr/120)となる.

この式から算出された投与補正係数を用いて,投与量または投与間隔を調整する.

d シミュレーションソフト

抗MRSA薬については多くのシミュレーションソフトがあるが,ほかの抗菌薬についてもOptjpWin SpreadsheetやBMs-Podなどによりシミュレーションが可能である[15, 16].特に,BMs-PodはT＞MICも計算可能であるため有用である.一方,組み込まれている母集団解析の対象患者群における人種差および対象疾患の違いにより,対象となる患者の薬物動態パラメータが異なる可能性があることに注意が必要である.さらに,多くのシミュレーションソフトは単一クリアランスを想定しているため,腎機能が変動している患者に用いると予測性が低くなる可能性がある.

5 各種ツールを用いた抗菌薬投与量最適化の注意点

これまでに紹介した4つのツールは各方法に利点と欠点が存在する.迷った場合はそれぞれを提示して,主治医とディスカッションすることが必要である.過量投与では副作用リスクおよび薬剤費の増加,過少投与では感染症治療の失敗および耐性菌の発生リスクの増加が考えられるため,それぞれのリスク・ベネフィットを考慮して,投与量を検討したい.また,以下の点についても注意する必要がある.

a GFRやCCr推定式の誤差

血清クレアチニンおよび体重を用いるため,筋肉量および活動性などに大きく影響を受ける.そのため,寝たきりや肥満などの患者の状態を把握し,推定式の誤差も考慮して投与設計を行いたい.また腎機能の低下がなくても,脱水や尿管結石などにより血清クレアチニンが上昇する可能性があるため注意が必要である.

さらに,『腎機能別薬剤投与方法一覧』や『サンフォード感染症治療ガイド』では,腎機能ごとにある程度のGFR幅でカテゴリー化して推奨投与量を記載しているため，そのカテゴリーとカテゴリーの中間付近にeGFRが位置する場合，腎機能をどちらのカテゴリーと判断するかで推奨投与量が大きく変わってくる可能性があり，その前後の投与量も踏まえて検討することが必要である．また，日本腎臓学会が作成した日本人のGFR推算式の単位はmL/分/1.73m^{2}であるため，体表面積未補正eGFR（単位はmL/分）を用いることにも注意が必要である．

b 初回投与量

初回投与の血中濃度は分布容積に依存し，クリアランスの影響は少ない．そのため，CKD患者で初回投与量から大幅に減量してしまうと，有効血中濃度に到達するまでに時間を要する可能性がある．そのような場合には必要に応じてローディングを考慮する．ローディングをするかどうか迷った場合は，シミュレーションソフトで確認してみるのも一つの手である．

c そもそも抗菌薬の選択が適正であるか

医師から投与設計の依頼がくると，腎機能評価に基づいた投与設計に注目しがちであるが，感染臓器と抗菌薬の移行性，推定される原因菌とそのMIC，耐性菌の考慮も必要である．特に抗緑膿菌作用をもつ広域抗菌薬の投与設計をする際は，よりスペクトラムの狭い抗菌薬に変更できる可能性がないか検討し，薬剤耐性対策も行いたい．一方，HD患者ではメチシリン耐性黄色ブドウ球菌（MRSA）などの耐性菌の保菌や感染リスクが高くなるため，その考慮も重要である[17]．さらに，得られた細菌培養結果が適切であるか，コンタミネーションの可能性や感染臓器と関係ない検体からの培養結果を参照していないかなどにも注意が必要である．これらの状況を加味して，抗菌薬の投与量に加えて適切な抗菌薬の選択も提案したい．

d 投与期間

黄色ブドウ球菌や真菌による感染症では長期間の抗菌薬投与が必要な場合がある．必要に応じて投与期間も提案することが望ましい[18, 19]．

e 経口抗菌薬

レボフロキサシンや抗真菌薬，抗ウイルス薬などは副作用リスクが高いため，腎機能に応じた減量が必要である．一方，ペニシリンやセファロスポリン系抗菌薬はそもそも注射薬より投与量が少なく，吸収率も低い薬剤があるため，減量し過ぎに注意が必要である．

6 入院時のAKIに対する抗菌薬の投与設計

それでは，入院時の急性腎障害(AKI)患者にはどのように対応したらよいのだろうか？入院時には患者の約38%にAKIを認めるが，その半数以上が48時間以内に腎機能が改善することが報告されている[20]．また，敗血症などの重症感染症では最初の48時間の抗菌薬治療が不十分な場合，死亡率が上昇することが示唆されているため，入院初期の抗菌薬の投与量不足は回避したい．しかし，血清クレアチニンは腎機能の変動よりも遅れて変化し，重症感染症時には体内動態が不安定になるため，腎機能の予測は困難である．したがって，腎機能が速やかに改善するような患者では，入院時に抗菌薬が減量された場合，投与量不足による予後の悪化が懸念される．具体的な対応方法として，投与初期の48時間はβラクタム系抗菌薬の投与量を減量しないという方法が提唱されている[20]．ただし，48時間を超えても血清クレアチニンの高値が続く場合は抗菌薬の減量を考慮する必要がある．また，バンコマイシンやアミノグリコシド系抗菌薬のようなTDMが可能な薬剤は，TDMにより用量調節を行う．さらに，この方法は実臨床ではしばしば行われているが，十分なエビデンスがないことには注意が必要である．

7 薬剤性腎障害(DKI)

抗菌薬はDKI (drug-induced kidney injury)の主要な原因薬剤である[21]．特にCKD患者では重篤な腎機能障害につながる可能性があるため注意したい．このような副作用の観点からも必要性の乏しい抗菌薬の高用量投与および長期投与は避けるべきである．

抗菌薬によるDKIには以下の3つが挙げられる．

a 中毒性

アミノグリコシド系抗菌薬，バンコマイシン，コリスチン，ST合剤，アムホテリシンBなどは中毒性の副作用として腎機能障害の報告が多い．また，利尿薬および造影剤などもDKIを起こすため，これらの薬剤を併用する場合は注意が必要である[22]．さらに，ピペラシリン/タゾバクタムとバンコマイシンの併用により腎機能障害のリスクが上昇することが報告されている[23]．

b アレルギー性

急性尿細管間質性腎炎はすべての抗菌薬で発症する可能性があるため予防法はないが，不必要な長期投与を避けることが重要である．また，被疑薬の早期中止により予後が改善する可能性があるため，抗菌薬投与中における血清クレアチニン値などのモニタリングも重要である．一方，抗菌薬以外にもプロトンポンプ阻害薬，非ステロイド性抗炎症薬(NSAIDs)，ヒスタミンH_2受容体拮抗薬，メサラジン，利尿薬，アロプリノール，フェニトインおよびほかの抗てんかん薬が原因薬剤として報告されている[24]．

c 尿路閉塞性

アシクロビルやバラシクロビルなどの抗ウイルス薬で報告されている．副作用頻度は薬剤間で違いはない[25]．

8 その他の副作用

CKD患者では，イミペネムやセフェピムの過量投与によりけいれん発作などの副作用が多く報告されているため，CKD患者に対して高用量の抗菌薬投与が必要な場合は，可能であれば上記以外の薬剤を選択したい[11]．

9 症例：その後

前述の症例では，意識障害，呼吸数の増加，血圧の低下を認め，qSOFAで3点と敗血症が強く疑われ，肺炎，免疫不全，耐性菌の検出など高用量の抗菌薬が必要とされるキーワードがいくつか存在した．一方，初期に選択されたメロペネムの薬剤感受性試験結果はMIC＝4 μg/mLと中等度耐性であるため，重症感染症治療としては不十分な投与量であった可能性があり[10]，治療効果が得られなかったことが考えられる．本症例は抗菌薬感受性のあるイミペネム1g/日に変更し，感染症は軽快した．

ここが勘所！ しっかり押さえておこう！

- CKD患者は免疫低下により感染症を起こしやすい！
- CKD患者では抗菌薬投与量の最適化が必要である！
- 抗菌薬投与量の最適化とは腎機能に応じて減量することだけではなく，治療効果が得られる投与量を設定することである！
- 抗菌薬投与量は感染症のフォーカスや原因菌のMICなども考慮して決定する！
- 薬剤性腎障害（DKI）にも注意する！

▶引用文献

1）Ishigami J, et al：CKD and risk for hospitalization with infection：the Atherosclerosis Risk in Communities（ARIC）study. Am J Kidney Dis, 69：752-761, 2017.

2）Suzuki M, et al：Bacteremia in hemodialysis patients. World J Nephrol, 5：489-496, 2016.

3）Thongprayoon C, et al：Chronic kidney disease and end-stage renal disease are risk factors for poor outcomes of *Clostridium difficile* infection：a systematic review and meta-analysis. Int J Clin Pract, 69：998-1006, 2015.

4）二木芳人：委員会報告 抗菌薬適正使用支援プログラム実践のためのガイダンス．感染症学雑誌，91：709-746，2017.

5）Dellit TH, et al：Infectious Diseases Society of America and the Society for Healthcare Epidemiology of America guidelines for developing an institutional program to enhance antimicrobial stewardship. Clin Infect Dis, 44：159-177, 2007.

6）Gonçalves-Pereira J, et al：Antibiotics in critically ill patients：a systematic review of the pharmacokinetics of β-lactams. Crit Care, 15：R206, 2011.

7）Burke JP, et al：The HELP system and its application to infection control. J Hosp Infect, 18（Suppl A）：424-431, 1991.

8）Evans RS, et al：A computer-assisted management program for antibiotics and other antiinfective agents. N Engl J Med, 338：232-238, 1998.

9）Evans RS, et al：Evaluation of a computer-assisted antibiotic-dose monitor. Ann Pharmacother, 33：1026-1031, 1999.

10）Veiga RP, et al : Pharmacokinetics–pharmacodynamics issues relevant for the clinical use of beta-lactam antibiotics in critically ill patients. Crit Care, 22 : 233, 2018.

11）Lewis SJ, et al : Antibiotic dosing in patients with acute kidney injury : “enough but not too much”. J Intensive Care Med, 31 : 164-176, 2016.

12）日本腎臓病薬物療法学会：腎機能別薬剤投与方法一覧.

13）日本語版サンフォード感染症治療ガイド. Available at : 〈https://lsp-sanford.jp/sguide/index.php〉

14）Giusti DL, et al : Dosage regimen adjustments in renal impairment. Drug Intell Clin Pharm, 7 : 382-387, 1973.

15）篠崎公一 編著：OptjpWin Spreadsheet TDM 症例解析テキスト，じほう，2015.

16）薬物動態解析ソフト「BMs-Pod」の部屋. Webpage URL : 〈http://bmspod.web.fc2.com/〉

17）D’Agata EM : Antimicrobial-resistant, gram-positive bacteria among patients undergoing chronic hemodialysis. Clin Infect Dis, 35 : 1212-1218, 2002.

18）MRSA 感染症の治療ガイドライン作成委員会：MRSA 感染症の治療ガイドライン－2017 年改訂版. 日本化学療法学会雑誌，65 : 323-425，2017.

19）深在性真菌症のガイドライン作成委員会 編：深在性真菌症の診断・治療ガイドライン 2014，協和企画，2014.

20）Crass RL et al : Renal dosing of antibiotics : Are we jumping the gun? Clin Infect Dis, 24 : 1596-1602, 2019.

21）成田 一衛：抗菌薬による腎障害. 日本腎臓学会誌，58 : 1069-1072，2016.

22）Awdishu L : Drug-induced kidney disease in the ICU : mechanisms, susceptibility, diagnosis and management strategies. Curr Opin Crit Care, 23 : 484-490, 2017.

23）Luther MK, et al : Vancomycin plus piperacillin-tazobactam and acute kidney injury in adults : a systematic review and meta-analysis. Crit Care Med, 46 : 12-20, 2018.

24）Nast CC : Medication-induced interstitial nephritis in the 21st century. Adv Chronic Kidney Dis, 24 : 72-79, 2016.

25）Lam NN, et al : Risk of acute kidney injury from oral acyclovir : a population-based study. Am J Kidney Dis, 61 : 723-729, 2013.

（三星 知）

抗微生物薬による腎障害

抗微生物薬には，バンコマイシン・アミノグリコシド系抗菌薬・アムホテリシンB・アシクロビルなど腎障害に注意が必要な薬物が多く存在します．これらの薬物の腎障害の発生機序や腎障害発生時に原因薬物を特定するために参考となる所見や検査があれば教えてください．

Answer

『薬剤性腎障害診療ガイドライン2016』では薬剤性腎障害の発症機序を①中毒性，②アレルギー性，③間接毒性，④尿路閉塞性4つに分類しています．抗微生物薬による腎機能障害としては，バンコマイシンやアミノグリコシド系抗菌薬，アムホテリシンBが原因となる中毒性，すべての抗菌薬で起こりうるアレルギー性の急性尿細管間質性腎炎，アシクロビルなどによる尿細管閉塞性があり，発生機序は被疑薬剤により推測できる場合もあります(表)．

薬剤性腎障害の原因薬剤はNSAIDsが25%，抗微生物薬および抗腫瘍薬が18%，造影剤が6%と，抗微生物薬の薬剤性腎障害の頻度はかなり高いと考えられています．しかし，その診断は難しく，特異的なバイオマーカーもないため，血清クレアチニンの変化および薬剤投与歴から推測するしかないケースが多いのが現状です．

薬剤師ができる対応としては，中毒性副作用はバンコマイシン投与時のTDM

表　薬剤性腎機能障害の発生機序とその原因薬剤

発生機序	主な原因薬剤
中毒性	アミノグリコシド系抗菌薬，バンコマイシン，コリスチン，アムホテリシンB，ST合剤
アレルギー性	すべての抗微生物役
尿路閉塞性	抗ウイルス薬(アシクロビル，ガンシクロビルなど)

(文献1より引用，一部改変)

により腎機能障害の副作用リスクを低下できると考えられています．また，急性尿細管間質性腎炎は早期の被疑薬中止が有用であるため，抗微生物薬の投与期間中には副作用の指標として血清クレアチニンを中心とした腎機能の指標についてもモニタリングを行い，薬剤性腎障害が疑われた場合には，速やかに被疑薬の中止・変更提案をすることが重要と考えられます．また，必要性の低いと考えられる抗微生物薬の投与を減らすことで，これらの副作用が予防できるため，抗菌薬適正使用チームの活動も重要と考えられます．

▶引用文献

1）成田一衛ほか：薬剤性腎障害診療ガイドライン2016. 日腎会誌，58：477-555，2016.

（三星 知）

CKD患者の痛みに対するSSRIの使用

CKD患者に対する鎮痛補助薬として，三環系抗うつ薬やSNRIの有効性が散見されますが，SSRIでも効果があるようです．そのメカニズムや，どの薬剤をどれくらいの投与量，どれくらいの期間使用するのか教えてください．

Answer

セロトニンは気分の調節および痛みの知覚を主な役割とするモノアミン神経伝達物質ですが，慢性疼痛患者ではセロトニンの代謝が変化していること，またセロトニン受容体の遺伝多型が痛みの知覚に関わっていることが報告されています．したがって，慢性疼痛に対する抗うつ薬やSSRIの作用機序に関しても，このようなセロトニンを介した作用機序が推測されています[1)]．腎機能低下患者への投与に関しては，SSRIのうちフルボキサミンおよびセルトラリンは減量の必要性はありませんが，パロキセチンおよびエスシタロプラムは減量が推奨されています[2)]．

SSRIの最大効果発現までは6～8週間を要することが報告されており，投与する場合は長期的に効果を観察する必要があります．SSRIはメタ分析でも慢性疼痛に効果が期待できる可能性が示唆されていますが，臨床試験の不均一性が大きいことが懸念されています．そのため，臨床的には患者個々のケースでその効果を確認することが推奨されています[1)]．

▶引用文献

1）Patetsos E, et al: Treating Chronic Pain with SSRIs : What Do We Know? Pain Res Manag, 2016 : 2020915, 2016.
2）日本腎臓病薬物療法学会：腎機能別薬剤投与方法一覧，2018.

（三星 知）

抗がん薬による高血圧とタンパク尿のある患者の降圧薬選択とフォロー

ベバシズマブやラムシルマブなど，高血圧やタンパク尿を引き起こす抗がん薬が現場で多く使用されるようになりました．タンパク尿があるがん患者の降圧治療では，どの薬剤を選択すればよいか，またフォローしていく上でのポイントを教えてください．

Answer

ベバシズマブによる高血圧とタンパク尿の副作用は用量および治療期間に依存し，高頻度で発現することが指摘されていますが，その治療方法についてはそれぞれの原疾患の治療法に準ずることが推奨されています[1)]．

『エビデンスに基づくCKD診療ガイドライン2018』では，タンパク尿のある患者の目標血圧を表1のように推奨しています[2)]．目標とする血圧は各種ガイドラインにより若干異なりますが，これらの目標値となるように，表2の降圧薬が

表1 CKD患者への降圧療法

	75歳未満	75歳以上
尿タンパク（-）	140/90mmHg未満	150/90mmHg未満
尿タンパク（+）	130/80mmHg未満	150/90mmHg未満

（文献1より引用，一部改変）

表2 尿タンパク陽性時におけるCKD患者への推奨降圧薬

CKDステージ		75歳未満	75歳以上
G1-3	第1選択薬	ACE阻害薬，ARB	75歳未満と同様
	第2選択薬（併用薬）	Ca拮抗薬（CVDハイリスク） チアジド系利尿薬（体液貯留）	
G4, 5	第1選択薬	ACE阻害薬，ARB	Ca拮抗薬
	第2選択薬（併用薬）	Ca拮抗薬（CVDハイリスク） 長時間作用型ループ利尿薬（体液貯留）	副作用に十分注意しながら ACE阻害薬, ARB, 利尿薬を併用

（文献2より引用，一部改変）

推奨されています．ACE阻害薬やARBなどは尿タンパク減少効果や腎機能障害の進展抑制効果を認めているため推奨度が高くなっていますが，ACE阻害薬とARBの併用については尿タンパクの減少効果が強い反面，腎機能障害や高K血症のリスクが高くなることが示唆されており，注意が必要です．また，75歳以上の高齢者に対する降圧治療のエビデンスは少なく，推奨薬剤が若干異なっています．

フォローするポイントとしては，尿タンパクに加えて血清クレアチニンや浮腫の悪化などを指標として腎機能障害の悪化の程度を評価することが重要です．また，治療薬であるACE阻害薬やARB，利尿薬でも腎機能障害や血清K値の変動などがあるため，有効性としての血圧評価に加えて，副作用としての腎機能障害もモニタリングすることが重要と考えられます．さらに，NSAIDsなど併用薬は腎機能障害の進展リスクを高めるため，併用薬の確認も重要です．

▶引用文献

1）Brandes AA, et al : Practical management of bevacizumab-related toxicities in glioblastoma. Oncologist, 20 : 166-175, 2015.

2）エビデンスに基づくCKD診療ガイドライン2018. 日本腎臓学会誌, 60 : 1037-1193, 2018.

（三星　知）

腎疾患を有する妊婦への対応

妊娠に向けて，腎疾患を有する女性が注意したほうがよいことはありますか．また，その際のポイントなどがありましたら教えてください．

Answer

日本腎臓学会などが発刊している『腎疾患患者の妊娠診療ガイドライン』によると，高血圧治療に関して以下の記載があります．

- 妊娠高血圧症候群の第一選択の経口降圧薬としてメチルドパ，ラベタロール，ヒドララジンもしくは20週以降であれば徐放性ニフェジピンを用いる．
- 妊婦に対しては ACE阻害薬，ARB のいずれも使用しない．

また，免疫抑制薬に関しては，

- 病状に応じて，副腎皮質ステロイド，シクロスポリン，タクロリムスは使用可能である．
- ミコフェノール酸モフェチルは催奇形性があり妊娠前に中止すべきである．
- シクロホスファミドは量と年齢により妊孕性に影響を及ぼすため，妊娠可能な女性への使用は控える．

と記載があります．

このように妊娠を希望する場合，治療薬の選択肢が変わる可能性があるため，妊娠可能な女性に服薬指導をする場合にはこのような情報提供も重要であると考えられます．

▶引用文献

1）日本腎臓学会：腎疾患患者の妊娠診療ガイドライン，2017

（三星 知）

腎機能低下を抑えられる薬物療法

糖尿病性腎症に対するSGLT2阻害薬であるエンパグリフロジンのEMPA-REG OUTCOME試験，カナグリフロジンのCANVAS試験において，腎症の進展を抑制することが証明されました．そのほかにも腎保護作用を期待した医薬品による臨床試験が進行中であったり公表されているようですが，腎機能低下患者に対して有用な腎保護薬にはどのようなものがあるのでしょうか．また，それらの医薬品を投与する際の注意点に関しても教えてください．

Answer

腎保護作用が期待されている薬剤を以下に挙げます．

①SGLT2阻害薬

大規模試験によりアルブミン尿の抑制効果および腎イベント(eGFR低下，腎代替療法，腎臓疾患死)の予防効果を認め，腎保護作用があると考えられています．一方，下肢切断および糖尿病性ケトアシドーシスのリスク増加が指摘されており，注意が必要と考えられます[1, 2]．

②GLP-1作動薬

複数の大規模試験によりアルブミン尿の減少効果およびeGFR低下速度減少効果を認めています[1]．一方，吐き気や下痢の副作用リスクの増加，また，ほかの糖尿病薬と同様に膵炎の発症リスクの増加が報告されています．さらに，膵臓がんや甲状腺がんとの関連性が懸念されています[3]．

③アルドステロン拮抗薬

スピロノラクトンおよびエプレレノンに尿タンパク減少効果が報告されていま

す[1]．一方，高カリウム血症の副作用リスク上昇が知られており，エプレレノンは重篤な腎機能障害に禁忌のため注意が必要です．

④DPP-4阻害薬

いくつかの試験でアルブミン尿の減少効果が示唆されており，腎保護作用が期待されていますが，現状ではエビデンスは少ない状況です[4]．また，ほかの糖尿病薬と同様に膵炎の発症リスクの増加が報告されています．

⑤フィブラート

In vitro の試験では腎保護作用が示唆されていますが[5]，スタチンとの併用により腎機能障害のリスクが上昇することが報告されています[6]．

⑥尿酸低下療法

多くの観察研究で血清尿酸値の上昇が腎機能障害の悪化と関連することが示されています[7, 8]．しかし，エビデンスレベルの高い報告は少なく，腎保護作用に関しては各種ガイドラインで見解が分かれています．一方，アロプリノールはStevens-Johnson症候群などの重症薬疹[9]，フェブキソスタットはRCTによりアロプリノールと比較してセカンダリーエンドポイントの心血管イベントおよび総死亡が有意に高かったことが報告されています[10]．

⑦スタチン

メタ分析では腎不全リスクを低下させませんでしたが，アルブミン尿の減少効果およびeGFR低下速度減少効果を認めています[11]．一方，別のメタ分析では尿タンパクの減少効果は認めなかったという報告もあります[12]．副作用として糖尿病の発症リスクの増加，筋障害などが問題となっています[13]．

⑧腸内細菌

CKD患者は腸内細菌叢が変化することが知られています．これにより尿毒症物質の増加およびエンドトキシンの血中移行増加が起こり，CKD患者の炎症反応を更新させ，腎機能障害が促進する可能性が指摘されています．プロバイオティクス，プレバイオティクス，シンバイオティクスの効果が期待されていますが，クレアチニンの低下作用は認めたものの，腎アウトカムへの良好な効果は現在のところ確認されていません[14, 15]．

以上，腎保護作用が期待されている薬剤について記載しました．腎機能障害の原因としては糖尿病や高血圧，肥満などの影響も大きいため，食事や運動療法などの生活習慣を改善できれば薬の効果もさらに期待できます[16]．日本腎臓協会では腎臓病療養指導士制度を設立しており，薬物療法だけではなく生活習慣も含めた介入を多職種により行うCKD対策が期待されています．

▶引用文献

1）金崎啓造ほか：腎疾患の新規治療薬．日腎会誌，61：465-515，2019.

2）Ueda P, et al : Sodium glucose cotransporter 2 inhibitors and risk of serious adverse events : nationwide register based cohort study. BMJ, 363 : k4365, 2018.

3）Frias JP, et al : A Review of the Safety and Adverse Event Profile of the Fixed-Ratio Combination of Insulin Glargine and Lixisenatide. Diabetes Ther, 10 : 21-33, 2019.

4）古市賢吾ほか：腎疾患領域における薬剤管理　今注目されるポイント インクレチン関連薬及びSGLT2阻害薬の腎保護作用．日本内科学会雑誌，107: 841-847, 2018.

5）Balakumar P, et al : Molecular targets of fenofibrate in the cardiovascular-renal axis : A unifying perspective of its pleiotropic benefits. Pharmacol Res, 144 : 132-141, 2019.

6）Choi HD, et al : Safety and efficacy of fibrate-statin combination therapy compared to fibrate monotherapy in patients with dyslipidemia : a meta-analysis. Vascul Pharmacol, 65-66 : 23-30, 2015.

7）Levy G, et al: Urate-Lowering Therapy in Moderate to Severe Chronic Kidney Disease. Perm J, 22:17-142, 2018.

8）Vargas-Santos AB, et al: Association of Chronic Kidney Disease With Allopurinol Use in Gout Treatment. JAMA Intern Med, 178:1526-1533, 2018.

9）Gupta SS, et al: Allopurinol-Induced Stevens-Johnson Syndrome. Am J Med Sci, 357: 348-351, 2019.

10）White WB, et al : Cardiovascular Safety of Febuxostat or Allopurinol in Patients with Gout. N Engl J Med, 378 : 1200-1210, 2018.

11）Su X, et al : Effect of Statins on Kidney Disease Outcomes : A Systematic Review and Meta-analysis. Am J Kidney Dis, 67 : 881-892, 2016.

12）Sanguankeo A, et al : Effects of Statins on Renal Outcome in Chronic Kidney Disease Patients : A Systematic Review and Meta-Analysis. PLoS One, 10 : e0132970, 2015.

13）Leya M, et al : Statin Prescribing in the Elderly : Special Considerations. Curr Atheroscler Rep, 19 : 47, 2017.

14）阿部高明ほか：腸内細菌叢と腎疾患．日腎会誌，59：419-586，2017.

15）Pan W, et al : Gut microbiota and chronic kidney disease : implications for novel mechanistic insights and therapeutic strategies. Int Urol Nephrol, 50 : 289-299, 2018.

16）Romagnani P, et al : Chronic kidney disease. Nat Rev Dis Primers, 3 : 17088, 2017.

（三星 知）

●索引●

た行

な行

は行

ま行

や行

わ行

欧文

プロフェッショナルEYE
専門薬剤師からみた薬物治療の勘所

2020年3月1日　1版1刷　　©2020

編著者
望月敬浩（もちづきたかひろ）　橋本保彦（はしもとやすひこ）　川上和宜（かわかみかずよし）　中島　研（なかじま　けん）
門村将太（かどむらしょうた）　三星　知（みつぼし　さとる）

発行者
株式会社 南山堂　代表者 鈴木幹太
〒113-0034　東京都文京区湯島 4-1-11
TEL 代表 03-5689-7850　www.nanzando.com

ISBN 978-4-525-70651-7　　定価（本体3,200円＋税）